300种口服中西药相生相克手册

主　审　汤　光　信栓力　周海平　马登斌
主　编　高社光　王永春　工　婵　王焕秀

副主编（以姓氏笔画为序）
　　　　王一茗　王广伟　王红霞　刘吉伟　李国军
　　　　张海芳　范晓娟　金增光　魏勇军

编　委（以姓氏笔画为序）
　　　　王　平　王　乐　王　伟　王　钊　王　莉
　　　　王　燕　王世民　王春璇　王桂荣　王晓敏
　　　　申晓日　伍火志　任孟伟　刘童童　刘燕娟
　　　　孙佳兴　杨晓庆　杨瑞雪　李　丽　李　慧
　　　　肖建辉　邱玉志　张飞超　张恒云　张洪峰
　　　　张蓓蕾　郑晓春　贾利卿　崔胜利　崔娅晖

中国中医药出版社
·北　京·

图书在版编目（CIP）数据

300种口服中西药相生相克手册/高社光等主编.—北京：中国中医药出版社，2017.1
ISBN 978–7–5132–3737–6

Ⅰ.①3… Ⅱ.①高… Ⅲ.①药物相互作用—手册
Ⅳ.① R969.2-62

中国版本图书馆 CIP 数据核字（2016）第 260902 号

中国中医药出版社出版
北京市朝阳区北三环东路 28 号易亨大厦 16 层
邮政编码　100013
传真　010 64405750
廊坊市晶艺印务有限公司印刷
各地新华书店经销

开本 880×1230　1/32　印张 18.5　挂图 1　字数 458 千字
2017 年 1 月第 1 版　2017 年 1 月第 1 次印刷
书号　ISBN 978–7–5132–3737–6

定价　68.00 元
网址　www.cptcm.com
如有印装质量问题请与本社出版部调换
版权专有　侵权必究

社长热线　**010 64405720**
购书热线　**010 64065415　010 64065413**
微信服务号　**zgzyycbs**

书店网址　**csln.net/qksd/**
官方微博　**http://e.weibo.com/cptcm**
淘宝天猫网址　**http://zgzyycbs.tmall.com**

前 言

中西医并重是我国医药卫生事业发展的一贯方针。全国第四批老中医药专家学术经验继承工作指导老师、国家中医药管理局中医药科技咨询和评审专家、全国优秀中医临床人才高社光教授主张"采西人之长，以补中医人之所短"，并对中西药合用在危重病抢救方面进行了大胆尝试。如心肺脑复苏后低血压，西药维持效果不佳时，加用参附注射液，对厥脱证（休克）可回阳固脱、推动血脉运行，从而稳定血压即是例证。

西药临床药学研究在我国的开展始于20世纪70年代，中药临床药学研究晚于西药十多年。直到2013年，才有梅全喜和曹俊岭共同编著的我国第一部《中药临床药学》及梅全喜主编并注重西医临床医生参考的《新编中成药合理应用手册》出版。中成药是中华民族医药学的重要组成部分，目前中成药有47种剂型，近9000个品种，2012年国家基本药物目录收载203个品种。在现有国家批准注册的中成药中，有200种是中药与化学药的复方制剂。这充分说明中成药的复杂性、可研究性。

目前，中成药临床应用还存在不少问题，尤其中成药与西药相互作用引起的毒副反应，更要加以注意和规避。我们追踪统计近十年来邯郸市及另外7家大中小城市医院、科研机构在核心期刊发表的论文资料，随机抽查 1146367 张处方，其中不合理的中成药与西药联用处方 101189 张，占抽样处方数的 11.31%；另统计中成药与西药联用处方占总处方数的 42.83%。在临床实际中，有约 70% 的中成药是由西医师开出的，西医师对中医药知识掌握得不系统、不全面，在应用方面经验不足。

为了解决合理应用问题，我们对常用中西药临床药学的应用做了交叉专题研究，循证临床中西药的相互作用，依据四方面的证据资料：①《中国药典》(2015 年版)；陈新谦的第 17 版《新编药物学》和梅全喜的《新编中成药合理应用手册》等权威出版资料。②中文 CNKI 收录的全部临床常用药物相互作用实验研究、理论分析、临床观察等资料。③英文 PubMed 数据库收录的部分临床药学方面的资料。④国家药品使用说明书中关于药物配伍应用资料。在此基础上，采用集合创新的方法编写本书；专家组经过 6 个月潜心研究、论证，创新地设计出在约 1 平方米的纸上，以 150×150 拉丁方加彩斜线积数的两倍，可容纳 4.5 万对药物相互作用结果图，并配以 10 种彩色色标标识，即原始创新的"300 种中成药西药相互作用色标图"作为本书的精髓附表。此图查阅简单方便、色彩结果明晰，可快速查阅上万对西药与西药、西药与中成药联合应用彩色坐标结果，以科学直观的方式指导临床医生科学合理用药，并方便大众百姓用药时查阅参考，以达到治疗、减毒、增效的目的。

2016 年 8 月

序

治未病，防胜于治。据近年统计，我国心血管病患者约2.9亿，高血压患者2.7亿，脑卒中患者至少700万。每年约180万人死于心血管病，尤其城市中有近1/3的心肌梗死患者不到50岁，甚至30多岁患者的比例在逐年增加。

患者越来越多，说明医学发展方向亟待调整。重治疗，轻预防，医生"只治不防，越治越忙"。忙中出乱更应当心，其中安全合理用药显得尤为重要。

早在1995年，邯郸青年药学专家王永春主编、中国医院药学专业委员会主任委员汤光主任药师主审的《150种口服药物相互作用表》在中国中医药出版社出版，全国发行。王永春教授利用2015年春节7天假期，就大幅修订《150种口服药物相互作用表》一书先后征询拜访了我国著名药学专家汤光主任药师，国家名老中医高社光，河北医院药学专业委员会副主任委员张洪峰。最终确定的具体修订方案为：由原来的150种药物增加至300种，其中常用西药172种及中成药128种，并在每味药后增加临床评价，总计参考文献近700篇；但最大的难题是300种药物如果全部发生相互作用，即有4.485万对结果，用简单、统一的标准展现在一张挂图上确实不易。王永春教授克难而上，带7人科研团队，并与墨尔本大学研究生王婵合作，昼夜攻关，历经两个多月试验终于改进了拉丁方实验设计：在约 1 平方米的纸上，用 150×150 拉丁方加斜线设计，以平方积数的两倍，可容纳 4.485 万对药物相互作用结果图。配以 12 种彩色色标，即原始创新创作了《常用中西药物相互作用色标图》。此图查阅简单方便、色彩结果明晰，可快速查阅上万对中西药物联合应用彩色坐标结果，以科学直观的方式指导临床医生科学合理用药。

2015 年 3 月王永春的科研课题"300 种中西药物临床药学应用研究"通过了河北省中医药管理局立项（2015275）。经项目团队两年半的努力，完成了 40 多万字的本书初稿，包含 1 万多对药物相生相克的发生机理、配伍结果和主要附件，如"300 种中成药西药相互作用色标图"、用药知识、药物与忌口等。该书不愧是一部医生与百姓防病治病、安全合理用药的小百科，一部有益大众健康的好书，值得与你相伴。

周治平

2016 年 8 月

目 录

A

阿莫西林（阿莫仙，广谱半合成青霉素）……1
安宫牛黄丸……2
阿托品（M受体阻滞剂）……5
阿司匹林（乙酰水杨酸，非甾体类抗炎药）……8
阿卡波糖（拜唐苹）……10
阿立哌唑……11
阿米替林（依拉维，三环类抗抑郁药）……11
阿莫西林克拉维酸钾（抗之霸）……13
阿普唑仑（佳静安定，苯二氮䓬类）……13
阿奇霉素（广谱－大环内酯类抗生素）……15
阿替洛尔（氨酰心安，β受体阻滞剂）……15
阿托伐他汀钙（阿乐）……16
阿昔洛韦……17
艾司唑仑（舒乐安定，苯二氮䓬类催眠药物）……18
安脑丸……19
安胃疡胶囊……22
氨苯蝶啶……24

氨苯砜 ……………………………………… 26

氨茶碱 ……………………………………… 26

氨咖黄敏胶囊（感冒胶囊）………………… 28

氨氯地平（络活喜、施慧达）……………… 29

氨溴索片（沐舒坦）………………………… 30

胺碘酮（可达龙）…………………………… 31

昂丹司琼（枢复宁）………………………… 32

奥美拉唑（洛赛克）………………………… 33

B

板蓝根颗粒（复方制剂）…………………… 35

柏子养心丸 ………………………………… 36

八珍益母丸 ………………………………… 40

保和丸 ……………………………………… 42

倍他司汀（敏使朗）………………………… 44

苯巴比妥（鲁米那）………………………… 44

苯海拉明 …………………………………… 47

苯海索（安坦）……………………………… 48

苯妥英钠（大仑丁）………………………… 49

苯唑西林 …………………………………… 51

鼻炎康片 …………………………………… 52

比索洛尔（康忻）…………………………… 55

吡喹酮 ……………………………………… 56

吡嗪酰胺 …………………………………… 56

别嘌醇 ……………………………………… 57

丙戊酸钠 …………………………………… 58

伯氨喹 ·· 60

补中益气丸 ·· 61

布桂嗪（强痛定）··· 64

布洛芬 ·· 64

D

大山楂丸 ·· 66

丹珍头痛胶囊 ·· 67

丹栀逍遥丸 ·· 70

地尔硫䓬（合心爽）··· 73

地高辛（强心素）··· 75

地塞米松（氟美松）··· 78

地西泮（安定）·· 79

地榆槐角丸 ·· 81

颠茄片 ·· 84

丁苯酞（恩必普）··· 85

对氨基水杨酸钠（PAS-Na）··· 86

对乙酰氨基酚（扑热息痛）·· 87

多巴丝肼（美多芭，左旋多巴与苄丝肼4∶1）················ 88

多潘立酮（吗丁啉）··· 89

多塞平 ·· 91

多西环素（强力霉素）··· 92

E

二甲双胍（美迪康，二甲双胍类口服降血糖药）············ 94

F

防风通圣丸 96
酚酞片（果导片）.. 102
呋喃妥因（呋喃坦啶）.................................. 102
呋塞米（速尿）.. 103
氟桂利嗪（西比灵）.................................... 105
氟康唑 106
妇科千金片 107
附子理中丸 109
复方氨酚烷胺（感康、感叹号）..................... 112
复方丹参滴丸 112
复方地芬诺酯 114
复方甘草片 115
复方磺胺甲噁唑（复方新诺明）.................... 117
复方氢氧化铝（胃舒平）............................. 118

G

感冒清热颗粒 119
格列本脲（优降糖）.................................... 121
格列吡嗪（迪沙片）.................................... 122
格列美脲 122
蛤蚧定喘丸 123
更年安片 127
冠心苏合丸 130
归脾丸 130

桂附地黄丸 …………………………………… 133
桂龙咳喘宁胶囊 ……………………………… 136
桂枝茯苓丸 …………………………………… 140

H

红霉素 ………………………………………… 142
琥珀酸亚铁 …………………………………… 143
护肝片 ………………………………………… 144
华法林片 ……………………………………… 146
华佗再造丸 …………………………………… 150
槐角丸 ………………………………………… 152
环孢素 ………………………………………… 154
环丙沙星 ……………………………………… 156
环磷酰胺 ……………………………………… 157
黄连上清丸 …………………………………… 158
黄氏响声丸 …………………………………… 163
磺胺嘧啶 ……………………………………… 167
藿胆丸 ………………………………………… 169
藿香正气水 …………………………………… 169

J

急支糖浆 ……………………………………… 172
济生肾气丸 …………………………………… 175
甲氨蝶呤 ……………………………………… 177
甲睾酮 ………………………………………… 179
甲羟孕酮 ……………………………………… 180

甲巯咪唑（他巴唑） 180
甲硝唑 181
甲氧氯普胺（胃复安） 182
甲状腺片 184
健儿消食口服液 185
健胃消食片 187
胶体果胶铋 189
接骨七厘片 189
金刚藤糖浆 192
金刚烷胺 193
金匮肾气丸 193
颈复康颗粒 196
九味羌活丸 200
橘红丸 204
枸橼酸铋钾（丽珠得乐） 208

K

卡托普利（血管紧张素转换酶抑制剂，ACEI） 209
卡马西平（得理多） 210
可待因（甲基吗啡） 212
克拉霉素 213
克林霉素 214
喹硫平 215
坤泰胶囊 216

L

六味地黄丸···219

利多卡因缓释滴丸···220

雷公藤多苷···221

雷尼替丁（呋喃硝胺）·····································222

理中丸···223

利巴韦林（病毒唑）·······································224

利福平···225

利培酮···227

连花清瘟胶囊···228

联苯双酯···233

硫酸亚铁···234

硫唑嘌呤···235

柳氮磺胺吡啶···236

六味安消散···237

劳拉西泮（氯羟安定）·····································239

龙胆泻肝丸···240

癃闭舒胶囊···243

氯吡格雷（波立维）·······································244

氯丙嗪（冬眠宁）···245

氯化钾缓释片···247

氯喹···248

氯雷他定（第二代三环抗组胺药物）·······················249

氯硝西泮（氯安定）·······································250

氯沙坦（科素亚）···251

螺内酯（安体舒通）……………………………………………252

M

麻仁润肠丸……………………………………………………254
吗啡片…………………………………………………………256
麦角胺咖啡因…………………………………………………258
脉管复康片……………………………………………………258
美托洛尔（倍他乐克，β_1受体拮抗药）………………260
美西律（慢心律，抗心律失常药）…………………………262
礞石滚痰丸……………………………………………………263
蒙脱石散（思密达）…………………………………………265
米非司酮………………………………………………………266
米索前列醇……………………………………………………267
明目地黄丸……………………………………………………267

N

牛黄解毒片……………………………………………………270
脑心通胶囊……………………………………………………274
尼莫地平………………………………………………………276
尼群地平（钙拮抗剂）………………………………………277
尿毒清颗粒……………………………………………………278
脑安颗粒………………………………………………………282
牛黄上清丸……………………………………………………284
诺迪康胶囊……………………………………………………289
诺氟沙星（氟哌酸）…………………………………………290

P

- 普萘洛尔（心得安） ··················· 292
- 排石颗粒 ································· 295
- 哌唑嗪（脉宁平） ····················· 297
- 喷托维林（咳必清） ·················· 298
- 平消胶囊 ································· 298
- 泼尼松片（强的松，肾上腺素糖皮质激素） ··· 300
- 葡萄糖酸钙 ······························ 301
- 普罗帕酮（心律平） ·················· 302
- 帕罗西汀（赛乐特） ·················· 303

Q

- 杞菊地黄丸 ······························ 306
- 气滞胃痛颗粒 ··························· 307
- 强力枇杷露 ······························ 310
- 羟基脲 ···································· 311
- 青蒿素片 ································· 312
- 氢化可的松片（皮质醇，短效糖皮质激素） ··· 313
- 氢氯噻嗪（双克） ····················· 314
- 清开灵颗粒 ······························ 317
- 清热解毒颗粒 ··························· 318
- 秋水仙碱 ································· 321
- 巯嘌呤 ···································· 322
- 去痛片（氨基比林咖啡因片） ······· 323
- 曲马多缓释片 ··························· 324

R

乳酶生（表飞鸣）……………………………………………325

S

速效救心丸……………………………………………………326
三金片…………………………………………………………327
三九胃泰颗粒…………………………………………………328
山莨菪碱（654-2）…………………………………………330
少腹逐瘀丸……………………………………………………330
蛇胆川贝液……………………………………………………333
麝香保心丹……………………………………………………334
肾炎康复片……………………………………………………336
生脉饮…………………………………………………………338
参苓白术散……………………………………………………341
参芪降糖颗粒…………………………………………………343
参松养心胶囊…………………………………………………346
生血宝合剂……………………………………………………350
十滴水…………………………………………………………352
石杉碱甲（双益平）…………………………………………354
疏风解毒胶囊…………………………………………………354
双黄连合剂……………………………………………………357
双氯芬酸钠（英太青）………………………………………359
双嘧达莫（潘生丁）…………………………………………360
双歧杆菌三联活菌散…………………………………………361
四神丸…………………………………………………………362

松龄血脉康胶囊·················363

赛庚啶·················364

缩泉胶囊·················365

T

头孢拉定（先锋霉素Ⅵ）·················366

碳酸锂·················367

碳酸氢钠片·················369

特拉唑嗪片（降压宁）·················370

替硝唑·················371

替勃龙片（利维爱）·················372

天王补心丹·················372

通心络胶囊·················376

通宣理肺丸·················378

头孢氨苄（先锋霉素Ⅳ）·················382

头孢呋辛酯（二代头孢）·················383

坦洛新（坦索罗辛）·················383

W

维 C 银翘片·················385

维 A 酸·················387

维生素 B_1（焦硫酸硫胺素）·················388

维生素 B_2（核黄素）·················389

维生素 B_6（磷酸吡哆醛）·················389

维生素 C（抗坏血酸）·················390

维拉帕米（异搏定）·················390

尪痹颗粒 · 392

胃苏颗粒 · 394

稳心颗粒 · 395

乌鸡白凤丸 · 396

五苓胶囊 · 401

X

西咪替丁（甲氰咪胍） · 402

仙灵骨葆胶囊 · 404

腺苷钴胺片（辅酶维生素 B_{12}） · 405

香砂六君丸 · 406

香砂养胃丸 · 409

消渴丸 · 411

消炎利胆片 · 414

消银颗粒 · 414

逍遥丸 · 417

硝苯地平（心痛定） · 421

硝酸甘油 · 423

硝酸异山梨酯（消心痛） · 424

小檗碱（黄连素） · 425

小儿肺咳颗粒 · 427

小儿消积止咳口服液 · 432

小活络丸 · 434

小金丸 · 435

缬沙坦（代文） · 437

心可舒胶囊 · 438

辛伐他汀··441

小柴胡颗粒··441

熊去氧胆酸（护肝素）···444

溴吡斯的明··444

溴己新（必嗽平）···445

血府逐瘀丸··446

血塞通胶囊··449

血栓通胶囊··450

血栓心脉宁胶囊···452

血脂康胶囊··455

Y

吲哚美辛（消炎痛）···456

养阴清肺丸··457

腰痹通胶囊··461

叶酸（维生素 B_9）··464

一清颗粒··465

依那普利（依苏、悦宁定）··································468

乙胺丁醇（EMB）··470

乙胺嘧啶（息疟定）···471

乙酰唑胺片··471

异丙嗪（非那根）···473

异烟肼（雷米封）···474

益母草膏··475

益心舒颗粒··476

茵栀黄颗粒··480

银丹心脑通软胶囊·················482
吲达帕胺（寿比山）···············485
养血清脑颗粒·····················487
玉屏风颗粒·······················489
元胡止痛片·······················490

Z

正天丸···························492
贞芪扶正颗粒·····················496
知柏地黄丸·······················497
左旋多巴片（左多巴）·············499
追风透骨丸·······················501
左甲状腺素钠片（优甲乐、T_4）···506
左氧氟沙星·······················507
佐匹克隆（吡嗪哌酯、忆梦返）·····507

参考文献·························509
附录1　用药知识··················565
附录2　药物与忌口················569

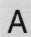

阿莫西林（阿莫仙，广谱半合成青霉素）

【功效应用】用于呼吸道、泌尿道、胃肠道及皮肤感染。

【临床评价】①治疗各种感染的痊愈或显效达90.00%以上。②对溶血性链球菌、肺炎球菌、不产青霉素酶金黄色葡萄球菌或流感杆菌所致的咽炎、扁桃体炎、鼻窦炎、中耳炎、支气管炎、肺炎的治愈率为80.00%～94.00%。③本品治疗慢性支气管炎的疗效优于氨苄青霉素。④无并发症的淋病经过本品单次口服3g的治愈率达97.00%[672]。

联用药	相互作用机制及结果
氯霉素、红霉素、强力霉素（多西环素片）	联用药可使阿莫西林杀菌作用减弱，不提倡合用，必要时间隔2～3小时服用
头孢拉定（片、胶囊）、头孢氨苄	同属β-内酰胺类抗生素，属重复用药，毒副作用增加[61]，避免合用
复方新诺明、阿司匹林、消炎痛、丙磺舒、保泰松	联用药可阻滞阿莫西林排泄，延长其半衰期，使其血药浓度升高[83]，不提倡合用

续表

联用药	相互作用机制及结果
别嘌呤醇	两药合用药物性皮疹发生率增加[61]，一旦发生皮疹，必须停用其中一种或两种药物，不提倡合用
氯丙嗪、异丙嗪、阿托品、葡萄糖酸钙、碳酸氢钠片、B族维生素、维生素C	联用药可使阿莫西林失效，避免合用
华法林	阿莫西林可增强华法林抗凝作用，使出血时间延长，谨慎合用，必要时适当减少华法林用量
毓婷（左炔诺孕酮片）、复方长效左炔诺孕酮口服片	阿莫西林可干扰避孕药的肝肠内循环，导致避孕失败[61]，避免合用
甲氨蝶呤	阿莫西林可使甲氨蝶呤肾清除率降低，血药浓度升高，作用和毒性均增强[61]，谨慎合用

安宫牛黄丸[84]

【功效应用】清热解毒、镇惊开窍。主含牛黄、珍珠、朱砂、雄黄、黄连、黄芩、栀子、郁金等。用于高热惊厥、神昏谵语、中风昏迷及脑炎、脑膜炎、中毒性脑病、脑出血、败血症。

【临床评价】①本品联合西药治疗重型颅脑损伤，可降低早期的颅内压，减轻脑水肿的发生发展，提高脑灌注压，改善脑缺血、缺氧，在控制高热、减少肢体抽搐、降低脑疝发生率、提高患者的生存质量、降低病死率及改善预后方面均有较好疗效[134]。②对急性中风患者在常规治疗基础上给予安宫牛黄丸有更明显的疗效,且不良反应少,总有效率95.83%[628]。

联用药	相互作用机制及结果
抗生素（头孢拉定、环丙沙星等）	主药中黄芩、黄连可增强抗生素疗效,减少其毒副作用[14],提倡合用
阿莫西林	主药中黄芩可增加阿莫西林对耐药金黄色葡萄球菌的抗菌作用[57],提倡合用
多西环素、异烟肼	主药中珍珠与联用药合用易形成络合物,影响吸收,避免合用
利福平、灰黄霉素	主药中黄芩可提高联用药的疗效[13],提倡合用
左氧氟沙星	主药中黄芩可降低联用药的肾脏排泄[54],合用应延长其给药间隔
黄连素（小檗碱）	两药合用使黄连作用累加,不良反应增加,不提倡合用
呋喃唑酮（痢特灵）	主药中黄连与联用药合用治疗痢疾、细菌性腹泻有协同作用[46],提倡合用
解热镇痛药、抗菌药	主药中朱砂与联用药合用有可能引发消化道出血,避免合用
水合氯醛、乌拉坦、吗啡、苯巴比妥（镇静催眠药）	主药中牛黄与联用药合用可增强中枢神经抑制作用[26],谨慎合用
麦角胺咖啡因、苯丙胺	主药中黄连与联用药合用产生药理性拮抗[23],避免合用

续表

联用药	相互作用机制及结果
氯丙嗪	主药中珍珠可降低氯丙嗪对肝脏的损害,改善肝功能[16],提倡合用
乳酸心可定	主药中郁金可增加冠脉血流量,扩张血管[16],提倡合用
地高辛	主药中黄芩、黄连可延长联用药在胃肠道内的停留,导致地高辛中毒[42,52];郁金、栀子可导致地高辛药效降低[52];珍珠可增强地高辛作用和毒性[18],谨慎合用
乳酶生(含乳酸菌)	主药中黄连、黄芩可导致肠道内乳酸菌灭活[14,47],避免合用
华法林	主药中黄连可增强联用药的作用和毒性[68],谨慎合用
降糖药(二甲双胍、阿卡波糖)	主药中黄连可增强降糖药的作用和毒性[58];黄芩与联用药可产生药理性拮抗[27],谨慎合用
溴化物、硫酸亚铁	主药中朱砂与联用药合用可形成难溶于水的化合物,导致药源性肠炎[8,16,43],避免合用
碘离子制剂	主药中黄连与联用药合用易产生沉淀[18],避免合用
酶制剂	主药雄黄中砷与联用药形成沉淀,抑制酶活性,降低疗效[21,22,39],避免合用
硫酸盐、硝酸盐、亚硝酸盐	主药中雄黄与联用药合用可形成砷酸盐沉淀,影响吸收,降低疗效[27],避免合用

续表

联用药	相互作用机制及结果
含金属离子药物	主药中黄连与联用药合用易产生沉淀[18];黄芩可改变联用药的理化性质,降低其疗效[13],避免合用
维生素 B_{12}	主药中黄芩可延长联用药在肠道内停留时间,有利于吸收,提高疗效[42],提倡合用
磷酸盐(磷酸氢化喹啉、可待因)、硫酸盐(硫酸亚铁、D-860)	主药中珍珠与联用药合用易产生沉淀,降低疗效,避免合用
阿托品、氨茶碱	主药中黄连与联用药合用可增加联用药的毒性[47],避免合用
碳酸氢钠等碱性药物	主药中黄连与联用药合用影响溶解度,妨碍吸收,避免合用
牙痛一粒丸	主药中雄黄与联用药中雄黄叠加,导致雄黄过量而中毒[64],避免合用
苏合香丸(含丁香)	主药中郁金与联用药中丁香属"十九畏",避免合用

阿托品(M受体阻滞剂)

【功效应用】解痉止痛、抑制腺体分泌、提升心率、改善微循环、抗休克、解救有机磷中毒。

【临床评价】①急性痉挛性腹痛舌下含服本品121例,显效81例,有效35例,无效5例,总有效率96.00%,此给药方法简单、易行、有效[135]。②本品与盐酸异丙嗪治疗慢性支气管炎合并哮喘的疗效确切，能显著改善患者的临床症状，此法值得在临床上推广应用[136]。

联用药	相互作用机制及结果
呋喃唑酮、丙卡巴肼、异烟肼	联用药可增强阿托品的抗M胆碱作用[61]，不提倡合用
左旋多巴	阿托品可使左旋多巴的吸收量减少，不提倡合用
氯丙嗪、扑米酮、金刚烷胺、普鲁卡因胺、山莨菪碱	联用药可使阿托品的毒副作用增强[61]，避免合用
地西泮	地西泮可拮抗阿托品的中枢兴奋作用，建议根据实际病情选择是否合用
乙醇（藿香正气水）	两药合用中枢抑制作用相加，可明显影响患者的注意力；服用阿托品期间避免服用含有乙醇的饮料或药物
舌下含化硝酸甘油、戊四硝酯片、硝酸异山梨酯（消心痛）	主药可使联用药作用减弱[83]，不提倡合用
普萘洛尔（心得安）	普萘洛尔可拮抗阿托品所致的心动过速，应根据实际病情选择是否合用
罗布麻	阿托品可部分对抗罗布麻的降压作用，避免合用
胺碘酮	阿托品可加重胺碘酮所致的心动过缓，谨慎合用，如合用应注意监测心率

续表

联用药	相互作用机制及结果
奎尼丁	奎尼丁可增强阿托品对迷走神经的抑制作用，谨慎合用，如合用应注意心率变化
地高辛	阿托品延长药物在胃肠道内的溶解时间，增加地高辛的吸收[61]，应谨慎合用，必要时减少地高辛的用量
碳酸钙片、氢氧化镁、枸橼酸铋钾	联用药可导致阿托品排泄延迟，使其作用和毒性增加，不提倡合用
甲氧氯普胺（胃复安）	两药合用则胃复安的促进胃肠运动作用被拮抗[61]，禁忌合用
雷尼替丁、奥美拉唑	主药与联用药合用能控制胃酸夜间分泌，缓解持续性溃疡疼痛和顽固性胃泌素瘤患者症状，但抗酸药可干扰阿托品吸收，建议分开服用
含金属离子药（氢氧化铝、琥珀酸亚铁等）	两药合用，易产生沉淀或变色反应，药效降低，避免合用
丹参、人参	阿托品可阻断联用药的降压作用[82]，不提倡合用
槟榔	阿托品可解除槟榔中毒所致的毒蕈碱反应
麻黄	阿托品可抑制麻黄的发汗和升压作用
巴豆	阿托品可拮抗巴豆致肠痉挛的作用
大黄	阿托品可缓解大黄致腹痛和泻下作用

阿司匹林（乙酰水杨酸，非甾体类抗炎药）

【功效应用】解热、镇痛；抑制血小板聚集，预防结肠癌。

【临床评价】①阿司匹林联合氯吡格雷治疗短暂性脑缺血发作（TIA）安全有效，不易复发，无明显不良反应[137]。②高龄、吸烟、有消化道病史者是冠心病患者中上消化道出血的高危人群（黑便、呕血或大便潜血阳性等发生率为5.96%），如需服300mg以上肠溶阿司匹林时，建议加服质子泵抑制剂（PPI）[175]。

联用药	相互作用机制及结果
复方新诺明、苯巴比妥（鲁米那）、苯妥英钠	阿司匹林可使联用药作用增强，毒性反应增大，谨慎合用
布洛芬	两药合用布洛芬的吸收减少，阿司匹林的抗凝作用减弱，胃肠道的不良反应及出血倾向增加[2]，避免合用
对乙酰氨基酚（扑热息痛）	阿司匹林可降低其他非甾体类抗炎药的生物利用度，两药长期大量合用可引起肾脏病变[61]，避免合用
丙磺舒、磺吡酮	联用药的排尿酸作用可因同时应用阿司匹林而降低，丙磺舒可降低水杨酸盐的肾脏清除率，升高其血药浓度[61]，不提倡合用
维拉帕米（异搏定）	两药合用，使主药的抗血小板作用增强，可发生异常的皮下出血，不提倡合用

续表

联用药	相互作用机制及结果
雷尼替丁	雷尼替丁的尿酸化作用可降低阿司匹林排泄，使其血药浓度升高，毒性反应增加[61]，不提倡合用
氢氧化铝、氢氧化镁	联用药可使阿司匹林血药浓度降低[83]，合用应增加其用量
华法林	主药与抗凝药同用有增加抗凝及致出血危险[83]，不提倡合用
西拉非班	两药合用对血小板的抑制增强，增加出血危险性[61]，谨慎合用，应调整用量
泼尼松龙	阿司匹林与激素长期同用会增加胃肠溃疡和出血危险[61]，如若长期合用，应注意避免不良反应的发生
二甲双胍	阿司匹林与口服降糖药合用可加速降糖效果[2]，谨慎合用，需注意观察血糖的变化
甲氨蝶呤	两药合用，甲氨蝶呤的蛋白结合降低，肾脏排泄减少，血药浓度升高而毒性反应增加[83]，不提倡合用
氯化铵片、抗酸药（氢氧化铝）	联用药的尿碱化作用可增加阿司匹林在尿中排泄，使血药浓度下降，但当阿司匹林血药浓度达到稳定时，停用联用药可使阿司匹林血药浓度升高达毒性水平[61]，停止合用时，应先停用阿司匹林，后停用其他药物

续表

联用药	相互作用机制及结果
碳酸酐酶抑制剂（乙酰唑胺）	联用药可使阿司匹林血药浓度降低，而且使其进入脑组织的量过多，从而增加毒性反应[61]，不提倡合用

阿卡波糖（拜唐苹）

【功效应用】本品可用于糖耐量降低的糖尿病患者，尤其适用于有心血管高危因素的2型糖尿病。

【临床评价】①二甲双胍和阿卡波糖在调节血糖、血压、血脂方面各有优势，针对单纯糖耐量减低（IGT）患者选择阿卡波糖。②单纯空腹血糖调节受损（IFG）患者选择二甲双胍，阿卡波糖能显著降低糖尿病前期（PD）患者的糖尿病发生率[138]。

联用药	相互作用机制及结果
地高辛	阿卡波糖可影响地高辛的生物利用度[61]，合用应增加地高辛用量
氢氧化铝、考来烯胺散	联用药可降低阿卡波糖的降糖作用[61]，合用应增加降糖药用量
二甲双胍、D-860	主药与其他降糖药、磺酰脲类合用可能导致低血糖，合用应减少降糖药用量[61]，监测血糖

阿立哌唑

【功效应用】本品用于治疗精神分裂症。

【临床评价】小剂量阿立哌唑治疗儿童抽动障碍起效快、疗效好,有较好的安全性,为临床治疗儿童抽动障碍提供了一种新的药物选择[139]。

联用药	相互作用机制及结果
氯丙嗪	阿立哌唑可使氯丙嗪血药浓度降低,作用减弱,避免合用
肝酶诱导剂(卡马西平等)	联用药可降低阿立哌唑的血药浓度[61],必要时增加阿立哌唑的用量
氟西汀、硫酸奎尼丁片	联用药可升高阿立哌唑的血药浓度[81],合用应减少阿立哌唑的用量
卡托普利	主药能增强卡托普利降压作用[61],谨慎合用,必要时减少降压药用量
乙醇(藿香正气水)	两者合用增强中枢抑制作用,服药期间避免使用含乙醇的饮料或药物

阿米替林(依拉维,三环类抗抑郁药)

【功效应用】本品主要用于治疗焦虑性或激动性抑郁症。

【临床评价】阿米替林联合多潘立酮治疗功能性消化不良,可取得理想的治疗效果,提高临床疗效,改善各种症状[140]。

联用药	相互作用机制及结果
氯丙嗪、盐酸哌甲酯、西咪替丁、硝苯地平	联用药与阿米替林合用加重不良反应,甚至产生中毒症状,禁忌合用
利福平、苯巴比妥、苯妥英钠	联用药可加速阿米替林的代谢,降低其血药浓度。阿米替林可降低癫痫阈值,从而降低抗癫痫药的作用[61],避免合用
单胺氧化酶抑制剂(吗氯贝胺)	两药合用可引起5-HT综合征,不提倡合用,交替使用时应至少间隔2周
硫糖铝	硫糖铝可减少阿米替林的吸收,建议间隔时间服用
甲状腺激素	两药合用容易导致心律失常[83],不提倡合用
乙醇(藿香正气水)	阿米替林可提高机体对乙醇的反应性,过量饮酒容易导致中毒[61],建议用药期间避免使用含有乙醇的饮料或药物
美托洛尔(倍他乐克)	阿米替林可增强美托洛尔延长Q-T间期的作用,增加室性心律失常的风险,避免合用
避孕药(妈富隆)	避孕药可增加三环类药的不良反应,减少抗抑郁效能[61],不提倡合用
氯雷他定、阿托品、氯氮䓬、奥芬那君(苯海拉明)	阿米替林与联用药合用药效相互加强[81],合用两药的用量都需要减少
氯硝西泮(氯安定)	两药合用增加中枢的抑制,出现反应迟钝和窦性心动过缓[81](超剂量合用可能出现深昏迷),不提倡合用

续表

联用药	相互作用机制及结果
硫酸奎尼丁片	两药合用可导致阿米替林的清除率从 5.4mL/min 降至 1.9mL/min，避免合用
呋喃唑酮	两药合用可能发生中毒性精神病[81]，避免合用
双硫仑	两药合用可能产生急性器质性脑综合征，包括精神错乱症状[81]，不提倡合用

阿莫西林克拉维酸钾（抗之霸）

【功效应用】本品可增强对耐药菌的杀菌作用。

【临床评价】阿莫西林是半合成广谱抗生素，克拉维酸钾是细菌产生的天然 β–内酰胺类抗生素，具有强效广谱抑菌作用。两药联合不仅可保护阿莫西林不被 β–内酰胺酶灭活，而且使其抗菌作用增强[141]。

联用药	相互作用机制及结果
左氧氟沙星	两药合用治疗耐多药肺结核有助于痰菌转阴和病变吸收好转，不良反应少[142]，提倡合用

阿莫西林克拉维酸钾与其他药物的相互作用参见阿莫西林

阿普唑仑（佳静安定，苯二氮䓬类）

【功效应用】镇静催眠和抗焦虑。

【临床评价】阿普唑仑能改善功能性胃肠病的消化道症状[143]。

联用药	相互作用机制及结果
利福平	利福平可导致阿普唑仑的血药浓度降低[81]，合用应增加阿普唑仑的用量
异烟肼	异烟肼可导致阿普唑仑的血药浓度升高[81]，合用应减少阿普唑仑用量
氯丙嗪	两药合用可增加呼吸抑制作用，谨慎合用
三环类抗抑郁药（阿米替林）、单胺氧化酶抑制剂（吗氯贝胺）、乙醇（藿香正气水）、盐酸可乐定	主药与联用药可彼此增加疗效[2, 81]，必要时调整两者的用量
吗啡	阿普唑仑可增加联用药的成瘾风险，不提倡合用
扑米酮	阿普唑仑可导致扑米酮的代谢减慢，作用增强，合用应调整扑米酮用量
左旋多巴	阿普唑仑可降低左旋多巴的疗效，避免合用
抗高血压药（卡托普利）、利尿药（呋塞米）	阿普唑仑与联用药合用可增强其降压作用[81]，谨慎合用，必要时应减少降压药的用量
普萘洛尔、西咪替丁	联用药可导致阿普唑仑的清除减慢，血浆半衰期延长[2]，谨慎合用，必要时应延长阿普唑仑的给药间隔时间
地高辛	阿普唑仑可升高地高辛的血药浓度而导致中毒，避免合用

阿奇霉素（广谱 - 大环内酯类抗生素）

【临床评价】阿奇霉素序贯疗法治疗小儿支原体肺炎具有疗效好、见效快、不良反应少等优点，在减轻患儿痛苦的同时，提高了总体疗效，缩短了住院时间，是一种较好的治疗方案[144]。

联用药	相互作用机制及结果
阿奇霉素与其他药物的相互作用参见红霉素	

阿替洛尔（氨酰心安，β 受体阻滞剂）

【功效应用】本品用于窦性心动过速及早搏。

【临床评价】①阿替洛尔、地尔硫草均有较好的降压作用，前者减慢心率作用强，后者减少心肌缺血作用优于前者[145]。②阿替洛尔治疗婴儿血管瘤安全有效[146]。

联用药	相互作用机制及结果
氨苄西林	两药合用阿替洛尔生物利用度下降24%，稳态血药浓度下降41%，避免合用
抗高血压药（卡托普利）、利尿药（呋塞米）	阿替洛尔与联用药合用能增加降压效果，谨慎合用，必要时减少用药剂量
可乐定	两药合用需要停药时，应先停用阿替洛尔，数天后再逐步停用可乐定，以免血压波动

续表

联用药	相互作用机制及结果
维拉帕米（异搏定）	两药合用增加房室传导阻滞、心脏收缩抑制的作用[115]，避免合用
碳酸钙	联用药可使阿替洛尔高峰血药浓度下降51%，但半衰期延长，谨慎合用

阿托伐他汀钙（阿乐）

【功效应用】本品用于高胆固醇血症和混合型高脂血症、冠心病和脑中风的防治。

【临床评价】①阿托伐他汀钙片治疗冠心病、高脂血症可以取得满意疗效[147]。②研究发现本品有抗动脉粥样硬化的效应[148]。

联用药	相互作用机制及结果
红霉素	红霉素可使阿托伐他汀钙的血浆浓度增高约40%，合用应减少阿托伐他汀钙用量
利福平	利福平可明显增加阿乐的生物利用度，合用应注意减少其用量
氟康唑、烟酸、环孢素	主药与联用药合用发生横纹肌溶解的危险性增加，避免合用
地高辛	两药长期合用则地高辛的稳态血药浓度增加约20%，应适度调整地高辛的用量

续表

联用药	相互作用机制及结果
考来烯胺（消胆胺）	两药合用可减弱低密度脂蛋白的作用，阿乐降低甘油三酯的作用减弱（因其血药浓度降低约25%），可以合用
毓婷（左炔诺孕酮片）、复方长效左炔诺孕酮口服片	阿乐与含有炔诺酮和炔雌醇的口服避孕药合用，能分别使诺酮和炔雌醇的 AUC 增加30%和20%，合用应减少联用药用量

阿昔洛韦

【功效应用】本品为抗病毒药，用于单纯疱疹病毒、水痘-带状疱疹病毒感染引起的带状疱疹。

【临床评价】①阿昔洛韦治疗水痘疗效明显优于利巴韦林，值得临床推广[149]。②本品治疗带状疱疹不及泛昔洛韦起效快、疗程短[150]。

联用药	相互作用机制及结果
齐多夫定（抗艾滋病药）	两药合用可引起肾毒性，表现为深度昏睡和疲劳，避免合用
更昔洛韦	两药合用具有协同作用，可联合使用
丙磺舒	丙磺舒可导致主药排泄减慢，半衰期延长，合用应延长主药给药间隔时间
苯妥英钠	两药合用可加重肾脏毒性，避免合用

续表

联用药	相互作用机制及结果
吗替麦考酚酯	两药合用吗替麦考酚酯代谢物和阿昔洛韦血药浓度都增加，不提倡合用
甲氨蝶呤	阿昔洛韦可增强甲氨蝶呤毒性，避免合用

艾司唑仑（舒乐安定，苯二氮䓬类催眠药物）

【功效应用】本品适用于焦虑、失眠、紧张、恐惧及癫痫大、小发作。

【临床评价】本品改善入眠时间较多塞平显著，但改善睡眠时间效果多塞平优于艾司唑仑[246]。

联用药	相互作用机制及结果
利福平	利福平可增加艾司唑仑的消除，降低其血药浓度，合用应增加艾司唑仑的用量
异烟肼（雷米封）	异烟肼可抑制主药的消除，导致其血药浓度升高，合用应减少艾司唑仑用量
氯丙嗪	两药合用可增加对呼吸的抑制，谨慎合用
扑米酮	艾司唑仑可导致扑米酮的代谢减慢，合用应延长扑米酮给药间隔时间
吗啡	艾司唑仑可增加吗啡的成瘾性，不提倡合用
左旋多巴	艾司唑仑可降低左旋多巴的疗效，不提倡合用

续表

联用药	相互作用机制及结果
单胺氧化酶抑制剂（吗氯贝胺）、三环类抗抑郁药（阿米替林）、盐酸可乐定、乙醇（藿香正气水）	主药与联用药合用可彼此增加药效，谨慎合用，必要时调整两药用量
抗高血压药（卡托普利）、利尿药（呋塞米）	艾司唑仑可增强联用药的降压作用，谨慎合用，必要时应减少其用量
普萘洛尔（心得安）、西咪替丁	联用药可降低艾司唑仑的清除速率，延长血浆半衰期，合用应延长艾司唑仑的给药间隔时间
地高辛	主药可升高地高辛的血药浓度而导致中毒，谨慎合用，必要时减少其用量

安脑丸

【功效应用】清热解毒、醒脑开窍。主含牛黄、石膏、朱砂、珍珠、黄芩、黄连、雄黄、郁金、薄荷等。用于高热神昏、烦躁谵语、抽搐惊厥、脑卒中窍闭、头痛眩晕、脱症及高血压。孕妇禁用。

【临床评价】用于急性发热、高血压、急性脑血管疾病66例，总有效率91.70%[128]。

联用药	相互作用机制及结果
抗生素（头孢拉定、环丙沙星等）	主药中黄连、黄芩可增强抗生素的疗效，减少其毒副作用[26]，提倡合用

续表

联用药	相互作用机制及结果
阿莫西林	主药中黄芩可增加阿莫西林对耐药金黄色葡萄球菌的抗菌作用[57],提倡合用
多西环素、异烟肼、左旋多巴、大环内酯类抗生素	主药中珍珠、石膏与联用药合用易形成络合物影响吸收[20,24],避免合用
左氧氟沙星	主药中黄芩可降低左氧的肾脏排泄[54],合用时应延长其给药间隔时间
利福平、灰黄霉素	主药中黄芩可提高联用药的疗效[13],提倡合用
痢特灵	主药中黄连与联用药合用治疗痢疾、细菌性腹泻有协同作用[46],提倡合用
解热镇痛药(阿司匹林、去痛片)	主药中朱砂与联用药合用有可能引发消化道出血,避免合用
水合氯醛、乌拉坦、吗啡、镇静催眠药(苯巴比妥、地西泮)	主药中牛黄与联用药合用可增强中枢神经抑制作用[26],谨慎合用
氯丙嗪	主药中珍珠可降低氯丙嗪对肝脏的损害,改善肝功能[16],提倡合用
麦角胺咖啡因、苯丙胺	主药中黄连与联用药合用产生药理性拮抗[23],禁忌合用
地高辛	主药中石膏、珍珠可增强地高辛作用和毒性[18];黄连、黄芩与联用药合用易发生洋地黄中毒[52];栀子、郁金可导致地高辛药效降低[52],避免合用

续表

联用药	相互作用机制及结果
乳酸心可定	主药中郁金可增加冠脉血流量,扩张血管[16],提倡合用
硝酸甘油、硝酸异山梨酯	主药中薄荷与联用药合用可发生氧化还原反应,降低联用药疗效[18],避免合用
乳酶生(含乳酸菌)	主药中黄连、黄芩可导致肠道内乳酸菌灭活[14,47],避免合用
华法林	主药中黄连可增强联用药的作用和毒性,谨慎合用
强的松龙片	主药中石膏与联用药合用生成难溶物质,显著降低强的松龙生物利用度,避免合用
降糖药(二甲双胍、格列本脲)	主药中黄连可增强降糖药的作用和毒性[58];黄芩与联用药可产生药理性拮抗[27],禁忌合用
维生素 B_{12}、灰黄霉素	主药中黄芩可延长联用药在肠道内停留时间,有利于吸收,提高疗效[42],提倡合用
维生素 C	主药中石膏可导致维生素 C 氧化失效,避免合用
磷酸盐(磷酸氢化喹啉、可待因)、硫酸盐(硫酸亚铁、D-860)	主药中石膏、珍珠与联用药合用易产生沉淀,降低疗效,避免合用
碘化物、溴化物、亚硝酸盐	主药中朱砂、雄黄与联用药可形成难溶于水的化合物,导致药源性肠炎[8,16,18],避免合用

续表

联用药	相互作用机制及结果
含金属离子药物（氢氧化铝、钙制剂、亚铁制剂、枸橼酸铋钾）	主药中黄连与联用药合用易产生沉淀[18]，黄芩可改变联用药理化性质，降低其疗效[13]，避免合用
碳酸氢钠等碱性西药	主药中黄连影响联用药溶解度，妨碍吸收，避免合用
阿托品、氨茶碱	主药中黄连可增加联用药的毒性[47]，避免合用
酶制剂（多酶片、胃酶、胰酶）	主药雄黄中砷与联用药形成沉淀，抑制酶活性，降低疗效[22]，避免合用
苏合香丸（含丁香）	主药中郁金与联用药中丁香属"十九畏"，禁忌合用

安胃疡胶囊

【功效应用】补中益气、解毒生肌。主含甘草提取物。主治胃及十二指肠球部溃疡。

【临床评价】本品辅助治疗老年胃溃疡，具有胃黏膜保护作用，不良反应发生率低，疗效显著，提高溃疡愈合率及患者生命质量，易被老年患者接受[151,152]。

联用药	相互作用机制及结果
呋喃妥因	主药中甘草与联用药合用可降低胃肠道反应[16]，提倡合用

续表

联用药	相互作用机制及结果
奎宁、麻黄素、阿托品	主药中甘草与联用药合用易产生沉淀,影响吸收,避免合用
阿司匹林	主药中甘草与联用药合用,可能导致消化道溃疡,甚至引起消化道出血[11,16],避免合用
地高辛	主药甘草中糖皮质激素的保钠排钾作用,引起心脏对地高辛敏感性增加,可能导致其中毒[11,18],避免合用
利尿药	主药中甘草与联用药合用可产生药源性毒性[8,18],避免合用
氨茶碱	主药中甘草可促进氨茶碱的代谢,作用降低[18],必要时增加其用量
谷丙胺	主药中甘草与联用药合用治疗胃、十二指肠溃疡,有利于病变局部的调节[36],提倡合用
排钾利尿药(氢氯噻嗪)	主药中甘草与联用药合用易导致低血钾[18],避免合用
泼尼松、氢化可的松	主药中甘草的糖皮质激素样作用可降低联用药的清除速率,增加血药浓度[18],谨慎合用,必要时需减少联用药用量
降糖药(降糖灵、D-860等)	主药中甘草的糖皮质激素样作用可升高血糖,降低联用药效果[13,18],避免合用
环孢素	主药中甘草可诱导肝药酶而降低联用药的临床疗效,避免合用
甲氨蝶呤	主药中甘草可减少联用药的胆汁排泄,增强其药效,可以合用

续表

联用药	相互作用机制及结果
酸性药物（对氨基水杨酸钠、胃蛋白酶等）	主药中甘草与联用药合用可发生水解反应，导致甘草中皂苷失效[18]，避免合用
内消瘰疬丸、乳癖消颗粒（含海藻）	主药中甘草与联用药中海藻属"十八反"，禁忌合用

氨苯蝶啶

【功效应用】本品为保钾利尿药。

【临床评价】①本品联合氢氯噻嗪治疗充血性心力衰竭疗效优，副作用少，治疗总有效率96.10%[629]。②本片联合复方利血平治疗难治性高血压疗效显著，总有效率90.00%[641]。

联用药	相互作用机制及结果
氯霉素	两药合用增加肾毒性，避免合用
甲氧苄啶	两药合用可增加发生高血钾的概率，避免合用
非甾体类消炎药（吲哚美辛）	联用药可降低氨苯蝶啶的利尿作用，增加肾毒性，避免合用
氟哌利多、左醋美沙朵、索他洛尔、三氧化二砷（砒霜）	主药与联用药合用，若患者存在低血钾或低血镁，则可增加Q-T间期延长风险，谨慎合用
碳酸锂	两药合用可使血锂排泄增加，血药浓度降低，作用减弱[81]，避免合用

续表

联用药	相互作用机制及结果
卡托普利（ACEI类）、环孢素、缬沙坦（ARB类）、氯化钾缓释片	氨苯蝶啶与联用药合用可能发生高钾血症，避免合用
地高辛	两药合用可使地高辛半衰期延长，合用时应延长地高辛给药间隔时间
考来烯胺散	两药合用易发生代谢性酸中毒，不提倡合用
雷尼替丁	雷尼替丁可使氨苯蝶啶吸收量减少近50%，避免合用
依普利酮、螺内酯	两药合用潴钾作用累加，增加高钾血症风险，避免合用
氢氯噻嗪、氯磺丙脲片	主药与联用药合用可引起低钠血症，避免合用
华法林	氨苯蝶啶可减弱华法林抗凝作用，合用应增加华法林用量
雌二醇片	雌激素可引起水钠潴留，减弱氨苯蝶啶的利尿作用，不提倡合用
甲氨蝶呤	两药合用可出现骨髓抑制，禁忌合用
甘珀酸钠、复方甘草	联用药具有醛固酮样作用，可降低氨苯蝶啶的利尿作用，不提倡合用
麻黄素	麻黄素的拟交感作用可降低氨苯蝶啶的降压作用，不提倡合用

氨苯砜

【功效应用】本品为砜类抑菌剂,对麻风杆菌有较强的抑菌作用,是目前治疗麻风病的首选药。

【临床评价】口服本品和外用红霉素过氧化苯甲酰凝胶可作为治疗聚合性痤疮的方法之一[153]。

联用药	相互作用机制及结果
甲氧苄啶	两药合用血药浓度都可能升高,谨慎合用
利福平	利福平可使氨苯砜血药浓度降至有效浓度的1/7~1/10,避免合用
氯法齐明	两药合用协同抗麻风杆菌,但对麻风结节红斑作用减弱或消失,谨慎合用
去羟肌苷	去羟肌苷可减少氨苯砜的吸收,建议间隔至少2小时服用
丙磺舒	丙磺舒可减少氨苯砜从肾小管的分泌,合用应减少氨苯砜用量
溶血药物(伯氨喹、磺胺类、吲哚美辛)	两药合用可加剧溶血反应,避免合用

氨茶碱

【功效应用】本品可松弛支气管平滑肌。

【临床评价】本品联合呼吸功能训练治疗慢性阻塞性肺疾病的临

床疗效较好，能提高患者活动能力和运动耐力，降低呼吸困难的程度[154]。

联用药	相互作用机制及结果
大环内酯类抗生素（红霉素、阿奇霉素等）	大环内酯类抗生素可使氨茶碱血药浓度升高，易发生中毒，谨慎合用，必要时减少氨茶碱的用量
氯霉素	氯霉素可影响氨茶碱代谢，升高其血药浓度，谨慎合用，必要时调整氨茶碱的用量
多西环素	多西环素可使氨茶碱的药理作用和毒性反应增强，不提倡合用
喹诺酮类（环丙沙星片等）	喹诺酮类可使氨茶碱血药浓度升高近1.5倍，60%的患者出现不良反应，禁忌合用
利福平、异烟肼	联用药可加速氨茶碱代谢，使其血药浓度降低[81]；氨茶碱的碱性可影响联用药吸收[96]，应间隔时间服用，同时增加氨茶碱用量
别嘌醇、毓婷（左炔诺孕酮片）、复方长效左炔诺孕酮片	联用药可使氨茶碱清除率降低，血药浓度升高，谨慎合用，必要时应减少氨茶碱用量
碳酸锂	氨茶碱可加速肾脏对锂的代谢，降低锂盐的疗效，不提倡合用
苯妥英钠、苯巴比妥	联用药加快氨茶碱在肝脏的清除率，合用应缩短氨茶碱给药间隔时间
麦角胺咖啡因、可可碱（黄嘌呤类）	联用药可增加氨茶碱的作用和毒性，不提倡合用

续表

联用药	相互作用机制及结果
β受体阻滞剂（普萘洛尔、美托洛尔等）	主药与β受体阻滞剂药理作用拮抗，禁忌合用
地尔硫䓬、维拉帕米、西咪替丁	联用药可增加氨茶碱的血药浓度和毒性，谨慎合用，必要时调整氨茶碱用量
美西律	美西律可降低氨茶碱的清除率，合用应延长氨茶碱给药间隔时间
地高辛	氨茶碱可提高心肌对地高辛的敏感性，增强心脏毒性反应，必须合用时，应减少地高辛用量
茶碱	主药与其他茶碱类合用，不良反应增多，不提倡合用
肝药酶诱导剂（卡马西平、地塞米松）	肝药酶诱导剂可加速氨茶碱的代谢和清除，合用应缩短氨茶碱的给药间隔时间

氨咖黄敏胶囊（感冒胶囊）

【功效应用】本品主要用于感冒引起的鼻塞、头痛、咽喉痛、发热等。

【临床评价】本品治疗甲型H1N1流感的有效率为55.20%，低于连花清瘟胶囊的75.90%和奥司他韦的79.30%[646]。

联用药	相互作用机制及结果
氯霉素、巴比妥类（苯巴比妥）	两药合用可增加肝毒性，避免合用

续表

联用药	相互作用机制及结果
阿司匹林、对乙酰氨基酚、吲哚美辛、布洛芬	主药与联用药合用可增加肾毒性，避免合用

氨氯地平（络活喜、施慧达）

【功效应用】本品为钙离子拮抗药，可用于治疗各种类型高血压。

【临床评价】①本品和阿托伐他汀钙片治疗高血压合并冠心病疗效好，安全性高[155]。②氨氯地平与缬沙坦联合可有效控制血压，保护血管和靶器官，更有效地预防心脑血管并发症，但血压达标率不足70.00%，必要时应联合其他药物协同降压[548]。

联用药	相互作用机制及结果
氟康唑	氟康唑可升高氨氯地平血药浓度，毒性增强，谨慎合用，必要时应减少氨氯地平用量
利福平	利福平可使氨氯地平疗效降低，不提倡合用
非甾体类抗炎药（吲哚美辛、阿司匹林、布洛芬、对乙酰氨基酚）	非甾体类抗炎药可减弱氨氯地平的降压作用，合用应增加氨氯地平用量
碳酸锂	两药合用时碳酸锂可引起神经中毒症状，不提倡合用
β受体阻滞剂（普萘洛尔、美托洛尔等）	主药与β受体阻滞剂合用可引起低血压，罕见加重心力衰竭，避免合用

联用药	相互作用机制及结果
硝酸甘油	两药合用可加强抗心绞痛作用,提倡合用治疗心绞痛
磺吡酮	两药合用可增加氨氯地平蛋白结合率,谨慎合用,必要时减少其用量
雌激素(雌二醇)	两药合用可引起液体潴留而导致血压升高,不提倡合用
环孢素	氨氯地平可升高环孢素血药浓度,增加毒性反应,谨慎合用,必要时应减少环孢素用量

氨溴索片(沐舒坦)

【功效应用】本品用于伴有痰液分泌不正常及排痰功能不良的急性、慢性肺部疾病。

【临床评价】①本品和多索茶碱合用能有效改善中重度慢性阻塞性肺疾病(COPD),稳定患者肺功能和生活质量、提高运动耐力及减少急性加重期发作次数,疗效明显优于单用氨溴索或多索茶碱,且用药安全[156]。②本品联合小柴胡颗粒治疗慢性支气管炎临床疗效显著,且无不良反应,总有效率为95.75%[574]。

联用药	相互作用机制及结果
阿莫西林、氨苄西林、红霉素、多西环素、头孢呋辛	氨溴索可升高抗生素在肺组织的分布浓度,有协同作用,用于肺部感染性疾病时提倡合用

续表

联用药	相互作用机制及结果
沙丁胺醇（β_2受体激动剂）、茶碱	主药与联用药合用有协同作用，提倡合用

胺碘酮（可达龙）

【功效应用】本品为抗心律失常药，用于阵发性室速及室颤、房颤的预防。

【临床评价】胺碘酮对冠心病伴室性心律失常的疗效优于美西律[339]。

联用药	相互作用机制及结果
氯喹	两药合用增加室性心律失常的风险，避免合用
奈非那韦（抗HIV药）	奈非那韦可使胺碘酮血药浓度升高，合用应减少胺碘酮用量
苯妥英钠	胺碘酮可抑制苯妥英钠代谢，升高其血药浓度，产生运动失调、眼球震颤、视觉模糊和双腿无力等症状[117]，避免合用
普萘洛尔（β受体阻滞剂）、硝苯地平（钙离子通道拮抗剂）	主药与联用药合用可导致窦性心动过缓，房室传导阻滞及窦性停搏，禁忌合用
地尔硫䓬	两药合用可能引起致命的低排出量和窦性停搏，禁忌合用
其他抗心律失常药（奎尼丁、普鲁卡因胺）	两药合用可加重Q-T间期延长，极少数可导致尖端扭转型室速，合用时，常用剂量应减半

续表

联用药	相互作用机制及结果
考来烯胺	考来烯胺可导致胺碘酮的血药浓度下降50%，不提倡合用
普罗帕酮（心律平）	两药合用可增加非典型室性心动过速危险，避免合用
美西律	两药合用可使心电图Q-T间期明显延长，增加非典型室性心动过速的危险，避免合用
地高辛	两药合用地高辛血药浓度升高，加重对窦房结及房室结抑制作用，避免合用
西咪替丁	西咪替丁可使胺碘酮的血药浓度升高，合用应减少胺碘酮用量
华法林	胺碘酮可增强华法林的抗凝作用，合用应减少华法林用量
奥利司他（减肥药）	奥利司他可使胺碘酮的吸收减少25%，不提倡合用

昂丹司琼（枢复宁）

【功效应用】本品能抑制由化疗和放疗引起的恶心呕吐。

【临床评价】本品联合倍他司汀治疗眩晕症安全有效，总有效率93.30%[630]。

联用药	相互作用机制及结果
地塞米松	两药合用可增强止吐效果[157]，必要时可以合用

奥美拉唑（洛赛克）

【功效应用】本品为能够有效抑制胃酸分泌的质子泵抑制剂，其作用优于 H_2 受体拮抗剂。

【临床评价】①奥美拉唑片与奥美拉唑胶囊在治疗消化性溃疡方面具有等效性，是安全有效的治疗消化性溃疡的药物[158]。②本品联合胶体果胶铋、康复新治疗重度溃疡病效果好[298]。

联用药	相互作用机制及结果
阿莫西林	主药与 Hp（幽门螺杆菌）敏感药物有协同作用，可提高清除 Hp 的疗效[81]，常合用来治疗幽门螺杆菌感染，提倡合用
克拉霉素	两药合用可提高治疗幽门螺杆菌的疗效，但克拉霉素可升高奥美拉唑血药浓度30%[81]，谨慎合用
伏立康唑	伏立康唑可使奥美拉唑的代谢减慢，半衰期延长，作用和毒性均增加，谨慎合用，必要时延长奥美拉唑给药间隔时间
氨苄西林、多西环素、硫酸亚铁片	联用药可使奥美拉唑吸收减少，血药浓度降低，合用应增加奥美拉唑用量
伊曲康唑、咪康唑、氟康唑、麦角胺咖啡因、奎尼丁、地高辛、茶碱、西沙比利	奥美拉唑可降低联用药的吸收率和吸收量[99]，毒副作用增强，避免合用

续表

联用药	相互作用机制及结果
苯妥英钠、地西泮（安定）、硝苯地平、华法林	主药可延长联用药在肝脏的代谢时间，合用应延长联用药的给药间隔时间，减少药量
三唑仑、氟西泮、劳拉西泮（氯羟安定）	奥美拉唑与联用药合用可致步态紊乱，避免合用
胰酶	奥美拉唑可提高胰酶生物利用度，增强疗效，提倡合用
氯吡格雷（波立维）	奥美拉唑可能会减弱氯吡格雷对血小板聚集的抑制作用，谨慎合用
泼尼松	奥美拉唑可抑制泼尼松转化为活性形式，降低其药效，不提倡合用
维生素C、维生素E	维生素C、维生素E可限制奥美拉唑引起的亚硝酸化合物形成，提倡合用

B

板蓝根颗粒（复方制剂）

【功效应用】清热解毒、凉血利咽。主含板蓝根、大青叶。主要用于风热感冒。

【临床评价】①板蓝根颗粒治疗病毒性心肌炎 133 例，患者服药后主觉症状消失及各种检查基本正常的有效率 93.20%[120]。②对甲型流感病毒、腮腺炎病毒等有抑制感染作用；对金黄色葡萄球菌、枯草杆菌、大肠杆菌、伤寒杆菌、甲型链球菌、肺炎双球菌、流感杆菌均有抑制作用[3]。

联用药	相互作用机制及结果
抗生素（头孢类、磺胺类）	板蓝根与抗生素有协同作用，增强抗菌效果[14,42]，提倡合用
阿莫西林	主药中板蓝根可增加阿莫西林的过敏概率[59]，谨慎合用
抗病毒性肝炎药物（拉米夫定片、联苯双酯）	主药中板蓝根与联用药治疗病毒性肝炎时有协同作用[27]，提倡合用

柏子养心丸

【功效应用】补气、养血、安神。主含酸枣仁、黄芪、川芎、当归、制远志、五味子、半夏、朱砂等。用于心气虚寒,心悸易惊,失眠多梦,健忘。

【临床评价】本品治疗心脏神经官能症有效率为 91.60%[159]。

联用药	相互作用机制及结果
阿莫西林	主药中当归可增加阿莫西林过敏的发生概率[23],不提倡合用
多西环素、异烟肼、利福平	主药中川芎与联用药多西环素、异烟肼合用易形成络合物,可降低溶解度,影响吸收,降低疗效;五味子中鞣酸与联用药合用,肝脏毒性增加[17],避免合用
红霉素	主药中川芎、当归、酸枣仁、五味子等可减弱红霉素的杀菌作用[12,16],不提倡合用
呋喃妥因、消炎痛	主药川芎、当归、五味子中有机酸能增强联用药在肾脏的重吸收,增加肾脏毒性[16,17],避免合用
磺胺类药物	主药中川芎、当归、五味子合用易使联用药析出结晶而致结晶尿、血尿[24],避免合用

续表

联用药	相互作用机制及结果
奎宁、麻黄素、阿托品	主药中甘草与联用药合用易产生沉淀，影响吸收，避免合用
阿司匹林	主药中甘草与联用药合用可能导致消化道溃疡，甚至引起消化道出血[11, 16]，避免合用
抗菌药、解热镇痛药（吲哚美辛、对乙酰氨基酚等）	主药中朱砂与联用药合用有可能引发消化道出血，避免合用
异戊巴比妥	主药中酸枣仁可延长巴比妥的睡眠时间[53]，合用应减少巴比妥用量
吗啡	主药中半夏可以拮抗吗啡所致的呕吐等不良反应，提倡合用
地高辛	主药中川芎与联用药合用易发生洋地黄中毒[29]；当归可增强地高辛作用和毒性[18, 52]；五味子中鞣酸与地高辛生成鞣酸沉淀物，不易吸收[19]；甘草中糖皮质激素的保钠排钾作用，会引起心脏对地高辛敏感性增高，可能导致其中毒[6, 11]，避免合用
尼莫地平	主药中川芎可增加尼莫地平的生物利用度[4]，合用应适度减少其用量
利尿药	主药中甘草与联用药合用可发生药源性毒性[5, 11]，避免合用
多索茶碱	主药中当归、川芎可降低多索茶碱的生物利用度，影响疗效[5]，不提倡合用

续表

联用药	相互作用机制及结果
氨茶碱	主药中半夏与联用药合用增强止咳平喘疗效[48];甘草可促进氨茶碱的代谢,作用降低[18],谨慎合用
氢氧化铝、碳酸氢钠、消炎痛等碱性药物	主药中当归、五味子、川芎与联用药可发生中和反应,使联用药的药效降低或消失,避免合用
谷丙胺	主药中甘草与联用药合用治疗胃、十二指肠溃疡,有利于病变局部的调节[36],提倡合用
排钾利尿药（氢氯噻嗪）	主药中甘草与联用药合用易导致低血钾[18],避免合用
抗凝药物（华法林）	主药中川芎、当归与联用药合用可增加出血倾向[28],避免合用
泼尼松、氢化可的松	主药中甘草的糖皮质激素样作用可降低联用药的清除速率,增加血药浓度[18],合用应减少联用药用量
降糖药（降糖灵、D-860、格列齐特）	主药中黄芪可增加降糖药降糖效果,防止糖尿病并发症[29];甘草的糖皮质激素样作用可升高血糖,降低联用药效果[4,56],谨慎合用
环孢素（环孢素A）	主药中甘草可降低联用药的临床疗效,避免合用
化疗药（环磷酰胺、巯嘌呤、维A酸、甲氨蝶呤）	主药中当归、黄芪可减少化疗药引起的白细胞减少等不良反应[46],提倡合用

续表

联用药	相互作用机制及结果
甲氨蝶呤	主药中甘草可减少联用药的胆汁排泄,增强其药效,提倡合用
磷酸盐(磷酸氢化喹啉、可待因)、硫酸盐(硫酸亚铁、D-860)	主药中川芎、当归与联用药合用易产生沉淀,降低疗效,避免合用
碘化物、溴化物、亚硝酸盐	主药中朱砂与联用药合用可形成难溶物质,导致药源性肠炎[8, 16, 18, 43],避免合用
酸性药物(对氨基水杨酸钠、胃蛋白酶等)	主药中甘草、远志(皂苷)与联用药合用发生水解反应,导致远志中皂苷成分失效[18],避免合用
维生素C	主药中远志可影响维生素C吸收[51],不提倡合用
内消瘰疬丸、乳癖消颗粒(均含海藻)	主药中甘草与联用药中海藻属"十八反",禁忌合用
附子理中丸、小儿肺咳颗粒、金匮肾气丸、济生肾气丸、尪痹颗粒(均含附子),小活络丸、风湿骨痛胶囊、追风透骨丸(均含川乌),大活络丹(含草乌)	主药中半夏与联用药中附子、川乌、草乌属"十八反",禁忌合用

八珍益母丸

【功效应用】益气养血、活血调经。主含益母草、甘草、当归、白芍、川芎、地黄等。用于月经不调。

【临床评价】①本品对预防及治疗精神分裂症患者因服用利培酮所致的闭经效果显著,安全有效[160]。②对防治药物流产后出血时间延长的疗效较为明显[161]。

联用药	相互作用机制及结果
阿莫西林	主药中当归会增加阿莫西林过敏的发生概率[23],不提倡合用
红霉素	主药中当归、川芎可减弱红霉素杀菌作用,避免合用
多西环素、异烟肼	主药中川芎与联用药合用易形成络合物,降低溶解度,影响吸收,降低疗效,避免合用
呋喃妥因、利福平、消炎痛	主药中甘草与联用药呋喃妥因合用可降低胃肠道反应[16];当归、川芎与联用药合用会加重对肾脏的毒性,避免合用
磺胺类药物	主药中川芎、当归易使联用药析出结晶而致结晶尿、血尿[24],避免合用
奎宁、麻黄素、阿托品	主药中甘草与联用药合用易产生沉淀,影响吸收,避免合用
阿司匹林	主药中甘草可加重阿司匹林引起消化道溃疡的副作用[11],避免合用

续表

联用药	相互作用机制及结果
地高辛	主药甘草中糖皮质激素的保钠排钾作用,会引起心脏对地高辛敏感性增高,可能导致其中毒[18];益母草可导致地高辛药效降低[19];当归可增强地高辛作用和毒性[18,52];黄芩、川芎与联用药合用易发生洋地黄中毒,避免合用
尼莫地平	主药中川芎可增加尼莫地平的生物利用度[5],合用应适度减少其用量
利尿药	主药中甘草与联用药合用可发生药源性毒性[8,18],避免合用
氨茶碱	主药中甘草可促进氨茶碱的代谢,其作用降低[18],必要时增加氨茶碱用量
多索茶碱	主药中当归、川芎可降低多索茶碱的生物利用度,疗效减弱[5],不提倡合用
氢氧化铝、碳酸氢钠、消炎痛等碱性药物	主药中当归、川芎与联用药可发生中和反应,使联用药药效降低或消失,避免合用
谷丙胺	主药中甘草与联用药合用治疗胃、十二指肠溃疡,有利于病变局部的调节[36],提倡合用
排钾利尿药(氢氯噻嗪)	主药中甘草与联用药合用易导致低血钾[18],避免合用
华法林、双香豆素、保泰松	主药中当归、川芎与联用药合用可导致出血倾向[15,28],谨慎合用

续表

联用药	相互作用机制及结果
泼尼松、氢化可的松	主药中甘草的糖皮质激素样作用可降低联用药的清除速率,增加血药浓度[18],谨慎合用,必要时减少联用药用量
降糖药(降糖灵、D-860等)	主药中甘草的糖皮质激素样作用可升高血糖,降低降糖药效果[4,13,18,56],避免合用
环孢素	主药中甘草可降低环孢素的临床疗效,避免合用
化疗药(环磷酰胺、巯嘌呤、维A酸、甲氨蝶呤)	主药中甘草可减少联用药甲氨蝶呤的胆汁排泄,增强其药效;当归可减少化疗药引起的白细胞减少等不良反应[46],提倡合用
磷酸盐(磷酸氢化喹啉、可待因)、硫酸盐(硫酸亚铁、D-860)	主药中当归、川芎与联用药合用可产生沉淀,降低疗效,避免合用
酸性药物(对氨基水杨酸钠、胃蛋白酶等)	主药中甘草与联用药合用可发生水解反应,导致甘草皂苷失效[18],避免合用

保和丸

【功效应用】消食、导滞、和胃。主含山楂、麦芽、六神曲。用于食积停滞、脘腹胀满、嗳腐吞酸。

【临床评价】本品联合多潘立酮可在不提高药物副作用发生的同时有效地改善老年功能性消化不良的临床症状[162]。

联用药	相互作用机制及结果
抗生素（头孢拉定、环丙沙星等）	联用药可使神曲酶活性降低，药效丧失[20]，避免合用
红霉素	主药中山楂可减弱红霉素的杀菌作用[12]，避免合用
多西环素、异烟肼	主药中山楂与联用药合用易形成络合物，影响疗效[23]，避免合用
磺胺类药物	主药中山楂易使磺胺类药物析出结晶而致结晶尿、血尿、尿闭等[19, 65]，避免合用
水杨酸钠、阿司匹林、鞣酸蛋白、烟酸	联用药可使神曲酶活性降低，避免合用
氢氧化铝、氨茶碱、胃舒平、碳酸氢钠、消炎痛等碱性药物	主药中山楂与联用药可发生中和反应，使其药效降低或失效[19]，避免合用
地高辛	主药中山楂可增强地高辛作用和毒性[52]，避免合用
磷酸盐（磷酸氢化喹啉、可待因）、硫酸盐（硫酸亚铁、D-860）	主药中山楂与联用药合用可产生沉淀，降低疗效，避免合用
含金属离子药（氢氧化铝、钙制剂、亚铁制剂等）	主药中山楂与联用药合用可形成络合物，影响疗效[23]，避免合用

倍他司汀（敏使朗）

【功效应用】 本品用于梅尼埃综合征、血管性头痛及脑动脉硬化。

【临床评价】 ①本片联合复方丹参滴丸治疗椎基底动脉供血不足，临床疗效显著，总有效率93.33%[640]。②本品联合异丙嗪对老年眩晕证治疗效果好，有效率95.83%[666]。

联用药	相互作用机制及结果
扑尔敏、氯雷他定	联用药可拮抗倍他司汀的作用，禁忌合用

苯巴比妥（鲁米那）

【功效应用】 本品镇静催眠、抗惊厥，是长效巴比妥类的典型代表。

【临床评价】 临床对800多例早产儿进行5年的疗效评估，常规应用苯巴比妥预防早产儿脑室出血（IVH）效果明确[163]。

联用药	相互作用机制及结果
氯霉素、灰黄霉素、土霉素、阿米替林、双香豆素、地塞米松、硫酸奎尼丁片、地高辛、丙吡胺、氢化可的松、雌激素、环孢素、戊酸雌二醇、毓婷、甲睾酮、长效左炔诺孕酮、米非司酮、氟哌啶醇、多西环素	苯巴比妥为肝药酶诱导剂，可加快联用药的代谢，降低其疗效，不提倡合用

续表

联用药	相互作用机制及结果
磺胺嘧啶片	磺胺嘧啶可升高苯巴比妥的血药浓度,使其作用增强,但个体差异较大,谨慎合用
硝酸咪康唑	两药合用导致苯巴比妥血药浓度明显升高,清除率下降50%~90%,避免合用
伏立康唑、雷诺嗪	主药与联用药合用可发生严重的不良反应,避免合用
阿司匹林	两药合用导致游离性苯巴比妥血药浓度升高,出现一过性作用增强,不提倡合用
对乙酰氨基酚	两药合用增加肝脏毒性,避免合用
麦角胺咖啡因	麦角胺咖啡因可拮抗苯巴比妥的催眠作用,禁忌合用
单胺氧化酶抑制剂(吗氯贝胺)、乙醇(藿香正气水)	苯巴比妥与联用药合用作用均增强,谨慎合用,必要时需要调整两者用量,同时避免饮用含有乙醇的饮料或药物
苯妥英钠	两药合用可导致苯妥英钠代谢加快,药效降低。但肝功能受损时,苯妥英钠的代谢比正常慢,相应的血药浓度可高于正常,不提倡合用
卡马西平、乙琥胺	主药可使联用药的半衰期缩短,血药浓度降低,不提倡合用
吩噻嗪类(异丙嗪)、米安色林、四环类抗抑郁药(马普替林)	主药与联用药合用,增加对中枢的抑制作用,谨慎合用,必要时调整二者的用量

续表

联用药	相互作用机制及结果
丙戊酸钠	两药合用丙戊酸钠半衰期缩短,肝毒性增加;苯巴比妥血药浓度增高,避免合用
扑米酮	扑米酮在体内代谢为苯巴比妥[115],合用属重复用药,避免合用
盐酸曲唑酮片	两药合用有引起明显中枢抑制的报道,谨慎合用,必要时应减量
马来酸氟伏沙明	两药合用可导致苯巴比妥半衰期延长,作用和毒性都增加,不提倡合用
卤加比(抗癫痫药)	两药合用可升高苯巴比妥的血药浓度,增加其作用和毒性,不提倡合用
司替戊醇	两药合用苯巴比妥清除率下降40%,毒性反应增加,避免合用
苯乙肼	两药合用苯巴比妥作用时间延长,合用应延长苯巴比妥的给药间隔时间
双硫仑	两药合用可使苯巴比妥的血药浓度升高,中枢抑制增强,避免合用
氢氧化铝	氢氧化铝可降低苯巴比妥生物利用度,不提倡合用
西沙比利	两药合用苯巴比妥作用和毒性均增加,谨慎合用,必要时减少苯巴比妥用量
华法林	两药合用可降低华法林的抗凝作用,不提倡合用

续表

联用药	相互作用机制及结果
复方地芬诺酯片	地芬诺酯可增强苯巴比妥中枢抑制作用，谨慎合用，必要时减少巴比妥用量
硫酸镁	口服过量苯巴比妥时，用硫酸镁导泻可进一步加重中枢抑制，应改用硫酸钠，有心力衰竭者两者都应避免
环磷酰胺	两药合用，环磷酰胺在体内代谢活化作用增强，谨慎合用
盐酸氯环利嗪（第一代抗组胺药）	两药合用可导致中枢神经系统抑制作用增强，不提倡合用
维生素 B_6	两药合用致苯巴比妥的血药浓度明显降低，但个体差异较大，谨慎合用
乙酰唑胺（碳酸酐酶抑制剂）	两药合用增强苯巴比妥的疗效，可以合用

苯海拉明

【功效应用】本品为 H_1 受体阻断剂。主要用于抗过敏、晕动、镇静、催眠，另外可减轻帕金森和锥体外系症状。

【临床评价】本品治疗急性眩晕症可以快速改善患者的临床症状，治疗安全有效，总有效率 97.40%[631]。

联用药	相互作用机制及结果
对氨基水杨酸钠	两药合用降低对氨基水杨酸钠的血药浓度，合用应增加其用量

联用药	相互作用机制及结果
氯丙嗪、乙醇（藿香正气水）	两药合用可增强中枢抑制作用，不提倡合用；服药期间避免使用含有乙醇的饮料或药物
单胺氧化酶抑制剂（吗氯贝胺）	两药合用能增强苯海拉明抗胆碱作用，不良反应也增加，避免合用
普萘洛尔	两药合用发生药理性拮抗，禁忌合用
抗凝药（华法林）	苯海拉明可干扰口服抗凝药的活性，降低其疗效，不提倡合用

苯海索（安坦）

【功效应用】本品为中枢抗胆碱药，治疗帕金森病，用于轻症及不能耐受左旋多巴的患者，常于左旋多巴合用。

【临床评价】对帕金森病及帕金森综合征患者，苯海索可有效提高治疗效果，减轻临床症状，总有效率94.10%[662]。

联用药	相互作用机制及结果
呋喃唑酮（痢特灵）、丙卡巴肼、吗氯贝胺、帕吉林	合用可导致高血压，不提倡合用
氯丙嗪	两药合用可降低氯丙嗪的血药浓度，谨慎合用，必要时增加氯丙嗪用量
地西泮（安定）、乙醇（藿香正气水）	主药与联用药合用可加强中枢抑制作用，合用时两药用量均应减少，避免使用含乙醇的饮料或药物

续表

联用药	相互作用机制及结果
地高辛	两药合用可使地高辛在胃肠道停留时间延长，吸收增加，易发生中毒，避免合用
氢氧化铝、吸附性止泻剂	联用药可减弱苯海索的效应，建议间隔给药，至少1～2小时
金刚烷胺、抗胆碱药	主药与联用药合用可加强抗胆碱作用，发生麻痹性肠梗阻，避免合用
氯化钾缓释片	两药合用发生胃肠道溃疡的风险增加，避免合用

苯妥英钠（大仑丁）

【功效应用】本品为控制癫痫大发作首选药物之一，也可用于精神运动性发作、三叉神经和坐骨神经痛。

【临床评价】①本品治疗儿童偏头痛疗效显著，可明显改善患儿的生活质量[632]。②本品联合卡马西平治疗三叉神经痛较单用苯妥英钠更为理想，且预后恢复较好，治疗总有效率92.98%[643]。

联用药	相互作用机制及结果
棕榈氯霉素	两药合用导致苯妥英钠的代谢清除率降低，血药浓度升高，避免合用
氯霉素、异烟肼、复方新诺明、保泰松	联用药可降低苯妥英钠的代谢，升高其血药浓度，增加中毒危险，避免合用

续表

联用药	相互作用机制及结果
土霉素、左旋多巴、奎尼丁、地高辛、毓婷、长效左炔诺孕酮片、甲泼尼龙、雌激素、环孢素	苯妥英钠为肝酶诱导剂,可降低联用药的作用,避免合用
氟康唑	联用药升高苯妥英钠血药浓度,谨慎合用,必要时减少用量
对乙酰氨基酚	两药合用疗效减弱,而且增加肝中毒危险,避免合用
卡马西平	两药合用卡马西平血药浓度降低,谨慎合用,必要时增加卡马西平用量
阿米替林(三环类抗抑郁药)、氯丙嗪	主药与联用药合用可能诱发癫痫发作[115],避免合用
苯巴比妥、扑米酮、丙戊酸镁	联用药对苯妥英钠的影响很大[115],避免合用
乙醇(藿香正气水)	乙醇影响苯妥英钠的血药浓度,服药期间避免使用含有乙醇的饮料或药物
盐酸利多卡因缓释滴丸、普萘洛尔	主药与联用药合用可增强对心脏的抑制作用,避免合用
西咪替丁	联用药可使苯妥英钠的血药浓度升高1.4倍,谨慎合用,必要时减少苯妥英钠用量
氢氧化铝、硫酸镁、碳酸钙	联用药可降低苯妥英钠的生物利用度,建议间隔2~3小时服用

续表

联用药	相互作用机制及结果
华法林	两药合用增加苯妥英钠毒性,降低华法林抗凝作用,避免合用
地塞米松	两药合用降低地塞米松的疗效,同时升高苯妥英钠血药浓度,避免合用
二甲双胍	苯妥英钠可升高血糖,谨慎合用,必要时要调整降糖药用量
叶酸	叶酸可拮抗苯妥英钠的抗癫痫作用[61],禁忌合用

苯唑西林

【功效应用】本品为青霉素类抗生素,在体内主要分布于肝、肾、肠、脾、胸腔积液和关节囊液中。

【临床评价】本品联合头孢曲松治疗金黄色葡萄球菌性烫伤样皮肤综合征有效率高[164]。

联用药	相互作用机制及结果
氨苄西林	两药合用可增强对抗肠球菌作用,可以合用
磺胺类(复方新诺明)、阿司匹林	联用药可抑制苯唑西林与血清蛋白结合,磺胺类可减少苯唑西林在肠道内吸收,不提倡合用
丙磺舒	丙磺舒可延长苯唑西林血清半衰期,升高其血药浓度,必要时应减少用量

鼻炎康片

【功效应用】清热解毒、宣肺通窍。主含苍耳子、麻黄、菊花、当归、黄芩、扑尔敏。用于急慢性鼻炎。

【临床评价】本品治疗慢性鼻炎及鼻窦炎,控制复发率,减少并发症,安全有效,总有效率95.90%[633]。

联用药	相互作用机制及结果
抗生素(头孢拉定、环丙沙星等)	主药中黄芩可增强抗生素的疗效,减少其毒副作用[14],提倡合用
阿莫西林	主药中黄芩可增加阿莫西林对耐药金黄色葡萄球菌的抗菌作用[5];麻黄与联用药合用治疗细菌性肺炎有协同作用[48],提倡合用
红霉素	主药中当归可减弱红霉素杀菌作用,避免合用
多西环素	主药中当归与联用药合用可形成络合物,影响吸收,避免合用
磺胺类药物	主药中苍耳子与联用药合用会加重对肾脏损害[19];当归易使联用药析出结晶而致结晶尿、血尿[24],避免合用
左氧氟沙星	主药中黄芩可降低左氧氟沙星的肾脏排泄[54],合用应延长其给药间隔
痢特灵	主药中麻黄与痢特灵合用可升高血压,出现高血压危象[2],禁忌合用

续表

联用药	相互作用机制及结果
呋喃妥因、利福平、消炎痛、灰黄霉素	主药中黄芩可提高联用药利福平、灰黄霉素的疗效[13];当归与联用药合用会加重对肾脏的毒性,谨慎合用
苯妥英钠、卡马西平	主药中苍耳子可增加联用药对肝脏毒性[53],避免合用
镇静催眠药	服用镇静催眠药治疗失眠期间应避免使用含麻黄药物[16,56]
地高辛	主药中麻黄可增加联用药对心脏的毒性,引起心律失常[4];当归可增强地高辛作用和毒性[18];黄芩与联用药合用易发生洋地黄中毒[52],避免合用
利血平、甲基多巴	联用药可减弱麻黄碱的作用[16,20],不提倡合用
复方降压片、降压灵、胍乙啶	主药中麻黄与联用药同服可产生明显的拮抗作用[20],禁忌合用
硝酸甘油、硝酸异山梨酯	主药中薄荷与联用药合用可发生氧化还原反应,降低联用药疗效[18],避免合用
氨茶碱	主药中麻黄与联用药合用增加毒性2～3倍,避免合用[20]
多索茶碱	主药中当归可能引起多索茶碱生物利用度降低,影响疗效[5],不提倡合用
氢氧化铝、碳酸氢钠	主药中当归与联用药合用可发生中和反应,使联用药药效降低或消失,避免合用

续表

联用药	相互作用机制及结果
乳酶生	主药中黄芩可导致乳酶生的作用降低或丧失[14],避免合用
华法林、双香豆素、保泰松	主药中当归与联用药合用可导致出血倾向[15],谨慎合用
格列本脲、格列齐特	主药中麻黄与联用药合用可引起高血压[8],谨慎合用
降糖药	主药中黄芩与联用药可产生药理性拮抗[18],避免合用
单胺氧化酶抑制剂（优降宁）、痢特灵、甲基苄肼、闷可乐、环苯丙胺、异烟肼、	主药中麻黄的拟交感作用可引起恶心、呕吐、腹痛、呼吸困难、运动失调甚至高血压危象或脑出血[11, 20, 30],避免合用
酶制剂、碘制剂	主药中麻黄与联用药合用产生沉淀,影响吸收[18],避免合用
喜树碱	主药中麻黄可增强喜树碱疗效,减少喜树碱不良反应[41],提倡合用
化疗药（环磷酰胺、巯嘌呤、维A酸、甲氨蝶呤）	主药中当归可减少化疗药引起的白细胞减少等不良反应[46],提倡合用
磷酸盐（磷酸氢化喹啉、可待因）、硫酸盐（硫酸亚铁、D-860）	主药中当归与联用药合用易产生沉淀,降低疗效,避免合用

续表

联用药	相互作用机制及结果
含金属离子药物	主药中黄芩可改变联用药理化性质,降低其疗效[13],避免合用
苯海拉明	主药中麻黄与联用药合用可产生药理性拮抗[41],避免合用
维生素 B_{12}	主药中黄芩可延长联用药在肠道内停留时间,有利于吸收,提高疗效[42],提倡合用

比索洛尔(康忻)

【功效应用】本品适用于高血压、心绞痛及心律失常,对青光眼也有效。具高度 β_1 受体选择性。

【临床评价】①本品在降低舒张压方面效果较好[165]。②临床药物治疗老年不稳定心绞痛时,首选比索洛尔联合辛伐他汀治疗,可显著提高临床疗效,且不增加不良反应[166]。

联用药	相互作用机制及结果
普萘洛尔、利血平、胍乙啶	联用药合用可增强比索洛尔的 β 受体阻断作用,导致交感神经活性过度降低,避免合用
可乐定	两药合用可减慢心率,突停可乐定可使血压升高[115],需要停用时应先在数天前停用比索洛尔
维拉帕米、丙吡胺	主药与联用药合用可出现药效叠加作用,合用应调整用药剂量

吡喹酮

【功效应用】本品为广谱抗吸虫和抗绦虫药。

【临床评价】本品治疗血吸虫病患者的阴转率及感染度下降率均为100%[634]。

联用药	相互作用机制及结果
红霉素、西咪替丁	联用药可降低吡喹酮的清除速率,升高其血药浓度,半衰期延长[100, 101],作用和毒性可能增强,避免合用
卡马西平、苯巴比妥、苯妥英钠	联用药可导致吡喹酮生物利用度降低,避免合用
地塞米松	地塞米松可使吡喹酮稳态血药浓度下降50%,避免合用

吡嗪酰胺

【功效应用】本品为一线抗结核药物,主要用于经其他一线药物治疗无效者,单用易产生耐药,需与其他药物联用。

【临床评价】应用本品的患者若为体型肥胖、年龄偏大及合并糖尿病、高血压的男性患者,出现严重高尿酸血症的发生率高[167]。

联用药	相互作用机制及结果
利福平、异烟肼	联合应用具有协同作用,并可延缓耐药性产生,提倡联合使用

续表

联用药	相互作用机制及结果
乙硫异烟胺	两药合用不良反应增加[61]，避免合用
别嘌醇、丙磺舒、秋水仙碱、磺吡酮	吡嗪酰胺可增加尿酸浓度从而降低联用药对痛风的疗效[61]，不提倡合用
环孢素	两药合用可降低环孢素血药浓度[61]，谨慎合用，必要时调整药物用量

别嘌醇

【功效应用】本品用于治疗痛风。

【临床评价】①非高尿酸血症的慢性心衰患者加用本品，可显著改善左心功能及降低炎性因子水平，并可改善血管内皮功能且安全、有效[168]。②本品在有效降低血尿酸同时，能降低血压[169]。

联用药	相互作用机制及结果
氨苄西林	两药合用皮疹发生率增高，特别在高尿酸血症患者[61]，不提倡合用
氯噻酮、呋塞米、布美他尼、氢氯噻嗪、美托拉宗、美加明、乙醇（藿香正气水）、依他尼酸	联用药可增加血清中尿酸含量[61]，降低别嘌醇的作用，避免合用
丙磺舒	两药合用可降低丙磺舒代谢，升高其血药浓度，增强机体清除尿酸的能力[115]，谨慎合用

续表

联用药	相互作用机制及结果
非诺贝特、氯沙坦	联用药可降低别嘌醇的疗效，不提倡合用
氨茶碱	别嘌醇可减少氨茶碱清除[61]，谨慎合用
氢氧化铝	两药合用则别嘌醇促尿酸排泄的作用减弱，谨慎合用，必要时应建议间隔3小时服用
双香豆素片	主药可使联用药药效加强，合用应调整联用药用量
环磷酰胺片	两药合用对骨髓的抑制作用更加明显[61]，避免合用
硫唑嘌呤、巯嘌呤	主药与联用药合用时，酶氧化受阻效应更加明显，合用联用药用量应减少 1/3～1/4
枸橼酸他莫昔芬	别嘌醇可能增加他莫昔芬的肝毒性，不提倡合用
氯化铵片	两药合用可增加肾结石形成的可能性，不提倡合用
维生素C、氯化钙、磷酸钾	主药与联用药合用可增加肾中黄嘌呤结石的形成，避免合用
硫酸亚铁	两药合用可引起铁血黄素沉着，避免合用

丙戊酸钠

【功效应用】本药为癫痫原发性大发作和失神小发作的首选药。

【临床评价】本品治疗小儿癫痫有效率为 82.80%[170]。

联用药	相互作用机制及结果
红霉素	两药合用有潜在的肝中毒危险[2, 61]，避免合用
阿司匹林	两药合用丙戊酸钠的作用和毒性均增强；同时阿司匹林抗凝作用增加，出血时间延长[2, 81]，必须联用时要调整两药的用量
苯巴比妥	两药合用苯巴比妥的代谢降低，血药浓度升高而增强镇静作用，必须联用时减少苯巴比妥用量
苯妥英钠	两药合用苯妥英钠的代谢受抑制，易发生中毒[2]，避免合用
卡马西平	两药合用两者的血药浓度均降低，半衰期缩短，不提倡合用
氯硝西泮	两药联合应用于防止失神发作，两药均应小剂量应用[61, 88]（曾有报道合用诱发失神状态），谨慎合用
扑米酮	两药合用可导致扑米酮作用和毒性均增加，必须联用时应减少扑米酮用量
氯丙嗪、氟哌啶醇、阿米替林、洛沙平、马普替林、氯普噻吨	丙戊酸钠与联用药合用降低惊厥阈值，易导致癫痫发作[2]，不提倡合用
乙醇（藿香正气水）	两者合用镇静作用加强，服药期间避免服用含有乙醇的饮料或药物

续表

联用药	相互作用机制及结果
西咪替丁	两药合用导致丙戊酸钠血药浓度升高,肝毒性增加[79],避免合用
氢氧化铝	两药合用降低丙戊酸钠疗效,谨慎合用,必要时应间隔2~3小时服用
华法林	两药合用增加出血的危险,避免合用
双嘧达莫(潘生丁)	两药合用可减少血小板凝聚而延长凝血时间,增加出血风险[2],谨慎合用,必要时调整双嘧达莫的用量

伯氨喹

【功效应用】本品为抗疟疾药。

【临床评价】本品与蒿甲醚联合治疗恶性疟疾疗效好,复发率低,不良反应少[171]。

联用药	相互作用机制及结果
盐酸氯胍	联用药可抑制伯氨喹的代谢,升高其血药浓度,毒性增强,避免合用
磷酸氯喹片	伯氨喹作用于间日疟原虫的红外期,与联用药合用可根治间日疟。用于间日疟时提倡联合使用

补中益气丸

【功效应用】补中益气、升阳举陷。主含黄芪、陈皮、升麻、柴胡、甘草、当归。用于胃及子宫脱垂、肛门下坠或脱肛、慢性肠炎、结肠炎、术后胃肠功能紊乱。

【临床评价】①本品联用六味地黄丸治疗隐匿性肾炎总有效率86.10%[172]。②本品联合知柏地黄丸治疗老年女性压力性尿失禁总有效率为92.30%[173]。③本品在预防慢性盆腔炎的复发方面具有一定疗效[174]。

联用药	相互作用机制及结果
阿莫西林	主药中当归可增加阿莫西林过敏的发生概率[23],不提倡合用
多西环素、异烟肼	主药中当归、陈皮与联用药合用易形成络合物,影响吸收,避免合用
呋喃妥因、利福平、消炎痛	主药中甘草与呋喃妥因合用可降低胃肠道反应[16];当归、陈皮与联用药合用会加重对肾脏的毒性,谨慎合用
灰黄霉素	主药中陈皮可提高灰黄霉素疗效,提倡合用
磺胺类药物、大环内酯类药物	主药中当归、陈皮易使联用药析出结晶而致结晶尿、血尿[24],避免合用
奎宁、麻黄素、阿托品	主药中甘草与联用药合用易产生沉淀,影响吸收,避免合用
阿司匹林	主药中甘草与联用药合用可能导致消化道溃疡,甚至引起消化道出血[11],避免合用

续表

联用药	相互作用机制及结果
镇静催眠药	主药中柴胡可提高联用药的镇静催眠效果，减少对其依赖性[62,70]，提倡合用
抗癫痫药	主药中柴胡可提高抗癫痫药作用，同时减少副作用[46]，提倡合用
地高辛	主药中陈皮、当归可增强地高辛作用和毒性[52]；甘草糖皮质激素的保钠排钾作用，增加心脏对地高辛敏感性，可能导致其中毒[18]，避免合用
利尿药	主药中甘草与联用药合用可发生药源性毒性[8,18]，避免合用
氨茶碱	主药中甘草可促进氨茶碱的代谢，作用降低[18]，不提倡合用，必要时增加氨茶碱用量
多索茶碱	主药中当归可降低多索茶碱的生物利用度，影响疗效[8]，不提倡合用
谷丙胺	主药中甘草与联用药合用治疗胃、十二指肠溃疡，有利于病变局部的调节[36]，提倡合用
排钾利尿药（氢氯噻嗪）	主药中甘草与联用药合用易导致低血钾[18]，避免合用
华法林、双香豆素、保泰松	主药中当归与联用药合用导致出血倾向[15]，谨慎合用
泼尼松、氢化可的松	主药中甘草的糖皮质激素作用可降低联用药的清除速率，增加血药浓度[18]，谨慎合用，必要时需减少联用药用量

续表

联用药	相互作用机制及结果
降糖药（降糖灵、D-860 等）	主药中黄芪与联用药合用增加降糖药降糖效果，防止糖尿病并发症[29]；甘草的糖皮质激素样作用可升高血糖，降低联用药效果[4,18,56]，避免合用
环孢素	主药中甘草可诱导肝药酶，而降低联用药的临床疗效，避免合用
甲氨蝶呤	主药中甘草可减少联用药的胆汁排泄，增强其药效，可以合用
化疗药（环磷酰胺、巯嘌呤、维 A 酸）	主药中当归、黄芪可减少化疗药引起的白细胞减少等不良反应[46]，提倡合用
磷酸盐（磷酸氢化喹啉、可待因）、硫酸盐（硫酸亚铁、D-860）	主药中当归、陈皮与联用药合用易产生沉淀，降低疗效，避免合用
含金属离子的药（钙制剂、亚铁制剂、枸橼酸铋钾）	主药中柴胡与联用药合用可形成络合物，影响吸收[24,68]，避免合用
氢氧化铝、碳酸氢钠	主药中当归、陈皮与联用药合用可发生中和反应，使联用药药效降低或消失，避免合用
酸性药物（对氨基水杨酸钠、胃蛋白酶等）	主药中甘草与联用药合用可发生水解反应，导致甘草中皂苷失效[18]，避免合用
维生素 C	主药中柴胡极易使联用药水解失效而影响吸收[51]，避免合用
内消瘰疬丸、乳癖消颗粒（均含海藻）	主药中甘草与联用药中海藻属"十八反"，禁忌合用

布桂嗪(强痛定)

【功效应用】本品用于偏头痛、三叉神经痛、关节痛、痛经、癌症等引起的疼痛。

【临床评价】本品具有起效快、效果佳、耐受性好的特点,是一种理想治疗中度癌痛爆发痛的解救药物,疼痛缓解率96.70%[663]。

联用药	相互作用机制及结果
解痉药(阿托品、654-2等)	主药与联用药合用有协同止痛作用,提倡合用

布洛芬

【功效应用】本品为具有镇痛、解热作用的非甾体消炎药,用于轻度疼痛、中度疼痛、偏头痛和原发性痛经、关节炎。

【临床评价】①本品治疗早产儿动脉导管未闭有一定优势,且可明显减少不良反应[176]。②本品治疗骨关节炎有效率为70.00%[194]。

联用药	相互作用机制及结果
阿司匹林	布洛芬与阿司匹林或其他水杨酸类药物合用,药效不增强,但不良反应及出血倾向发生率增高,避免合用
对乙酰氨基酚、乙醇(藿香正气水)	主药与联用药长期合用增加对肾的毒副作用,增加胃肠道不良反应,并有致溃疡的危险,避免合用

续表

联用药	相互作用机制及结果
丙磺舒	丙磺舒可降低布洛芬的代谢,增高血药浓度,增加毒性反应,谨慎合用,必要时减少布洛芬用量
单胺氧化酶抑制剂(吗氯贝胺)	两药合用导致布洛芬作用增强,毒副作用也增加,不提倡合用
硝苯地平、维拉帕米	联用药可导致布洛芬的血药浓度升高,不提倡合用
卡托普利	布洛芬与降压药合用,可减弱降压药的作用,不提倡合用,必要时增加降压药用量
地高辛	两药合用可增加地高辛的血药浓度,导致中毒,不提倡合用
呋塞米	两药合用可使呋塞米的利尿降压作用减弱,不提倡合用
华法林	两药合用增加出血风险,不提倡合用
二甲双胍	两药合用可增强降糖药物的作用,合用应注意监测血糖
甲氨蝶呤	两药合用降低甲氨蝶呤的排泄,增高其血药浓度,易发生中毒反应,避免合用

大山楂丸

【功效应用】开胃消食。主含山楂、六神曲、麦芽。用于食积、肉积、停滞不化、痞满腹胀、饮食减少。

【临床评价】①研究表明,本品对小儿厌食症及其他兼症总有效率74.20%[177]。②成人脾胃不和所致饮食停滞、脘腹胀满的消化不良症,单味大山楂口服液和大山楂丸、大山楂颗粒的临床疗效相同,可以互相替代使用[178]。

联用药	相互作用机制及结果
抗生素	联用药可使神曲酶活性降低,丧失药效[20],避免合用
红霉素	主药中山楂可减弱红霉素的杀菌作用[12],避免合用
多西环素、异烟肼	主药中山楂与联用药合用易形成络合物,影响疗效[23],避免合用
呋喃妥因、利福平、消炎痛	主药中山楂与联用药合用加重对肾脏的毒性[18, 23],避免合用

续表

联用药	相互作用机制及结果
磺胺类药物	主药中山楂易使磺胺类药物析出结晶而致结晶尿、血尿、尿闭等[19,65]，避免合用
阿司匹林、鞣酸蛋白、烟酸	联用药可使神曲酶活性降低，两药需间隔两小时以上服用
地高辛	主药中山楂可增强地高辛作用和毒性[52]，避免合用
氢氧化铝、氨茶碱、碳酸氢钠	主药中山楂与联用药合用可发生中和反应，使其药效降低或失效[19]，避免合用
磷酸盐（磷酸氢化喹啉、可待因）、硫酸盐（硫酸亚铁、D-860）	主药中山楂与联用药合用易产生沉淀，降低疗效，避免合用
钙制剂	主药中山楂与联用药合用易形成络合物，影响疗效[23]，避免合用

丹珍头痛胶囊

【功效应用】平肝息风、解痉止痛。主含丹参、夏枯草、川芎、当归、白芍、地黄、珍珠、细辛、鸡血藤、菊花、钩藤。用于肝阳上亢、瘀血阻络所致的头痛、背痛颈酸、烦躁易怒。

【临床评价】①本品治疗慢性紧张型头痛、偏头痛临床安全，有效率为96.00%[179,180]。②观察表明，本品治疗各种原因引起的良性头痛的效果优于天麻头痛胶囊及其他止痛药物，其副作用轻微，疗效持久。③本品对人体血小板凝集有很强的抑制作用，能明显消除血瘀所致的头痛[181]。

联用药	相互作用机制及结果
阿莫西林	主药中当归可增加阿莫西林过敏的发生概率[23]，不提倡合用
多西环素、异烟肼	主药中川芎、白芍与联用药合用易形成络合物，可降低溶解度，影响吸收，降低疗效，避免合用
红霉素	主药中当归、川芎可减弱红霉素的杀菌作用，避免合用
磺胺类、大环内酯类药物	主药中川芎、当归、白芍、丹参易使联用药析出结晶而致结晶尿、血尿[24]，避免合用
呋喃妥因、利福平	主药中川芎、当归、白芍与联用药合用会加重对肾脏的毒性，避免合用
阿司匹林	主药中丹参与联用药合用治疗冠心病有协同效果[74]；地黄与联用药合用有协同作用，既能发汗退热，又能清热生津[48]，提倡合用
氯丙嗪、眠尔通、巴比妥类	主药中丹参可显著增强联用药的中枢抑制作用[57]；细辛可增强巴比妥镇静作用并引起毒性反应[51]；珍珠可降低氯丙嗪对肝脏的损害，改善肝功能[16]，谨慎合用
地高辛	主药中川芎与联用药合用易发生洋地黄中毒；夏枯草可导致地高辛药效降低[52]；白芍、当归可增强地高辛作用和毒性[18,52]，避免合用

续表

联用药	相互作用机制及结果
尼莫地平	主药中川芎可增加尼莫地平的生物利用度[5]，适度减少联用药用量
乳酸心可定、双嘧达莫（潘生丁）	主药中丹参与联用药合用能增加冠脉血流量，降血脂，降低血压，减轻心脏负荷[13]，提倡合用
多索茶碱	主药中川芎、当归可引起多索茶碱的生物利用度降低，影响疗效[5]，不提倡合用
甲氧氯普胺（胃复安）	主药中芍药与联用药可产生药理性拮抗[47]，禁忌合用
麻黄碱、三硅酸镁、胃得乐、甲氰咪胍、雷尼替丁	主药中丹参与联用药合用易形成络合物，影响吸收，降低疗效[20,35,38]，避免合用
氢氧化铝、氨茶碱、胃舒平、碳酸氢钠、消炎痛等碱性药物	主药中川芎、当归、白芍与联用药合用可发生中和反应，使联用药的药效降低或消失，避免合用
华法林、双香豆素、保泰松	主药中当归与联用药合用可导致出血倾向[15]；丹参与联用药阿司匹林、华法林合用有防止动脉粥样硬化的作用，同时易发生出血倾向[5,51]；主药中川芎与联用药合用可增加出血倾向[28]，避免合用
环磷酰胺、喜树碱	主药中丹参与联用药合用不宜于肿瘤的控制[20]，避免合用
化疗药（巯嘌呤、维A酸、甲氨蝶呤）	主药中当归可减少化疗药引起的白细胞减少等不良反应[46]，提倡合用

续表

联用药	相互作用机制及结果
磷酸盐（磷酸氢化喹啉、可待因）、硫酸盐（硫酸亚铁、D-860）	主药中珍珠、白芍、当归、川芎与联用药合用易产生沉淀，降低疗效，避免合用
维生素C	主药中丹参与联用药合用治疗小儿病毒性心肌炎效果显著[57]，提倡合用
维生素B_1、维生素B_6	主药中丹参的鞣质易与联用药产生沉淀，影响疗效[43]，避免合用

丹栀逍遥丸

【功效应用】舒肝解郁、清热调经。主含柴胡、当归、白芍、甘草、薄荷、栀子、牡丹皮。用于治疗肝炎、盆腔炎、功能性低热及眼病。

【临床评价】本品治疗肝气郁结型粉刺60例，取得良好疗效[182]。

联用药	相互作用机制及结果
阿莫西林	主药中当归可增加阿莫西林过敏发生概率[23]，不提倡合用
红霉素	主药中当归可减弱红霉素的杀菌作用，避免合用
多西环素、异烟肼	主药中当归、白芍与联用药合用易形成络合物，影响吸收，避免合用

续表

联用药	相互作用机制及结果
呋喃妥因、利福平、消炎痛	主药中当归、白芍与联用药合用会加重对肾脏的毒性;甘草与呋喃妥因合用可降低胃肠道反应[10],不提倡合用
磺胺类、大环内酯类	主药中白芍易使联用药析出结晶而致结晶尿、血尿[24],避免合用
奎宁、麻黄素、阿托品	主药中甘草与联用药合用易产生沉淀,影响吸收,避免合用
阿司匹林	主药中甘草可加重阿司匹林引起消化道溃疡的副作用[16],避免合用
抗癫痫药	主药中柴胡可提高抗癫痫药作用,同时减少副作用[46],提倡合用
镇静催眠药	主药中柴胡可提高联用药的镇静催眠效果,减少对其依赖性[70],可以合用
硝酸甘油、硝酸异山梨酯	主药中薄荷与联用药合用可发生氧化还原反应,降低联用药疗效[18],避免合用
利尿药	主药中甘草与联用药合用可发生药源性毒性[8,18],避免合用
地高辛	主药中当归、白芍可增强地高辛作用和毒性[18,52];栀子可导致地高辛药效降低[52];甘草的糖皮质激素的保钠排钾作用,会引起心脏对地高辛敏感性增高,可能导致其中毒[18],避免合用
多索茶碱	主药中当归可降低多索茶碱的生物利用度,影响疗效[8],不提倡合用

续表

联用药	相互作用机制及结果
氨茶碱	主药中甘草可促进氨茶碱的代谢,降低其作用[18],谨慎合用,必要时增加氨茶碱用量
胃复安	主药中白芍与联用药合用可产生药理性拮抗[47],禁忌合用
谷丙胺	主药中甘草与联用药合用治疗胃、十二指肠溃疡,有利于病变局部的调节[36],提倡合用
华法林、双香豆素、保泰松	主药中当归与联用药合用可导致出血倾向[15],谨慎合用
泼尼松、氢化可的松	主药中甘草的糖皮质激素作用可降低联用药的清除速率,增加血药浓度[18],合用时需减少联用药用量
降糖药(二甲双胍、格列本脲、阿卡波糖)	主药中甘草的糖皮质激素样作用可升高血糖,降低联用药效果[8,18],避免合用
环孢素	主药中甘草可诱导肝药酶而降低联用药的临床疗效,避免合用
化疗药(环磷酰胺、巯嘌呤、维A酸等)	主药中当归可减少化疗药引起的白细胞减少等不良反应[46],提倡合用
甲氨蝶呤	主药中甘草可减少联用药的胆汁排泄,增强其药效,可以合用
含金属离子药(氢氧化铝、钙制剂、亚铁制剂、枸橼酸铋钾等)	主药中柴胡与联用药合用可形成络合物,影响吸收[24,68],避免合用

续表

联用药	相互作用机制及结果
磷酸盐(磷酸氢化喹啉、可待因)、硫酸盐(硫酸亚铁、D-860)	主药中当归、白芍与联用药合用易产生沉淀,降低疗效,避免合用
碳酸氢钠	主药中白芍、当归与联用药合用可发生中和反应,使联用药的药效降低或消失,避免合用
酸性药物(对氨基水杨酸钠、胃蛋白酶等)	主药中甘草与联用药合用可发生水解反应,导致甘草中皂苷失效[18],避免合用
维生素C	主药中柴胡极易使联用药水解失效而影响吸收[51],避免合用
内消瘰疬丸、乳癖消颗粒(均含海藻)	主药中甘草与联用药中海藻属"十八反",禁忌合用

地尔硫䓬(合心爽)

【功效应用】本品用于房颤、室上性心动过速、心绞痛、急性冠脉综合征、高血压及高血压急症。

【临床评价】①在常规药物治疗基础上,加用地尔硫䓬治疗冠脉痉挛,疗效显著,安全性高[183]。②地尔硫䓬与卡维地洛合用治疗不稳定心绞痛具有良好的效果,不良反应发生率低,治疗总有效率86.30%[229]。

联用药	相互作用机制及结果
利福平	两药合用可明显降低地尔硫䓬的血药浓度及疗效,谨慎合用,必要时增加地尔硫䓬的用量
安普那韦、利托那韦、沙奎那韦	人类免疫缺陷病毒(HIV)蛋白酶抑制剂可使地尔硫䓬血药浓度升高,毒性反应发生率增大,避免合用
三唑仑、咪达唑仑	地尔硫䓬可导致联用药的血浆峰浓度升高,清除半衰期延长,合用应减少联用药用量,并延长给药间隔时间
卡马西平	两药合用可使卡马西平血药浓度升高 40%～72% 而致毒性增加,避免合用
普萘洛尔	两药合用可增加普萘洛尔(β受体阻断剂)的生物利用度 50% 左右,合用应减少其用量
索他洛尔	两药合用对房室传导和心室功能的影响有累加作用,加重传导阻滞,抑制心室功能,引起低血压、心动过缓和心力衰竭,避免合用
胺碘酮、美西律、奎尼丁	地尔硫䓬与联用药合用可进一步减慢窦性心律,加重房室阻滞[79],禁忌合用
地高辛	两药合用可使地高辛血药浓度升高 20% 左右,应适当减少地高辛用量
西咪替丁	两药合用可明显增加地尔硫䓬的血药浓度,必要时可减少其用量
环孢素	对于心、肾移植患者,地尔硫䓬可抑制环孢素的代谢,导致血药浓度升高[61, 93],谨慎合用,必要时适量减少环孢素用量

地高辛(强心素)

【功效应用】本品用于各种急性和慢性心功能不全及室上性心动过速、心房颤动和扑动等。

【临床评价】小剂量本品联合呋塞米隔日使用维护治疗慢性收缩性心力衰竭患者安全、有效[184]。

联用药	相互作用机制及结果
阿莫西林	两药合用可使地高辛的吸收增加,引起毒性反应,合用应减少地高辛用量
红霉素、多西环素、奎尼丁、胺碘酮、维拉帕米	联用药可减少地高辛的消除,升高其血药浓度[114],避免合用
硫酸新霉素、对氨基水杨酸钠	联用药可减少地高辛的吸收,降低其血药浓度,避免合用
两性霉素B、布美他尼酸、依他尼酸、呋塞米、甲泼尼龙片	主药与联用药合用可引起低钾血症,导致洋地黄中毒,避免合用
柳氮磺胺吡啶片、考来烯胺、三硅酸铝	联用药可降低地高辛的生物利用度,导致其药效降低[81],避免合用
利福平	两药合用可显著降低地高辛的血药浓度,不提倡合用
伊曲康唑	两药合用可使地高辛血药浓度增加,半衰期延长,避免合用

续表

联用药	相互作用机制及结果
氯喹	应用地高辛治疗的患者如已发生洋地黄化，加用氯喹易引起传导阻滞，禁忌合用
硫酸羟氯喹片	两药合用可使地高辛血药浓度升高，同时用药注意观察，有洋地黄中毒症状时，应减少地高辛用量
吲哚美辛	两药合用可减少地高辛的肾清除，造成肾蓄积，避免合用
布洛芬	两药合用可导致地高辛血药浓度明显升高（同服28天后，则地高辛血药浓度无明显差异）[81]，有洋地黄中毒症状时，应减少地高辛用量
苯巴比妥	苯巴比妥可加速地高辛的代谢，避免合用
氯丙嗪	两药合用可使地高辛吸收增加，血药浓度升高，建议分开服用，间隔时间尽可能长
曲唑酮	两药合用可导致地高辛的血药浓度升高，出现恶心、呕吐的症状，谨慎合用，必须合用应减少地高辛用量
丙米嗪	两药合用可明显提高地高辛对大鼠的致死率，避免合用
普萘洛尔	地高辛与普萘洛尔（β受体阻滞剂）合用，有导致房室传导阻滞，发生严重心动过缓的可能，避免合用
卡托普利	两药合用可使地高辛血药浓度升高26%左右，谨慎合用，必要时减少地高辛用量

续表

联用药	相互作用机制及结果
利血平	两药合用可发生相互影响,对心脏的毒性增强[81],禁忌合用
硝苯地平、苯丙胺片、萝芙木片	地高辛与联用药合用可导致心律失常,避免合用
普罗帕酮	两药合用导致地高辛血药浓度升高83%,避免合用
氟卡尼	两药合用可使地高辛血药浓度增加,作用和毒性均增强,避免合用
普鲁苯辛片(溴丙胺太林)	两药合用可提高地高辛生物利用度约25%,谨慎合用,必要时减少地高辛用量
甲氧氯普胺(胃复安)	两药合用可减少地高辛生物利用度约25%,谨慎合用,必要时增加地高辛用量
硫糖铝	两药合用可导致地高辛生物利用度降低,作用减弱,建议服用硫糖铝2小时后再服用地高辛
欧车前亲水胶体	两药合用可降低地高辛的生物利用度,建议将两药间隔2小时服用
螺内酯	螺内酯可延长地高辛的血浆半衰期,必须合用应延长地高辛给药间隔时间
甲状腺素片	两药合用可导致地高辛的疗效减弱,合用时,应增加地高辛用量
米非司酮片	米非司酮可抑制地高辛的排泄,避免合用

联用药	相互作用机制及结果
环孢素	两药合用可明显升高地高辛的血药浓度,同时用药注意观察,有洋地黄中毒症状时,应减少地高辛用量
环磷酰胺片	环磷酰胺可影响地高辛的吸收,使地高辛血药浓度降低50%,避免合用
圣约翰草、五味子、麝香	两药合用可使地高辛的血药浓度降低,疗效减弱,避免合用

地塞米松(氟美松)

【功效应用】本品用于过敏性与自身免疫性炎性疾病、严重感染、中毒和恶性淋巴瘤综合征。

【临床评价】①本品联合甲硝唑栓预防宫颈管增生安全有效[185]。②地塞米松治疗冠周炎疗效显著,有效率91.67%[186]。

联用药	相互作用机制及结果
利福平	联用药可导致地塞米松的代谢加速,作用减弱,合用应增加地塞米松用量
阿司匹林	两药合用可增加阿司匹林的毒性,避免合用
制酸药(氢氧化铝)	联用药可降低地塞米松的吸收,建议分开服用
抗凝药(华法林)、降糖药(二甲双胍)	地高辛可减弱联用药的作用,合用应增加联用药用量

续表

联用药	相互作用机制及结果
氨鲁米特片	两药合用可加速地塞米松代谢，使其半衰期缩短，避免合用

地塞米松与其他药物间的相互作用参见氢化可的松

地西泮（安定）

【功效应用】本品具有抗焦虑、镇静、催眠、抗惊厥、抗癫痫及中枢性肌肉松弛作用。

【临床评价】①本品与奥氮平联合使用兼有情感稳定剂作用，对酒精性精神病治疗有效，且使用安全、不良反应少[187]。②本品间歇性给药可有效降低热性惊厥（FS）复发率，对于FS中高危人群有较好疗效[188]。

联用药	相互作用机制及结果
红霉素、利托那韦	两药合用可导致地西泮血药浓度升高，作用、毒性均增强，避免合用
利福平	两药合用增加地西泮的消除，降低其血药浓度，避免合用
异烟肼	两药合用可抑制地西泮的消除，升高其血药浓度，合用应减少地西泮用量
氯丙嗪	主药与氯丙嗪（中枢抑制药）合用可增加呼吸中枢抑制作用，合用应减少两药的用量

联用药	相互作用机制及结果
吗啡	两药合用成瘾危险增加,避免合用
左旋多巴	两药合用可降低左旋多巴的疗效,避免合用
扑米酮	地西泮可减慢扑米酮的代谢,合用应延长扑米酮的给药间隔时间
苯妥英钠	两药合用可导致地西泮作用和毒性均增强[81],避免合用
卡马西平	两药合用可导致地西泮的血药浓度降低,抗惊厥作用减弱,避免合用
异丙嗪、阿米替林、吗氯贝胺、盐酸可乐定、乙醇(藿香正气水)	地西泮与联用药合用可彼此增加疗效,应注意调整合用两药的用量,同时避免服用含有酒精的饮料或药物
氯普噻吨片(抗精神病药)	两药合用可能发生血压下降和昏迷,禁忌合用
氟西汀	两药合用可使地西泮的半衰期延长,血药浓度升高,合用应减少地西泮用量或延长给药间隔时间
盐酸奈法唑酮片	两药合用可明显加强地西泮的作用,合用应减少地西泮用量
双硫仑	两药合用可使镇静作用增强,合用应减少地西泮用量
氨茶碱	氨茶碱可拮抗地西泮的麻醉作用,禁忌合用

续表

联用药	相互作用机制及结果
抗高血压药（卡托普利、氯沙坦、硝苯地平）	地西泮与联用药合用可使降压作用增强，谨慎合用，必要时减少联用药用量
西咪替丁	联用药可使地西泮的清除减慢，血浆半衰期延长，合用应延长地西泮的给药间隔时间
地高辛	两药合用可增加地高辛的血药浓度而导致中毒，避免合用
奥美拉唑	两药合用可使地西泮清除率降低54%，避免合用

地榆槐角丸

【功效应用】疏风凉血、泄热润燥。主含地榆、槐花、大黄、黄芩、地黄、当归、赤芍、红花。用于脏腑实热、大肠火盛所致的肠风便血、痔疮肛瘘、湿热便秘、肛门肿痛。

【临床评价】本品配合马应龙麝香痔疮栓（膏）治疗混合痔疗效显著[189]。

联用药	相互作用机制及结果
红霉素	主药中当归可减弱红霉素的杀菌作用，避免合用
阿莫西林	主药中当归可增加阿莫西林过敏的发生概率[23]；黄芩可增加阿莫西林对耐药金黄色葡萄球菌的抗菌作用[5]，谨慎合用

联用药	相互作用机制及结果
多西环素	主药中当归与联用药合用易形成络合物,影响吸收,避免合用
磺胺类药(复方新诺明等)	主药中大黄与联用药合用可导致肝内磺胺积累,严重者导致中毒性肝炎[17];当归易使联用药析出结晶而致结晶尿、血尿[24],避免合用
左氧氟沙星	主药中黄芩可降低左氧氟沙星的肾脏排泄[54],合用应延长其给药间隔
新霉素、土霉素	联用药可影响大黄的导泻作用[45],避免合用
利福平、灰黄霉素	主药中黄芩可提高联用药的疗效[13],提倡合用
呋喃妥因、消炎痛	主药中当归与联用药合用会加重对肾脏的毒性,避免合用
异烟肼	主药中大黄易使异烟肼分解失效,避免合用
阿司匹林	主药中地黄与联用药合用有协同作用,既能发汗退热,又能清热生津[48],提倡合用
氯丙嗪	主药地榆中含水鞣质与联用药合用,肝脏毒性增强[51],避免合用
可待因、吗啡、苯巴比妥	主药中大黄可增强联用药的呼吸抑制作用[31],谨慎合用
左旋多巴、毛果芸香碱	主药中大黄与联用药合用增加消化道黏膜损害[19],避免合用

续表

联用药	相互作用机制及结果
地高辛	主药中大黄与联用药合用药效累加,毒性增强[52];黄芩与联用药合用易发生洋地黄中毒;当归可增强地高辛作用和毒性[18,52];红花与联用药合用导致地高辛药效降低[52],避免合用
乳酸心可定、双嘧达莫(潘生丁)	主药中赤芍与联用药合用能增加冠脉血流量,降血脂,降低血压,减轻心脏负荷[13,57],提倡合用
多索茶碱	主药中当归可降低多索茶碱生物利用度,影响疗效[5],不提倡合用
乳酶生	主药中黄芩可导致乳酶生的作用降低或丧失[14],避免合用
华法林、双香豆素、保泰松	主药中当归与联用药合用可导致出血倾向[15],谨慎合用
降糖药	主药中黄芩与联用药可产生药理性拮抗[27];大黄与联用药合用可升高血糖,避免合用
化疗药(环磷酰胺、巯嘌呤、维A酸、甲氨蝶呤)	主药中当归可减少化疗药引起的白细胞减少等不良反应[46],提倡合用
酶制剂(多酶片、胃酶、胰酶)	主药中大黄、地榆与酶制剂形成氢键缔合物,避免合用
含金属离子药(氢氧化铝、钙制剂、亚铁制剂)、维生素B_6	主药中黄芩可改变联用药理化性质,降低其疗效[13];地榆、槐花与联用药合用易形成络合物,影响疗效[24],避免合用

续表

联用药	相互作用机制及结果
磷酸盐(磷酸氢化喹啉)、硫酸盐(D-860)	主药中当归与联用药合用易产生沉淀,降低疗效,避免合用
维生素B_1、灰黄霉素、制霉菌素、麻黄素、阿托品、黄连素	主药中大黄、地榆与联用药合用易产生沉淀,影响吸收[16, 17, 19],避免合用
维生素C、烟酸、谷氨酸	主药中大黄可使联用药分解而降低药效,避免合用
维生素B_{12}	主药中黄芩可延长联用药在肠道内停留时间,有利于吸收,提高疗效[42],提倡合用
维生素B_2	主药中大黄与维生素B_2合用可降低大黄的抗菌作用[4],不提倡合用
碳酸氢钠	主药中蒽醌类药物大黄在碱性环境中容易被氧化[19];当归与联用药合用可发生中和反应,使联用药的药效降低或消失,避免合用

颠茄片

【功效应用】本品为抗胆碱药,可解除平滑肌痉挛,抑制腺体分泌。用于胃、十二指肠溃疡及胃肠道、肾、胆绞痛等。

【临床评价】①本品联合黛力新治疗肠易激综合征(IBS)有效率高、副作用少[190]。②小剂量安定联合本品可有效治疗肠易激综合征[245]。

联用药	相互作用机制及结果
呋喃唑酮（痢特灵）、丙卡巴肼（抗肿瘤药）、单胺氧化酶抑制剂（吗氯贝胺）	联用药可使颠茄在肝脏的解毒作用被阻断，导致其作用和毒性均增强，不提倡合用
氯丙嗪、扑米酮、阿米替林、美克洛嗪、普鲁卡因胺、阿托品、金刚烷胺	主药与联用药合用，颠茄的毒副作用增强，不提倡合用
可待因、美沙酮	主药与联用药合用可发生严重便秘，导致麻痹性肠梗阻或尿潴留，避免合用
氢氧化铝、蒙脱石散（思密达）	联用药可使颠茄的吸收减少，疗效减弱，必须合用时，需间隔1小时以上
甲氧氯普胺（胃复安）	两药合用，胃复安促进胃肠运动的作用可被颠茄拮抗，禁忌合用
乙酰唑胺	乙酰唑胺的碱化作用可使颠茄排泄延迟，疗效和毒性都增加，不提倡合用

丁苯酞（恩必普）

【功效应用】本品可改善微循环和线粒体代谢，增进神经、肌肉活性，用于治疗轻、中度缺血性脑卒中[114]。

【临床评价】①本品联合尼莫地平治疗脑卒中后血管性痴呆效果确切，能通过改善脑血管循环障碍、提高抗氧化酶活性、促进学习和改善记忆功能等机制促进血管性痴呆患者的康复,在改善预后和提高生存质量方面具有非常重要的作用[191]。②联合尤瑞克林注射液能更有效改善大面积脑梗死患者急性期的神经功能缺失,安全有效[192]。

联用药	相互作用机制及结果
多巴丝肼(美多芭)	两药均有抑制五羟色胺释放的作用,而五羟色胺减少会导致抑郁发生,通过药理作用可知两药合用会加重抑郁症状[94],避免合用

对氨基水杨酸钠(PAS-Na)

【功效应用】本品用于结核分枝杆菌所致的肺及肺外结核病。

【临床评价】本品因胃肠毒副作用大,故使用其复方制剂力克肺疾(对氨基水杨酸异烟肼片)治疗耐药肺结核是较为理想的序贯疗法[193]。

联用药	相互作用机制及结果
水杨酸镁	两药合用时加重胃溃疡,建议间隔6~8小时给药
乙硫异烟胺	两药合用,作用和毒性均增加,不提倡合用
利福平	两药合用导致利福平血药浓度降低,建议间隔6小时服用
丙磺舒、苯磺唑酮	联用药可导致对氨基水杨酸钠血药浓度升高,半衰期延长,毒性反应增加,应适当减少对氨基水杨酸钠用量

续表

联用药	相互作用机制及结果
华法林	两药合用可增强抗凝药作用,必要时减少抗凝药用量
苯海拉明	苯海拉明可使口服对氨基水杨酸钠吸收减少,血药浓度降低,不提倡合用
维生素 B_{12}	对氨基水杨酸钠可影响维生素 B_{12} 在胃肠道内的吸收,两药合用时应增加维生素 B_{12} 的用量

对乙酰氨基酚(扑热息痛)

【功效应用】本品用于感冒发烧/关节痛、神经痛、偏头痛、癌痛及手术止痛等。

【临床评价】本品治疗骨关节炎有效率为 73.33%[194]。

联用药	相互作用机制及结果
氯霉素	对乙酰氨基酚可延长氯霉素的血浆半衰期,增加毒性,不提倡合用
齐多夫定、阿司匹林、吲哚美辛	对乙酰氨基酚与联用药合用明显增加肾毒性,避免合用
苯巴比妥	主药与肝酶诱导剂合用(特别是巴比妥类),增加肝脏毒性[93],避免合用
乙醇(藿香正气水)	长期饮酒或慢性酒精中毒者,服用对乙酰氨基酚增加肝脏毒性[102],服药期间避免使用含有乙醇的饮料或药物

联用药	相互作用机制及结果
考来烯胺散	两药合用对乙酰氨基酚的胃肠吸收减少,作用可能减弱,不提倡合用
甲氧氯普胺(胃复安)	甲氧氯普胺可加速对乙酰氨基酚的吸收速率,谨慎合用
华法林	两药合用可减少凝血因子在肝内的合成,有增强抗凝药的作用,合用应注意调整华法林用量
毓婷(左炔诺孕酮片)、复方长效左炔诺孕酮口服片	口服避孕药可以加速对乙酰氨基酚的肾脏代谢从而降低其作用,不提倡合用

多巴丝肼(美多芭,左旋多巴与苄丝肼 4∶1)

【功效应用】本品用于帕金森病、症状性帕金森综合征。

【临床评价】本品联用普拉克索治疗帕金森病,效果优于单用多巴丝肼[195]。

联用药	相互作用机制及结果
地西泮(安定)	两药合用可减弱美多芭的作用,避免合用
抗抑郁药(阿米替林、多虑平)	联用药可使美多芭的不良反应增加,避免合用
卡比多巴	联用药在脑外抑制左旋多巴脱羧成多巴胺,使进入脑内的左旋多巴量增多[2, 112],合用可减少左旋多巴用量25%,提倡合用

续表

联用药	相互作用机制及结果
苯乙肼	两药合用可影响苯乙肼的血压反应[2]，禁忌合用
维生素 B_6	联用药可降低美多芭的疗效，避免合用
吩噻嗪类（氯丙嗪、奋乃静等）、丁酰苯类（氟哌啶醇）	主药与联用药可发生药理拮抗，禁忌合用
利血平	两药合用可影响利血平的血压反应，同时美多芭作用减弱[2, 115]，避免合用
制酸药（氢氧化铝、奥美拉唑等）	制酸药可增加美多芭的吸收，导致其作用和毒性均增强[81]，避免合用

多潘立酮（吗丁啉）

【功效应用】本品用于胃排空延缓、反流性胃炎、慢性胃炎、反流性食管炎、消化不良等。

【临床评价】①本品联合复方消化酶胶囊治疗功能性消化不良的临床疗效明显优于单用促动力药多潘立酮[196]。②本品治疗功能性消化不良显效率快，但复发率较高，远期疗效欠佳；莫沙必利显效温和，不良反应少，远期疗效较好[238]。

联用药	相互作用机制及结果
红霉素、伊曲康唑、齐多夫定	联用药可抑制肝药酶，影响多潘立酮代谢，升高其血药浓度[115]，避免合用

续表

联用药	相互作用机制及结果
钙离子通道拮抗剂（维拉帕米、地尔硫䓬）	联用药可升高多潘立酮的血药浓度[115]，谨慎合用
氨苄西林、多西环素、对乙酰氨基酚、左旋多巴	多潘立酮可增加联用药的吸收，建议间隔服用
氯丙嗪	两药合用氯丙嗪的作用和毒性均增强[61]，避免合用
碳酸锂、地西泮	联用药与多潘立酮合用可引起锥体外系症状（运动障碍等）[2]，不提倡合用
地高辛	两药合用可减少地高辛的吸收，合用应增加地高辛用量
氨茶碱	两药合用可使氨茶碱的半衰期延长，合用应延长氨茶碱给药间隔时间
甲氧氯普胺（胃复安）	两药的作用相同，避免合用
H_2受体拮抗药（雷尼替丁）、胶体果胶铋	联用药可减少多潘立酮在胃肠道的吸收，不提倡合用
氢氧化铝、奥美拉唑	联用药可降低多潘立酮的生物利用度，不提倡合用
山莨菪碱、阿托品	主药与联用药药理作用拮抗[115]，禁忌合用
多酶片	多潘立酮可使助消化药迅速到达肠腔，疗效降低，避免合用
维生素B_6	维生素B_6可减轻多潘立酮引起泌乳的不良反应，提倡合用

多塞平

【功效应用】本品常用于治疗抑郁症和各种焦虑、抑郁为主的神经症,亦可用于更年期精神病。

【临床评价】①本品治疗肠易激综合征(IBS)患者的总有效率比胰酶治疗的有效率显著提高,且生活质量改善[197]。②常规治疗(奥美拉唑、多潘立酮)功能性消化不良(FD)的基础上加用本品,能更有效地缓解FD症状(尤其适用FD伴抑郁患者)[198]。

联用药	相互作用机制及结果
抗惊厥药(地西泮)	主药可降低联用药的作用[115],避免合用
舒托必利	两药合用有导致室性心律失常的危险,严重者可导致尖端扭转型心律失常,避免合用
氟西汀、氟伏沙明	合用时两药的血浆浓度都升高,出现惊厥,不良反应增加,避免合用
右丙氧酚	两药合用导致多塞平血药浓度升高1倍以上,出现进行性昏睡,避免合用
考来烯胺散	两药合用可导致多塞平血药浓度降低,抑郁症复发,建议间隔6小时以上给药
盐酸可乐定	两药合用可减弱可乐定的降压作用,谨慎合用,必要时调整降压药的用量
阿托品	多塞平与阿托品合用可增加不良反应,避免合用

多西环素（强力霉素）

【功效应用】本品主要用于上呼吸道感染、蜂窝织炎等，是四环素类药物中的首选药。

【临床评价】①本品联合克林霉素治疗女性生殖道支原体感染安全有效，总有效率96.92%[637]。②有研究资料显示，布氏杆菌病使用多西环素、利福平及维生素C对于急性期与亚急性期患者的治疗有效率达95.47%[664]。③多西环素治疗对于青霉素过敏、无效的梅毒患者，治疗疗效快，安全治愈率高[665]。

联用药	相互作用机制及结果
利福平、氟地西泮、苯巴比妥、苯妥英钠、卡马西平	联用药可诱导肝药酶活性，导致多西环素血药浓度降低，避免合用
乙醇（藿香正气水）	多西环素血药浓度降低可能与乙醇诱导肝药酶有关，建议服用多西环素期间避免使用含有乙醇的饮料或药物
地高辛片	多西环素可增加地高辛吸收，导致中毒[2]，避免合用
华法林	多西环素可抑制凝血酶原活性，增强抗凝效果，合用应调整抗凝药剂量
毓婷（左炔诺孕酮片）、复方长效左炔诺孕酮口服片	多西环素可使避孕药药效降低或失效[93]，避免合用

续表

联用药	相互作用机制及结果
琥珀酸亚铁、硫酸亚铁	联用药通过影响多西环素吸收及肝肠循环，降低其血药浓度[93]，不提倡合用
碳酸氢钠片	两药合用可发生酸碱中和导致药效丧失，禁忌合用

E

二甲双胍（美迪康，二甲双胍类口服降血糖药）

【功效应用】 本品为肥胖的 2 型糖尿病首选药[240]；80 岁以上老人慎用。

【临床评价】 ①本品与格列吡嗪合用治疗 2 型糖尿病，疗效显著，应用方便，且无严重不良反应[199]。②本品治疗多囊卵巢综合征 90 例安全、有效、副作用少[200]。

联用药	相互作用机制及结果
奎宁、奎尼丁、地高辛、普萘洛尔、雷尼替丁、阿米洛利、氨苯蝶啶	联用药可通过与二甲双胍竞争性争夺肾小管运输系统来发生相互作用，不提倡合用
苯巴比妥、氨氯地平片、烟酸、口服避孕药、雌二醇、甲状腺素	联用药可使血糖控制失调，合用应监测血糖，根据血糖变化合理调整主药用量
硝苯地平（心痛定）	两药合用，二甲双胍的峰值浓度增加 20%，生物利用度增加 9%[61]，合用应减少二甲双胍用量

续表

联用药	相互作用机制及结果
西咪替丁	两药合用可减少二甲双胍肾脏清除率，增加其血药浓度60%[93]，禁忌合用
呋塞米	两药合用二甲双胍的峰值浓度增加22%，生物利用度增加15%；呋塞米的生物利用度降低12%，峰值浓度降低33%，半衰期缩短32%[61]。合用应增加呋塞米用量，减少二甲双胍用量
华法林、双香豆素片	二甲双胍可增强联用药的抗凝作用，谨慎合用
乳香、没药	树脂类药物可减少二甲双胍在胃肠道的吸收，建议分开服用

防风通圣丸

【功效应用】解表通里、清热解毒。主含薄荷、麻黄、大黄、栀子、滑石、桔梗、石膏、川芎、当归、白芍、黄芩、甘草、连翘等。用于表里双感型上呼吸道感染、头痛咽干、小便赤黄、大便秘结。

【临床评价】①治疗上呼吸道感染216例,显效率55.67%,总有效率93.10%[123]。②治疗面部痤疮46例,总有效率98.00%[124]。

联用药	相互作用机制及结果
抗生素（头孢拉定、环丙沙星等）	主药中黄芩可增强抗生素的疗效,减少其毒副作用[14],提倡合用
阿莫西林	主药中当归可增加阿莫西林过敏的发生概率[23];黄芩可增加阿莫西林对耐药金黄色葡萄球菌的抗菌作用[32];麻黄与联用药合用于细菌性肺炎有协同作用[48],谨慎合用
红霉素	主药中当归、川芎可减弱红霉素的杀菌作用,避免合用

联用药	相互作用机制及结果
多西环素	主药中滑石与联用药合用易形成络合物[11]，影响吸收（间隔 3 小时以上服用则影响不大），谨慎合用
异烟肼、利福平、大环内酯类	主药中石膏、滑石、川芎、当归与联用药合用易形成络合物，降低溶解度，影响吸收，降低疗效[13, 20, 24]，避免合用
新霉素、土霉素	联用药合用可影响主药中大黄的作用[45]，避免合用
磺胺类药物	主药中当归、川芎、白芍易使联用药析出结晶而致结晶尿、血尿[24]；大黄与联用药合用可导致肝内磺胺积累，严重者导致中毒性肝炎[17]，避免合用
左氧氟沙星	主药中黄芩可降低左氧氟沙星的肾脏排泄[54]，合用应延长其给药间隔时间
呋喃妥因	主药中甘草与联用药合用可降低胃肠道反应[16]，提倡合用
利福平、消炎痛	主药中川芎、白芍、当归与联用药合用会加重肾脏毒性，避免合用
痢特灵	主药中麻黄与痢特灵合用可升高血压，出现高血压危象[2]，禁忌合用
奎宁、麻黄素、阿托品	主药中甘草与联用药合用易产生沉淀，影响吸收，避免合用
灰黄霉素	主药中黄芩可提高联用药的疗效[13]，提倡合用

续表

联用药	相互作用机制及结果
阿司匹林	主药中地黄与联用药合用有协同作用,既能发汗退热,又能清热生津[48];甘草与联用药合用可能导致消化道溃疡,甚至引起消化道出血[18];川芎、白芍、当归与联用药合用会加重肾脏毒性,避免合用
左旋多巴、毛果芸香碱	主药中大黄与联用药合用增加对消化道黏膜损害[19],避免合用
镇静催眠药	服用镇静催眠药治疗失眠期间避免使用含中枢兴奋作用的麻黄药物[16,56]
单胺氧化酶抑制剂(优降宁)、痢特灵、甲基苄肼、闷可乐、环苯丙胺、利血平	联用药可增强麻黄的拟交感作用,引起恶心、呕吐、腹痛、呼吸困难、运动失调,甚至高血压危象或脑出血[11,20,30,68],避免合用
可待因、吗啡	主药中大黄可增强联用药的呼吸抑制作用[31],谨慎合用
硝酸甘油、硝酸异山梨酯	主药中薄荷与联用药合用可发生氧化还原反应,降低联用药疗效[18],避免合用
尼莫地平	主药中川芎可增加尼莫地平生物利用度[5],谨慎合用,必要时减少其用量
复方降压片、降压灵、胍乙啶	主药中麻黄与联用药同服可产生明显的拮抗作用[17,20],禁忌合用
甲基多巴	联用药可降低主药中麻黄碱的作用[16,20],不提倡合用

续表

联用药	相互作用机制及结果
利尿药	主药中甘草与联用药合用可发生药源性毒性[8,18]，避免合用
地高辛	主药中甘草的糖皮质激素的保钠排钾作用，会引起心脏对地高辛敏感性增高，可能导致其中毒[18]；麻黄增加地高辛对心脏的毒性，引起心律失常[4]；黄芩与联用药合用易发生洋地黄中毒[52]；大黄与联用药合用药效累加，毒性增强[52]；栀子与联用药合用可导致地高辛药效降低[52]；石膏、当归、川芎、白芍可增强地高辛作用和毒性[18]，避免合用
氨茶碱	主药中麻黄与联用药合用增加毒性2~3倍[20]；桔梗与联用药合用增强止咳平喘疗效[48]；甘草可促进氨茶碱的代谢，作用降低[18]，避免合用
多索茶碱	主药中川芎、当归可降低多索茶碱的生物利用度，影响疗效[5]，不提倡合用
胃复安	主药中白芍与联用药合用可产生药理性拮抗[47]，禁忌合用
谷丙胺	主药中甘草与联用药合用治疗胃、十二指肠溃疡，有利于病变局部的调节[36]，提倡合用
乳酶生	主药中黄芩可导致乳酶生的作用降低或丧失[14]，避免合用
华法林、双香豆素、保泰松	主药中川芎、当归与联用药合用可增加出血倾向[28]，避免合用

续表

联用药	相互作用机制及结果
强的松龙片	主药中滑石、石膏与联用药合用易生成难溶物质,显著降低联用药的生物利用度,避免合用
泼尼松、氢化可的松	主药中甘草的糖皮质激素样作用可降低泼尼松清除速率,增加其血药浓度[18],谨慎合用,必要时减少联用药用量
降糖药(二甲双胍、阿卡波糖、格列本脲等)	主药中黄芩与联用药可产生药理性拮抗[27];大黄可影响血糖;甘草的糖皮质激素样作用可升高血糖,降低联用药效果[4,13,18,56],避免合用
甲硝唑	主药中麻黄与联用药合用易引起高血压[8],谨慎合用
喜树碱	主药中麻黄可增强喜树碱疗效,减少喜树碱不良反应[41],提倡合用
化疗药(环磷酰胺、巯嘌呤、维A酸)	主药中当归可减少化疗药引起的白细胞减少等不良反应[46],提倡合用
环孢素	主药中甘草可诱导肝药酶而降低联用药的临床疗效,不提倡合用
甲氨蝶呤	主药中甘草可减少联用药的胆汁排泄,增强其药效,可以合用
磷酸盐(磷酸氢化喹啉、可待因)、硫酸盐(硫酸亚铁、D-860)	主药中石膏、川芎、当归、白芍与联用药合用易产生沉淀,降低疗效,避免合用
含金属离子药物	主药中黄芩可改变联用药理化性质,降低其疗效[13],避免合用

续表

联用药	相互作用机制及结果
酶制剂（多酶片、胃酶、胰酶）	主药中大黄与酶制剂可形成氢键缔合物，避免合用
维生素 B_6	主药中大黄与联用药合用易形成络合物，影响疗效[24]，避免合用
维生素C、烟酸、谷氨酸	主药中大黄、石膏、滑石可使联用药分解而降低药效，避免合用
维生素 B_{12}、灰黄霉素	主药中黄芩可延长联用药在肠道内停留时间，有利于吸收，提高疗效[42]，提倡合用
维生素 B_2	维生素 B_2 可降低主药中大黄的抗菌作用[4]，不提倡合用
维生素 B_1、制霉菌素、林可霉素片、麻黄素、黄连素、奎宁	主药中大黄与联用药合用易产生沉淀，影响吸收[16, 17, 19, 22]，避免合用
苯海拉明	主药中麻黄与苯海拉明药理性拮抗[41]，禁忌合用
酸性药物（对氨基水杨酸钠、胃蛋白酶）	主药中桔梗、甘草与联用药合用易发生水解反应，导致皂苷失效[18]，避免合用
氢氧化铝、碳酸氢钠等碱性药物	主药中蒽醌类药物大黄在碱性环境中容易被氧化[19]；川芎、白芍、当归与联用药合用可发生中和反应，使联用药的药效降低或消失，避免合用
内消瘰疬丸、乳癖消颗粒（均含海藻）	主药中甘草与联用药中海藻属"十八反"，禁忌合用

酚酞片（果导片）

【功效应用】本品用于治疗习惯性顽固性便秘。

【临床评价】①本品联合润肠贴治疗功能性便秘具有协同作用，能改善大便性状及便秘症状[201]。②酚酞片与化疗药同时用可有效预防便秘的发生[233]（化疗便秘发生率70.60%）。

联用药	相互作用机制及结果
碳酸氢钠、氧化镁	主药在碱性环境下有利于药效发挥，可以合用，但会引起粪便颜色改变

呋喃妥因（呋喃坦啶）

【功效应用】本品为抗菌药，用于下尿路感染，也用于尿路感染的预防；新生儿及孕妇禁用。

【临床评价】①本品可用于治疗产超广谱β-内酰胺酶大肠杆菌相关性下尿路感染，尤其是非复杂性下尿路感染[202]。②研究表明，对老年性糖尿病泌尿系统感染患者，在控制血糖的基础上应用呋喃妥因，有效率高达95.75%，而不良反应轻微[203]。③本品联用加替沙星治疗尿路感染有效性高，显著提高细菌清除率，且安全可靠，不良反应少[228]。

联用药	相互作用机制及结果
诺氟沙星、左氧氟沙星	呋喃妥因与喹诺酮类有拮抗作用，禁忌合用

续表

联用药	相互作用机制及结果
甲氧苄唑	两药合用可增强抗菌作用,提倡合用
奎宁	两药合用增加溶血发生概率,谨慎合用
利福平	两药合用可增加对肝脏的毒性,不提倡合用
碳酸氢钠片、乙酰唑胺片	联用药的尿碱化作用可减弱呋喃妥因药效,不提倡合用
氯化铵片	联用药的酸化尿液作用可增强呋喃妥因疗效,可以合用
维生素 B_1、维生素 B_6	联用药能降低呋喃妥因的毒副作用,提倡使用

呋塞米(速尿)

【功效应用】本品为强效袢利尿药,多数心衰患者的首选药。

【临床评价】呋塞米联合单硝酸异山梨酯治疗慢性肺源性心脏病疗效显著,总有效率93.33%[636]。

联用药	相互作用机制及结果
头孢拉定、两性霉素 B	联用药与呋塞米合用肾毒性和耳毒性均增加,尤其是原有肾损害时,避免合用
阿司匹林	两药相互竞争肾小管分泌,使阿司匹林排泄减少,建议合用减少阿司匹林用量,同时延长其给药间隔时间

续表

联用药	相互作用机制及结果
非甾体类抗炎药（对乙酰氨基酚）	联用药能降低呋塞米的利尿作用，增加对肾脏损害，避免合用
别嘌醇	呋塞米可使尿酸排泄减少，血尿酸升高，合用应增加抗痛风药用量
碳酸锂	主药与锂剂合用肾毒性明显增加，不提倡合用
丙磺舒、苯妥英钠、盐酸利托君片	联用药可减弱呋塞米的利尿作用[2]，谨慎合用，必要时增加呋塞米用量
苯巴比妥	两药合用易引起体位性低血压，不提倡合用
卡托普利	卡托普利可增强呋塞米的利尿与降压作用，谨慎合用
酮色林、三氧化二砷（口服砒霜）、索他洛尔片、苄普地尔	呋塞米可引发低血钾或低血镁，与联用药合用可诱发室性心律失常，避免合用
地高辛	主药与地高辛合用易因低血钾而致心律失常，不提倡合用
氯贝丁酯	合用时两药作用和毒性均增强，并可出现肌肉酸痛、强直等，谨慎合用，必要时减少二者用量
美托拉宗	两药合用可引起严重的电解质紊乱，避免合用
茶碱	呋塞米可延长茶碱半衰期，使其血药浓度升高，毒性增加，避免合用
华法林	呋塞米可降低口服抗凝药的疗效，不提倡合用

续表

联用药	相互作用机制及结果
降糖药（二甲双胍、阿卡波糖等）	主药可减弱降血糖药的疗效，合用应注意监测血糖，必要时调节降糖药用量
雌激素（雌二醇）、糖皮质激素（氢化可的松）	联用药能降低呋塞米的利尿作用，并增加电解质紊乱尤其是低钾血症的发生率，不提倡合用
抗组胺药（苯海拉明）	两药合用耳毒性增加，出现耳鸣、头晕、眩晕，不提倡合用
碳酸氢钠片	两药合用发生低氯性碱中毒的概率增加，谨慎合用

氟桂利嗪（西比灵）

【功效应用】本品为哌嗪类钙拮抗药；用于脑动脉缺血性疾病，可改善脑血液循环，改善头昏等症状。

【临床评价】①本品治疗良性位置性眩晕的总有效率为76.92%[204]。②本品能够透过血脑屏障，有效改善血管痉挛程度，预防偏头痛发作，疗效确切[205]。

联用药	相互作用机制及结果
氯丙嗪、乙醇（藿香正气水）	两药合用加重中枢抑制作用，不提倡合用，避免使用含有乙醇的饮料或药物
卡马西平、苯妥英钠	联用药可诱导肝药酶降低氟桂利嗪的血药浓度；氟桂利嗪可提高抗癫痫药的作用，谨慎合用

续表

联用药	相互作用机制及结果
阿托品	主药可增加阿托品的抗胆碱作用,谨慎合用,必要时减少其用量

氟康唑

【功效应用】本品为广谱抗真菌药。用于敏感菌所致的各种真菌感染(常伴随肝功能损害发生)。

【临床评价】研究证实,本品可预防极低体重新生儿(VLBW:1500g/早产儿)真菌感染,可以明显减少真菌的定植,从而减少真菌血症发生的概率;预防治疗在最初的28天是有效的,可以降低真菌在体内定植的风险,而预防性用药可用最小剂量[206]。

联用药	相互作用机制及结果
泰利霉素、安普那韦、西沙比利	氟康唑可使联用药的血药浓度明显升高,谨慎合用,必要时减少联用药用量
异烟肼	两药合用时,两者的血药浓度均降低[81],避免合用
利福平	两药合用可导致氟康唑血药浓度降低[2],但不会明显削弱其作用,谨慎合用
苯妥英钠	两药合用可导致苯妥英钠血药浓度升高[2],谨慎合用,必要时减少其用量
茶碱	两药合用可导致茶碱类血药浓度升高[61],毒性增强,谨慎合用,必要时减少其用量

续表

联用药	相互作用机制及结果
氢氯噻嗪	联用药可升高氟康唑血药浓度[61],谨慎合用,必要时减少其用量
双香豆素类(华法林)	两药合用可增强双香豆素类抗凝药的抗凝作用[2],谨慎合用,必要时减少联用药用量
D-860、氯磺丁尿、格列吡嗪	氟康唑可导致联用药血药浓度升高、血糖降低[2],合用应监测血糖,必要时减少磺脲类降糖药用量
环孢素	高剂量氟康唑可使环孢素血药浓度升高[2],毒性增加,谨慎合用

妇科千金片

【功效应用】清热除湿、益气化瘀。主含穿心莲、当归等。用于盆腔炎、宫颈炎、子宫内膜炎。

【临床评价】①本品和花红片均为治疗盆腔炎性疾病后遗症(湿热瘀阻证)的有效药,妇科千金片适宜于湿热瘀阻兼气虚而偏重于虚证者,花红片更适宜于湿热瘀阻而偏重于实证者[225]。②抗生素联合妇科千金片治疗子宫内膜炎可有效提高治愈率,总有效率100%[231]。

联用药	相互作用机制及结果
抗生素(头孢拉定、环丙沙星等)	主药中穿心莲与联用药合用有协同效果[16],提倡合用

续表

联用药	相互作用机制及结果
阿莫西林	主药中穿心莲、当归可增加阿莫西林过敏的发生概率[23],不提倡合用
红霉素	联用药导致穿心莲疗效降低[30];当归可减弱红霉素杀菌作用,避免合用
多西环素、异烟肼	主药中当归与联用药合用易形成络合物,影响吸收,避免合用
磺胺类药物	主药中当归易使联用药析出结晶而致结晶尿、血尿[24],避免合用
呋喃妥因、利福平、消炎痛	主药中当归与联用药合用会加重对肾脏的毒性,避免合用
地高辛	主药中当归可增强地高辛作用和毒性[18,52],谨慎合用
多索茶碱	主药中当归可降低多索茶碱的生物利用度,影响疗效[5],不提倡合用
乳酶生	主药中穿心莲可导致肠道内乳酸菌被灭活[14,47,69],避免合用
华法林、双香豆素、保泰松	主药中当归与联用药合用可导致出血倾向[15],谨慎合用
化疗药(环磷酰胺、巯嘌呤、维A酸、甲氨蝶呤)	主药中当归可减少化疗药引起的白细胞减少等不良反应[46],提倡合用
磷酸盐(磷酸氢化喹啉、可待因)、硫酸盐(硫酸亚铁、D-860)	主药中当归与联用药合用易产生沉淀,降低疗效,避免合用

续表

联用药	相互作用机制及结果
氢氧化铝、氨茶碱、碳酸氢钠	主药中当归与联用药可发生中和反应，使联用药的药效降低或消失，避免合用

附子理中丸

【功效应用】温中健脾。主含附子、党参、甘草等。用于脾胃虚寒、脘腹冷痛、呕吐腹泻、手足不温。

【临床评价】①本品治疗功能性消化不良的疗效确切，1周后有效率80.00%，4周后有效率92.00%[207]。②本品治疗脾肾阳虚型五更腹泻安全有效，总有效率92.40%[208]。

联用药	相互作用机制及结果
呋喃妥因	主药中甘草可降低联用药胃肠道的不良反应[16]，提倡合用
奎宁、麻黄素	主药中甘草与联用药合用易产生沉淀，影响吸收，避免合用
阿司匹林	主药中甘草与联用药合用可能导致消化道溃疡，甚至引起消化道出血[11]，避免合用
可待因、吗啡、苯巴比妥	主药中附子可增强联用药的呼吸抑制作用[25]，谨慎合用

续表

联用药	相互作用机制及结果
地高辛	主药甘草中糖皮质激素的保钠排钾作用，会引起心脏对地高辛敏感性增高，导致其中毒[11,18]；附子与联用药合用药效累加，毒性增强，避免合用
利尿药	主药中甘草与联用药合用可发生药源性毒性[8,18]，避免合用
阿托品、麦角胺咖啡因	联用药使主药附子中生物碱利用度增加，导致中毒[16,30]，谨慎合用
氨茶碱	主药中甘草可促进氨茶碱的代谢，降低其作用[18]，不提倡合用，必要时增加其用量
谷丙胺	主药中甘草与联用药合用治疗胃、十二指肠溃疡，有利于病变局部的调节[36]，提倡合用
泼尼松、氢化可的松	主药中甘草的糖皮质激素样作用可降低泼尼松清除速率，增加血药浓度[18]，谨慎合用，必要时减少联用药用量
降糖药	主药中附子可升高血糖；甘草的糖皮质激素样作用可升高血糖，降低联用药效果[13,18]，避免合用
环孢素	主药中甘草可诱导肝药酶而降低联用药的临床疗效，避免合用

续表

联用药	相互作用机制及结果
甲氨蝶呤	主药中甘草可减少联用药的胆汁排泄,增强其药效,可以合用
金属离子药、碘化物	主药中附子与联用药合用易产生沉淀[30],避免合用
维生素C、烟酸、谷氨酸、胃酶合剂、胰酶	主药中附子易使联用药分解,降低疗效[30],避免合用
酸性药物(阿司匹林、对氨基水杨酸钠、胃蛋白酶等)	主药中甘草与联用药合用可发生水解反应,导致甘草中皂苷失效[18],避免合用
麻黄碱	联用药可使主药附子中生物碱作用增强,导致中毒[25],避免合用
牛黄解毒片	两药药性相反[3],禁忌合用
内消瘰疬丸、乳癖消颗粒(均含海藻)	主药中甘草与联用药中海藻属"十八反",禁忌合用
蛇胆川贝液、橘红丸、养阴清肺丸、二母宁嗽丸、内消瘰疬丸、黄氏响声丸、小儿宝泰康颗粒、小儿化毒散(含贝母);藿香正气水、香砂养胃丸、通宣理肺丸、桂龙咳喘宁胶囊、香砂六君丸、柏子养心丸、保和丸、尿毒清颗粒(含半夏)	联用药中贝母、半夏与主药中附子、川乌属"十八反",禁忌合用

复方氨酚烷胺（感康、感叹号）

【功效应用】本品用于普通感冒及流感引起的发热、头痛、四肢痛、打喷嚏、流鼻涕、鼻塞等。

【临床评价】①本品治疗老年患者呼吸道感染的临床疗效较好[209]。②本品对于年龄超过65岁或存在肾功能不全的患者，剂量应减少且不能长时间服药，服药期间不能饮酒[210]。③感康联用疏风解毒胶囊治疗大学生流感样病例疗效显著[241]。

联用药	相互作用机制及结果
氯霉素、苯巴比妥	主药与联用药合用可增加对肝脏毒性[93]，不提倡合用
解热镇痛药（阿司匹林等）	同类药联用可增加肾毒性的危险，避免合用

复方丹参滴丸

【功效应用】活血化瘀，理气止痛。主含丹参、三七、冰片。用于冠心病心绞痛。

【临床评价】①本品与丹参片均能抑制血小板活性，对冠状动脉粥样硬化、急性冠脉综合征均有防治作用，但复方丹参片的防治效果强于单制剂丹参片[211]。②本品治疗血管性认知障碍有较好临床疗效，能改善患者的智能、日常生活能力[212]。

联用药	相互作用机制及结果
阿司匹林	主药中丹参与联用药合用治疗冠心病有协同效果[74],可以合用
磺胺类药物、大环内酯类药物	主药中丹参可使联用药析出结晶而致结晶尿、血尿[24],避免合用
利福平	主药中冰片作为"药引"可改善联用药吸收,提高疗效[54],提倡合用
氯丙嗪、眠尔通、巴比妥	主药中丹参可显著增强联用药的中枢抑制作用[57],需合用应减少联用药用量
乳酸心可定、双嘧达莫(潘生丁)	主药中丹参、三七与联用药合用能增加冠脉血流量,降血脂,降低血压,减轻心脏负荷[13],提倡合用
三硅酸镁、胃得乐、甲氰咪胍、雷尼替丁	主药中丹参与联用药合用易形成络合物,影响药物疗效[38],避免合用
氢氧化铝	主药中丹参酮、丹参酚等成分与氢氧化铝中铝离子可结合形成络合物,影响吸收,降低疗效[14],避免合用
华法林	主药中丹参与联用药合用有防止动脉粥样硬化的作用;同时易发生出血倾向[5, 51],谨慎合用
环磷酰胺、喜树碱	主药中丹参可影响联用药吸收,不宜于对肿瘤的控制[20],避免合用
维生素 B_1、维生素 B_6	主药丹参中鞣质易与联用药产生沉淀,影响吸收,降低疗效[43],避免合用

联用药	相互作用机制及结果
维生素 C	主药中丹参与联用药合用治疗小儿病毒性心肌炎效果显著[57]，可以合用
酸性药物（对氨基水杨酸钠、胃蛋白酶等）	主药中三七与联用药合用易发生水解反应，导致三七皂苷失效[18, 51]，避免合用
参松养心胶囊	主药和联用药均含有丹参成分，作用叠加，避免合用

复方地芬诺酯

【功效应用】本品适用于急性、慢性功能性腹泻及慢性肠炎等。

【临床评价】本品由盐酸地芬诺酯和硫酸阿托品组成，其具有抑制胃肠平滑肌、减少肠蠕动、加强收敛及抗分泌作用，用于治疗小儿腹泻总有效率 97.00%[213]。

联用药	相互作用机制及结果
甲氧苄啶	主药可增强联用药的抗菌作用，可以合用
诺氟沙星（氟哌酸）	主药与喹诺酮类拮抗，禁忌合用
呋喃妥因	两药合用可使呋喃妥因的吸收加倍，不提倡合用
奎宁	两药合用有增加溶血反应的可能，谨慎合用
苯妥英钠	两药合用增加对肝脏的毒性，避免合用

续表

联用药	相互作用机制及结果
苯巴比妥、氯丙嗪、吗啡、格鲁米特、乙醇（藿香正气水）	地芬诺酯本身具有中枢抑制作用，与联用药合用可增强中枢抑制[61]，避免合用
单胺氧化酶抑制剂（吗氯贝胺）	两药合用有可能发生高血压危象[61]，避免合用
阿米替林	两药合用增加神经毒性，不提倡合用
氯化铵	氯化铵的尿酸化作用可增强主药疗效，可以合用
维生素 B_1、维生素 B_6	联用药可降低地芬诺酯的毒副作用，提倡合用
碳酸氢钠	两药合用可能导致不良反应增加，不提倡合用

复方甘草片

【功效应用】祛痰镇咳。主含甘草、阿片粉、苯甲酸钠、樟脑等。避免长期服用。

【临床评价】本品治疗风咳证安全有效，总有效率90.00%[652]。

联用药	相互作用机制及结果
呋喃妥因	两药合用可降低胃肠道反应[16]，提倡合用
奎宁、麻黄素、阿托品	主药与联用药合用易产生沉淀，影响吸收，避免合用

续表

联用药	相互作用机制及结果
阿司匹林	两药合用可能导致消化道溃疡,甚至引起消化道出血[18],避免合用
利尿药	主药与联用药合用可发生药源性毒性[8,18],避免合用
地高辛	甘草中糖皮质激素的保钠排钾作用,可引起心脏对强心苷敏感性增高,可能导致洋地黄中毒[18],避免合用
氨茶碱	甘草可促进氨茶碱的代谢,降低其作用[18],谨慎合用,必要时增加氨茶碱用量
谷丙胺	两药合用治疗胃、十二指肠溃疡,有利于病变局部的调节[36],提倡合用
泼尼松、氢化可的松	甘草的糖皮质激素样作用,可降低泼尼松清除速率,增加其血药浓度[18],谨慎合用,必要时减少联用药用量
降糖药（阿卡波糖、二甲双胍等）	甘草的糖皮质激素样作用可升高血糖,降低联用药效果[4,13,18,56],避免合用
环孢素	甘草可诱导肝药酶而降低联用药的临床疗效[68],不提倡合用
甲氨蝶呤	甘草可减少联用药的胆汁排泄,增强其药效,可以合用
酸性药物（对氨基水杨酸钠、胃蛋白酶等）	甘草与联用药合用可发生水解反应,导致甘草中皂苷失效[18],避免合用
内消瘰疬丸、乳癖消颗粒（均含海藻）	主药中甘草与联用药中海藻属"十八反",禁忌合用

复方磺胺甲噁唑（复方新诺明）

【功效应用】本品用于急性支气管炎、肺炎、尿路感染、伤寒、菌痢及扁桃体炎。

【临床评价】用复方新诺明粉末治疗褥疮时，创面渗出少、结痂快，也可刺激新鲜肉芽组织生长，有生肌作用[214]。

联用药	相互作用机制及结果
乙胺嘧啶	两药合用可能发生严重的巨幼细胞性贫血和全血细胞减少，避免合用
保泰松	主药可增加保泰松的作用，谨慎合用，必要时减少保泰松用量
苯妥英钠、降糖药	主药可增强联用药的作用和毒性[61]，谨慎合用，必要时减少联用药用量
华法林	主药可增加华法林血药浓度，增强其抗凝作用[83]，谨慎合用，必要时减少华法林的用量
磺吡酮	磺吡酮可减少主药自肾小管的分泌，使血药浓度升高而持久，毒性增加[61]，避免合用
维生素K	接受磺胺治疗的患者维生素K的需求量增加[61]，可以合用
叶酸	联用药可使叶酸治疗巨幼细胞性贫血时的作用明显减弱[81]，避免合用
雌激素避孕药	两药长时间合用可能导致避孕失败[61]，谨慎合用
甲氨蝶呤	两药合用可增加骨髓抑制，对造血系统不良反应增加[115]，谨慎合用

复方氢氧化铝（胃舒平）

【功效应用】本品用于缓解胃酸过多引起的胃痛、胃灼热感、反酸。

【临床评价】在放射治疗宫颈癌1233例患者中，发生放疗性直肠炎54例，采用复方氢氧化铝胶乳剂保留灌肠治疗，有效率100%[215]。

联用药	相互作用机制及结果
多西环素、异烟肼、氯丙嗪、地高辛、硫酸亚铁	氢氧化铝可减少联用药的吸收[61]，建议间隔1～3小时服用
奎宁、吲哚美辛、苯巴比妥、维生素、普萘洛尔、奎尼丁、双香豆素、华法林	氢氧化铝可干扰联用药的吸收和消除，导致其药效减弱[2,61]，不提倡合用
阿司匹林肠溶片	抗酸药使肠溶片在胃内提前释放，增加对胃、十二指肠的刺激[2]，同时阿司匹林的肾清除率增加，不提倡合用
枸橼酸铋钾	两药合用可引起血铝含量急剧升高[83]，两药应间隔2小时服用
别嘌醇	透析患者同时应用两药可使血清尿酸含量急剧升高[83]，避免合用
西咪替丁、雷尼替丁	主药可减少联用药的吸收[2]，且都为制酸剂，避免合用

感冒清热颗粒

【功效应用】疏风散寒、解表清热。主含薄荷、柴胡、葛根、桔梗、杏仁。用于风寒感冒、头痛发热。

【临床评价】①本品治疗小儿风寒外感型感冒效果显著,总有效率90.00%[216]。②感冒清热颗粒和抗病毒口服液联用对甲流密切接触者具有预防作用[230]。③美敏伪麻口服液对咳嗽、咳痰、鼻塞、流涕症状缓解有效率均高于感冒清热颗粒,且无催眠、成瘾及耐药性,治疗量不影响呼吸中枢[236]。

联用药	相互作用机制及结果
可待因、吗啡、苯巴比妥	主药中苦杏仁可增强联用药的呼吸抑制作用[16, 70],谨慎合用
镇静催眠药	主药中柴胡可提高联用药的镇静催眠效果,减少对其依赖性[62, 70],可以合用
抗癫痫药	主药中柴胡可提高抗癫痫药作用[46],同时减少副作用,可以合用
氯氮平、甲喹酮	主药中苦杏仁与联用药合用会出现呼吸抑制,加重对肝脏的损害[19],避免合用

续表

联用药	相互作用机制及结果
硝酸甘油、硝酸异山梨酯	主药中薄荷与联用药合用可发生氧化还原反应,降低联用药疗效[18],避免合用
抗高血压药	主药中葛根与联用药合用对脑血栓、高血压有较好的治疗效果[27],可以合用
地高辛	主药中苦杏仁与联用药合用药效累加,毒性增强,避免合用
镇咳药(喷托维林、复方甘草)	主药中苦杏仁与联用药合用增加呼吸中枢的抑制作用[17,18],谨慎合用
氨茶碱	主药中桔梗与联用药合用可增强止咳平喘疗效[48],提倡合用
降糖药(格列本脲、阿卡波糖等)	主药中苦杏仁可升高血糖;葛根与联用药合用增加降糖效果[29],防止糖尿病并发症,谨慎合用
抗胆碱酯酶药(溴吡斯的明)	主药中葛根与联用药合用治疗重症肌无力有协同作用,可以合用
含金属离子药(钙制剂、氢氧化铝、亚铁制剂、枸橼酸铋钾)	主药中柴胡与联用药合用可形成络合物,影响吸收[24,68],避免合用
维生素 B_1、维生素 C、维生素 E	主药中葛根可影响联用药疗效;柴胡与联用药维生素 C 合用易使其水解失效[51];苦杏仁易使联用药分解而降低药效[30],避免合用
酸性药物(阿司匹林、对氨基水杨酸钠、胃蛋白酶等)	主药中桔梗与联用药合用易发生水解反应,导致桔梗中皂苷失效[18,51],避免合用

格列本脲(优降糖)

【功效应用】本品用于轻、中度非胰岛素依赖型糖尿病的治疗。

【临床评价】格列美脲降低 2 型糖尿病患者 HbA$_1$c、FPG 和 2hPBS 的效果与本品相似,但低血糖事件较本品明显减少[217]。

联用药	相互作用机制及结果
诺氟沙星、保泰松	联用药可导致格列本脲的降糖作用增强[2],谨慎合用,必要时减少其用量
氯霉素、磺胺嘧啶、氟康唑、乙醇(藿香正气水)、西咪替丁、华法林	联用药可延缓降糖药的代谢,增强降糖作用[2],合用应减少降糖药用量,并延长给药间隔时间
利福平、苯妥英钠、氢氯噻嗪、氢化可的松、雌二醇	联用药可降低格列本脲的降糖效果[2],谨慎合用,必要时增加降糖药用量
阿司匹林、双香豆素片、非诺贝特	联用药可竞争降糖药与蛋白结合[2],增加降糖作用,谨慎合用,必要时减少降糖药用量
吗氯贝胺、胍乙啶、丙磺舒、奎尼丁、二甲双胍	联用药自身有降糖作用,合用可增强降糖效果[2],易发生低血糖,不提倡合用
β 受体阻滞剂(普萘洛尔)	联用药与格列本脲合用增加低血糖危险,掩盖低血糖症状[61],避免合用

格列吡嗪（迪沙片）

【功效应用】本品用于单用饮食控制治疗未能达到良好效果的轻、中度非胰岛素依赖型患者。

【临床评价】①长期使用口服降糖药（包括本品）药效可降低，该现象称为继发性失效，可改用其他抗糖尿病药（如胰岛素）[115]。②在治疗2型糖尿病患者中，每日一次服用控释格列吡嗪可以有效地控制24小时血糖，且与一日多次服用的降血糖药物具有同样的有效性、安全性[232]。③对于初诊老年2型糖尿病患者，在HbA1c为7%～9%时，格列吡嗪控释片可作为一线药；在HbA1c为9%～11%时，则门冬胰岛素30对患者降糖效果更加显著[237]。

联用药	相互作用机制及结果
吲哚美辛、阿米替林	联用药可增强格列吡嗪的降糖作用，诱发低血糖，谨慎合用，必要时减少格列吡嗪用量
磺酰脲类（氯磺丙脲、D-860）	联用药可抑制肝脏的乙醇酶降解，导致心动过速、头痛、心绞痛、皮肤反应等[61]，不提倡合用

格列吡嗪与其他药物间的相互作用参见格列本脲

格列美脲

【功效应用】本品用于单纯饮食控制、运动疗法及减轻体重均不能充分控制血糖的2型糖尿病患者。

【临床评价】格列美脲降低2型糖尿病患者HbA1c、FPG和2hPBS的效果与本品相似，但低血糖事件较本品明显减少[217]。

联用药	相互作用机制及结果
格列美脲的药物间的相互作用参见格列本脲	

蛤蚧定喘丸

【功效应用】滋阴清肺、止咳平喘。主含鳖甲、蛤蚧、黄连、黄芩、苦杏仁、麻黄、麦冬、石膏。用于慢性支气管炎、喘息性支气管炎、肺气肿等。

【临床评价】①本品治疗慢性支气管炎219例，显效132例，好转43例，总有效率80.00%[3]。②本品联用胸腺肽治疗哮喘的效果明显好于单用[247]。

联用药	相互作用机制及结果
抗生素（头孢拉定、环丙沙星等）	主药中黄连、黄芩可增强抗生素的疗效，减少其毒副作用[14]，提倡合用
阿莫西林	主药中麻黄与联用药合用治疗细菌性肺炎有协同作用[48]；黄芩可增加阿莫西林对耐药金黄色葡萄球菌的抗菌作用[5]，提倡合用
多西环素、利福平、左旋多巴、大环内酯类	主药中石膏、龟板、鳖甲与联用药用易形成络合物，降低溶解度，影响吸收，降低疗效[20, 24]，避免合用
呋喃妥因	主药中甘草与联用药合用可降低胃肠道反应[16]，提倡合用

续表

联用药	相互作用机制及结果
灰黄霉素	主药中黄芩可提高联用药的疗效[13]，提倡合用
左氧氟沙星	主药中黄芩可降低左氧氟沙星的肾脏排泄[54]，合用应延长其给药间隔
甲硝唑	主药中麻黄与联用药合用易引起高血压[8]，谨慎合用
奎宁、麻黄素、阿托品	主药中甘草、麦冬与联用药合用易产生沉淀，影响吸收，避免合用
痢特灵	主药中黄连与联用药合用治疗痢疾、细菌性腹泻有协同作用[46]；麻黄与痢特灵合用可升高血压，出现高血压危象[2]，避免合用
阿司匹林	主药中甘草与联用药合用可能导致消化道溃疡，甚至引起消化道出血[11]；麦冬与阿司匹林合用易引起消化道黏膜损伤，避免合用
麦角胺咖啡因、苯丙胺	主药中黄连与联用药合用产生药理性拮抗[23]，避免合用
镇静催眠药	服用镇静催眠药治疗失眠期间，应避免使用含麻黄药物[16, 56]
吗啡、苯巴比妥	主药中苦杏仁可增强联用药的呼吸抑制作用[16, 70]，谨慎合用
氯氮平、甲喹酮、地西泮	主药中苦杏仁与联用药合用出现呼吸抑制，加重肝脏损害[19]，避免合用

续表

联用药	相互作用机制及结果
单胺氧化酶抑制剂（优降宁）、痢特灵、甲基苄肼、闷可乐、环苯丙胺、利血平、异烟肼	联用药可加强主药中麻黄的拟交感作用，可引起恶心、呕吐、腹痛、呼吸困难、运动失调，甚至高血压危象或脑出血[11,20,30]，避免合用
复方降压片、降压灵、胍乙啶	主药中麻黄与联用药同服可产生明显的拮抗作用[17,20]，禁忌合用
利尿药	主药中甘草与联用药合用可发生药源性毒性[8,18]，避免合用
利血平、甲基多巴	联用药可降低麻黄碱的作用[16,20]，不提倡合用
地高辛	主药中龟板、鳖甲可增强地高辛作用和毒性；黄连、麦冬、石膏与地高辛合用可导致洋地黄中毒；甘草的保钠排钾作用，增加心脏对地高辛敏感性；麻黄可增加地高辛对心脏的毒性，引起心律失常[4,18,52]，避免合用
氨茶碱	主药中甘草可促进氨茶碱的代谢，降低其作用[18]；黄连可增加联用药的毒性[47]；麻黄与氨茶碱合用增加毒性2～3倍，避免合用[20]
镇咳药	主药中苦杏仁与联用药合用可增强呼吸中枢的抑制作用[17,18]，谨慎合用
谷丙胺	主药中甘草与联用药合用治疗胃、十二指肠溃疡，有利于病变局部的调节[36]，提倡合用

续表

联用药	相互作用机制及结果
乳酶生（含乳酸菌）	主药中黄连可导致肠道内乳酸菌灭活；黄芩可导致乳酶生的作用降低或丧失[14]，避免合用
华法林	主药中黄连可增强联用药的作用和毒性，谨慎合用
泼尼松、氢化可的松	主药中甘草的糖皮质激素样作用可降低泼尼松清除速率，增加其血药浓度[18]，谨慎合用，必要时减少联用药用量
强的松龙片	主药中石膏与联用药合用生成难溶物质，显著降低强的松龙生物利用度，避免合用
降糖药	主药中苦杏仁可升高血糖；甘草的糖皮质激素样作用可升高血糖，降低联用药效果[13, 18]；黄连可增强降糖药的作用和毒性[58]；黄芩、麦冬与联用药可产生药理性拮抗[27]，避免合用
苯海拉明	主药中麻黄与联用药合用可产生药理性拮抗[41]，避免合用
环孢素	甘草可诱导肝药酶而降低联用药的临床疗效；黄连（含小檗碱）可抑制肝药酶活性，提高环孢素血药浓度，增强药效，谨慎合用
甲氨蝶呤	主药中甘草可减少联用药的胆汁排泄，增强其药效，可以合用
喜树碱	主药中麻黄可增强喜树碱疗效，减少其不良反应[41]，提倡合用

续表

联用药	相互作用机制及结果
环磷酰胺	主药中麦冬可显著对抗环磷酰胺所致的白细胞下降,提倡合用
磷酸盐(磷酸氢化喹啉、可待因)、硫酸盐(硫酸亚铁、D-860)	主药中石膏、龟板、鳖甲与联用药合用易产生沉淀,降低疗效,避免合用
碘制剂、含金属离子药(硫酸镁、氢氧化铝)	主药中麻黄、黄连与联用药合用可产生沉淀,影响吸收[18],避免合用
维生素 C	主药中石膏可导致维生素 C 氧化失效,避免合用
维生素 B_{12}、灰黄霉素	主药中黄芩可延长联用药在肠道内停留时间,有利于吸收,提高疗效[42],提倡合用
烟酸、谷氨酸、胃酶合剂、胰酶	主药中苦杏仁易使联用药分解而降低药效[30],避免合用
酸性药物(对氨基水杨酸钠、胃蛋白酶等)	主药中甘草与联用药合用可发生水解反应,导致甘草中皂苷失效[18],避免合用
碳酸氢钠等碱性较强的西药	主药中黄连与联用药合用影响溶解度,妨碍黄连吸收,避免合用
内消瘰疬丸、乳癖消颗粒(均含海藻)	主药中甘草与联用药中海藻属"十八反",禁忌合用

更年安片

【功效应用】滋阴清热、除烦安神。主含地黄、泽泻、麦冬、玄参、磁石、珍珠母、五味子、何首乌。用于更年期综合征、围绝经期综合征。

【临床评价】本品用于治疗更年期综合征 308 例,总有效率为 92.20%[218]。

联用药	相互作用机制及结果
红霉素	主药中五味子可减弱红霉素的杀菌作用[12],避免合用
多西环素	主药中磁石与联用药合用易形成络合物[11],影响吸收(间隔 3 小时以上则影响不大)
异烟肼	主药中珍珠与联用药合用易形成络合物,影响吸收,避免合用
利福平	主药五味子中鞣酸与联用药合用肝脏毒性增加[17],避免合用
磺胺类药物	主药五味子中有机酸易使磺胺类药在肾小管析出结晶,引起肾毒性;其中鞣质影响磺胺的排泄,增加肝脏毒性[17],避免合用
呋喃妥因、消炎痛	主药五味子中有机酸能增强联用药在肾脏的重吸收,增加肾脏毒性[16,17],避免合用
奎宁、麻黄素、阿托品	主药中麦冬与联用药合用易产生沉淀,影响药物吸收,避免合用
阿司匹林	主药中地黄、玄参与联用药合用有协同作用,既能发汗退热,又能清热生津[48];麦冬与联用药合用易引起消化道黏膜损伤,谨慎合用

续表

联用药	相互作用机制及结果
氯丙嗪	主药中珍珠可降低氯丙嗪对肝脏的损害,改善肝功能[16],提倡合用
左旋多巴、大环内酯类抗生素	主药中磁石与联用药合用易形成络合物,影响吸收[13,24],避免合用
地高辛	主药中泽泻可导致地高辛药效降低[52];玄参与联用药合用可能出现心动过缓甚至心脏停搏等中毒症状[25];麦冬与联用药合用对心脏毒性增加;珍珠可增强地高辛作用和毒性[18];五味子中鞣酸与地高辛生成鞣酸沉淀物,不易吸收[19],避免合用
保钾利尿药(氨苯蝶啶、螺内酯)	主药中泽泻与联用药合用易导致高血钾[13],谨慎合用
排钾利尿药(氢氯噻嗪)	主药中麦冬与联用药合用易导致低血钾,不提倡合用
强的松龙片	主药中磁石与联用药合用易生成难溶物质,显著降低后者生物利用度,避免合用
降糖药	主药中麦冬与联用药合用有药理性拮抗[27];玄参可增加降糖药降糖效果,减少并发症[29],不提倡合用
环磷酰胺	主药中麦冬可显著对抗环磷酰胺所致的白细胞下降,提倡合用
磷酸盐(磷酸氢化喹啉、可待因)、硫酸盐(硫酸亚铁、D-860)	主药中珍珠与联用药合用易产生沉淀,降低疗效,避免合用

续表

联用药	相互作用机制及结果
氢氧化铝、氨茶碱、碳酸氢钠等碱性药物	主药中五味子与联用药合用可发生中和反应，使联用药药效降低或消失[11,19]，避免合用
维生素C	主药中磁石易使维生素C氧化而降效[16]，避免合用

冠心苏合丸

【功效应用】理气、宽胸、止痛。主含苏合香、冰片、乳香、木香。用于心绞痛、冠脉综合征。

【临床评价】长期服用本品可扩张冠脉改善心肌缺血，保护血管内皮，促进血管新生，建立侧支循环，增强心血管功能，提高生活质量，减少和防止心绞痛及心肌梗死再发生率[219]。

联用药	相互作用机制及结果
利福平	主药中冰片可提高利福平在体内的生物利用度[54]，可以合用
地高辛	主药中木香可使联用药吸收增加[19]，谨慎合用，必要时减少其用量
维生素B_{12}	主药中木香可使维生素吸收增加[19]，可以合用

归脾丸

【功效应用】益气健脾、养血安神。主含甘草、黄芪、制远志、酸枣仁、当归、木香。用于心脾两虚、心悸气短、失眠多梦、肢倦乏力、食欲不振等。

【临床评价】①归脾丸加减治疗室性早搏50例，治疗后显效38例（76.00%），有效8例（16%），无效4例（8%），总有效率92.00%[3]。②本品治疗失眠症20例，总有效率90.00%[220]。

联用药	相互作用机制及结果
阿莫西林	主药中当归可增加阿莫西林过敏的发生概率[23]，谨慎合用
红霉素	主药中当归可减弱红霉素的杀菌作用，避免合用
多西环素、异烟肼	主药中当归与联用药合用易形成络合物，影响吸收，避免合用
利福平、消炎痛	主药中当归与联用药合用会加重对肾脏的毒性，避免合用
呋喃妥因	主药中甘草与联用药合用可降低胃肠道反应[16]，提倡合用
磺胺类药物	主药中当归易使联用药析出结晶而致结晶尿、血尿[24]，避免合用
奎宁、麻黄素、阿托品	主药中甘草与联用药合用易产生沉淀，影响吸收，避免合用
阿司匹林	主药中甘草与联用药合用可能导致消化道溃疡，甚至引起消化道出血[11]，避免合用
异戊巴比妥	主药中酸枣仁可延长巴比妥的睡眠时间[53]，谨慎合用，必要时减少其用量

续表

联用药	相互作用机制及结果
利尿药	主药中甘草与联用药合用可发生药源性毒性[8,18],避免合用
地高辛	主药甘草中糖皮质激素的保钠排钾作用,会引起心脏对地高辛敏感性增高,导致其中毒[11];当归可增强地高辛作用和毒性[18,52],谨慎合用
多索茶碱	主药中当归可降低多索茶碱的生物利用度,影响疗效[5],不提倡合用
氨茶碱	主药中甘草可促进氨茶碱的代谢,降低其作用[18],谨慎合用,必要时增加氨茶碱用量
谷丙胺	主药中甘草与联用药合用治疗胃、十二指肠溃疡,有利于病变局部的调节[36],提倡合用
华法林、双香豆素、保泰松	主药中当归与联用药合用可导致出血倾向[15],谨慎合用
泼尼松、氢化可的松	主药中甘草的糖皮质激素作用可降低联用药的清除速率,增加其血药浓度[18],谨慎合用,必要时减少联用药用量
降糖药(二甲双胍、阿卡波糖等)	主药中甘草糖皮质激素样作用可升高血糖,降低联用药的降糖作用[4,56],避免合用
格列齐特(达美康)	主药中黄芪可增加降糖药降糖效果[29],防止糖尿病并发症,可以合用
环孢素	主药中甘草可诱导肝药酶而降低联用药的临床疗效,避免合用

续表

联用药	相互作用机制及结果
甲氨蝶呤	主药中甘草可减少联用药的胆汁排泄,增强其药效,可以合用
化疗药(环磷酰胺、硫嘌呤、维A酸)	主药中黄芪、当归可减少化疗药引起的白细胞减少等不良反应[46],提倡合用
磷酸盐(磷酸氢化喹啉、可待因)、硫酸盐(硫酸亚铁、D-860)	主药中当归与联用药合用易产生沉淀,降低疗效,避免合用
酸性药物(对氨基水杨酸钠、胃蛋白酶)	主药中远志(皂苷)与联用药合用可发生水解反应,导致远志、甘草中皂苷成分失效[18],避免合用
氢氧化铝、碳酸氢钠等碱性药物	主药中当归与联用药合用可发生中和反应,使联用药的药效降低或消失,避免合用
维生素C	主药中远志与联用药合用影响维生素C吸收[51],不提倡合用
内消瘰疬丸、乳癖消颗粒(均含海藻)	主药中甘草与联用药中海藻属"十八反",禁忌合用

桂附地黄丸

【功效应用】温补肾阳。主含肉桂、地黄、附子、山茱萸、山药、泽泻等。主要用于肾阳不足、腰膝酸冷。

【临床评价】①治疗复发性口腔溃疡(ROU)72例,早晨服用桂附地黄丸温补肾阳,中午、晚上服用六味地黄丸收到较好疗效[234]。②前列欣联用桂附地黄丸,可使药物维持有效浓度,增加机体及前列腺局部的免疫力,达到治疗效果,总有效率84.70%[239]。

联用药	相互作用机制及结果
红霉素	主药中山茱萸可减弱红霉素的杀菌作用,避免合用
多西环素、异烟肼、克林霉素	山茱萸中的鞣质可影响联用药吸收[22],避免合用
呋喃妥因、消炎痛	主药中山茱萸可增加联用药在肾脏重吸收,加重对肾脏毒性,避免合用
磺胺类药物	主药中山茱萸易使联用药析出结晶而致结晶尿、血尿[24],避免合用
利福平	主药中山茱萸的升白细胞作用可以减轻利福平的副作用[29],同时加重肾脏毒性,谨慎合用
阿司匹林	主药中地黄与联用药合用有协同作用,既能发汗退热,又能清热生津[48],提倡合用
可待因、吗啡、苯巴比妥	主药中附子可增强联用药的呼吸抑制作用[25],谨慎合用
硝酸甘油、硝酸异山梨酯	主药中山药与联用药合用可发生氧化还原反应,降低联用药疗效[18],避免合用

续表

联用药	相互作用机制及结果
地高辛	主药中泽泻可降低地高辛药效[52];附子与联用药合用,药效累加,毒性增强,避免合用
氨茶碱、阿托品、麦角胺咖啡因	联用药可增加主药附子中生物碱利用度,导致中毒[16,30],谨慎合用
安体舒通、氨苯蝶啶	主药中泽泻与联用药合用易导致高血钾[13],谨慎合用
降糖药	主药中附子可升高血糖,禁忌合用
维生素C、烟酸、谷氨酸、胃酶合剂、胰酶	主药中附子易使联用药分解而降低药效[30],避免合用
氢氧化铝、碳酸氢钠	主药中山茱萸与联用药可发生中和反应,导致药效降低,避免合用
含金属离子药	主药中附子与联用药合用易产生沉淀[30],避免合用
麻黄碱	主药中附子与联用药合用,两药中生物碱作用增强,易导致中毒[16,30],避免合用
牛黄解毒片	两药药性相反,禁忌合用
蛇胆川贝液、橘红丸、养阴清肺丸、二母宁嗽丸、内消瘰疬丸、黄氏响声丸、小儿宝泰康颗粒、小儿化毒散(含贝母);藿香正气水、香砂养胃丸、通宣理肺丸、桂龙咳喘宁胶囊、香砂六君丸、柏子养心丸、保和丸、尿毒清颗粒(含半夏)	联用药中贝母、半夏与主药中附子、川乌属"十八反",禁忌合用

桂龙咳喘宁胶囊

【功效应用】 止咳化痰、降气平喘。主含桂枝、龙骨、白芍、甘草、牡蛎、黄连、半夏、杏仁。用于外感风寒、痰湿阻肺所致的咳嗽、气喘、痰涎壅盛、急慢性支气管炎。

【临床评价】 ①本品治疗激素依赖性哮喘并停减激素有明显的作用，该作用与提高、调解患者免疫机能有关[221]。② 184 例支气管炎患者服用本品得到了满意的疗效[222]。

联用药	相互作用机制及结果
抗生素（头孢拉定、环丙沙星等）	主药中黄连可增强抗生素的疗效，减少其毒副作用[14]，提倡合用
红霉素	主药中半夏有抗胆碱作用，可使联用药在胃内停留时间延长而降效，不提倡合用
先锋霉素Ⅰ、先锋霉素Ⅱ、乌洛托品、新生霉素、阿莫西林	主药中龙骨可影响联用药吸收，降低其疗效，避免合用
多西环素、异烟肼、利福平、左旋多巴、大环内酯类抗生素	主药中牡蛎、龙骨、白芍与联用药合用易形成络合物，影响吸收，降低疗效[11, 20, 24]，避免合用
磺胺类药物	主药中白芍易使联用药析出结晶而致结晶尿、血尿[24]，避免合用
呋喃妥因	主药中甘草与联用药合用可降低胃肠道反应[16]，提倡合用

续表

联用药	相互作用机制及结果
消炎痛	主药中白芍与联用药合用会加重对肾脏的毒性,避免合用
奎宁、氯喹、新斯的明	主药中龙骨可降低联用药血药浓度,减弱其疗效,不提倡合用
痢特灵	主药中黄连与联用药合用治疗痢疾、细菌性腹泻有协同作用[25],提倡合用
麻黄素	主药中甘草与联用药合用易产生沉淀,影响吸收,避免合用
保泰松、维生素 B_1	主药中龙骨、牡蛎与联用药合用可发生酸碱中和,降低疗效[15,18],避免合用
阿司匹林	主药中甘草、半夏与联用药合用可能导致消化道溃疡,甚至引起消化道出血[16,19],避免合用
抗癫痫药	主药中桂枝与联用药合用提高抗癫痫药作用,减少联用药的副作用[46],可以合用
麦角胺咖啡因、苯丙胺	主药中黄连与联用药合用产生药理性拮抗[23],避免合用
吗啡	主药中半夏可以拮抗吗啡所致的呕吐等不良反应,提倡合用
可待因、苯巴比妥	主药中苦杏仁可增强联用药的呼吸抑制作用[16,70],谨慎合用
地西泮、氯氮平、甲喹酮	主药中苦杏仁与联用药合用会出现呼吸抑制,加重肝脏损害[19],避免合用
心得安、氯丙嗪、利眠宁	主药中龙骨可影响联用药吸收,疗效降低,避免合用

联用药	相互作用机制及结果
利尿药（呋塞米、吲达帕胺等）	主药中甘草与联用药合用可发生药源性毒性[8,18]，避免合用
奎尼丁	主药中龙骨可使奎尼丁排除减少，增加其血药浓度引起中毒，避免合用
地高辛	主药甘草中糖皮质激素的保钠排钾作用，会引起心脏对地高辛敏感性增高，可能导致其中毒[11]；龙骨、苦杏仁、白芍可增强地高辛作用和毒性[17]；牡蛎、黄连与联用药合用可导致洋地黄中毒[11,17]，避免合用
镇咳药、镇静药	主药中苦杏仁与联用药合用可增加呼吸中枢的抑制作用[17,18]，谨慎合用
氨茶碱	主药中甘草可促进氨茶碱的代谢，降低其作用[18]；半夏与联用药合用可增强止咳平喘疗效[48]，谨慎合用
阿托品	主药中黄连可增加联用药的毒性[47]，避免合用
甲氧氯普胺（胃复安）	主药中白芍与胃复安合用可产生药理性拮抗[47]，禁忌合用
谷丙胺	主药中甘草与联用药合用治疗胃、十二指肠溃疡，有利于病变局部的调节[36]，提倡合用
乳酶生（含乳酸菌）	主药中黄连可导致肠道内乳酸菌灭活[17,47]，避免合用
华法林	主药中黄连可增强联用药的作用和毒性，谨慎合用

续表

联用药	相互作用机制及结果
泼尼松、氢化可的松	主药中甘草的糖皮质激素样作用可降低泼尼松清除速率，增加血药浓度[18]，谨慎合用，必要时减少联用药用量
强的松龙片	主药中牡蛎、龙骨与联用药合用易生成难溶物质，显著降低联用药的生物利用度，避免合用
降糖药（二甲双胍、阿卡波糖等）	主药中黄连可增强降糖药的作用和毒性[58]；甘草的糖皮质激素样作用可升高血糖，降低联用药的降糖作用[13,18]；苦杏仁可升高血糖，避免合用
环孢素	主药中黄连可抑制肝药酶活性，提高环孢素血药浓度，增强药效，谨慎合用
甲氨蝶呤	主药中甘草可减少联用药的胆汁排泄，增强其药效，可以合用
磷酸盐（磷酸氢化喹啉）、硫酸盐（硫酸亚铁、D-860）	主药中龙骨、白芍与联用药合用易产生沉淀，降低疗效，避免合用
含金属药（硫酸镁、氢氧化铝、酶制剂）、碘离子制剂	主药中黄连与联用药合用易产生沉淀[18]，避免合用
烟酸、谷氨酸、胰酶	主药中苦杏仁易导致联用药分解而降低疗效[30]，避免合用
维生素C	主药中龙骨、牡蛎与联用药合用易使维生素C氧化而降效，避免合用

联用药	相互作用机制及结果
碳酸氢钠	主药中白芍与联用药合用可发生中和反应,使联用药的药效降低或消失;黄连与联用药合用影响溶解度,妨碍黄连的吸收,避免合用
酸性药物(对氨基水杨酸钠、胃蛋白酶等)	主药中甘草与联用药合用可发生水解反应,导致甘草中皂苷失效[18],避免合用

桂枝茯苓丸

【功效应用】活血、化瘀、消癥。主含桂枝、赤芍、桃仁。用于血瘀经闭、行经腹痛、产后恶露不尽。

【临床评价】①本品联合化疗治疗卵巢癌能取得较好的疗效,副作用明显低于单独的化疗方案[223]。②薏苡附子败酱散联用桂枝茯苓丸治疗湿热瘀阻型慢性前列腺炎,临床疗效满意,无明显毒副作用[248]。

联用药	相互作用机制及结果
氯氮平、甲喹酮、地西泮(安定)	主药中桃仁与联用药合用易出现呼吸抑制,加重肝脏损害[19],避免合用
可待因、吗啡、苯巴比妥	主药中桃仁可增强联用药的呼吸抑制作用,谨慎合用
抗癫痫药(丙戊酸钠、卡马西平)	主药中桂枝与联用药合用提高抗癫痫药作用,减少其副作用[46],提倡合用

续表

联用药	相互作用机制及结果
乳酸心可定、双嘧达莫（潘生丁）	主药中赤芍与联用药合用能增加冠脉血流量，降血脂，降低血压，减轻心脏负荷[13,57]，提倡合用
地高辛	主药中桃仁与联用药合用药效累加，毒性增强，避免合用
镇咳药、镇静药	主药中桃仁与联用药合用增加呼吸中枢的抑制作用[17,18]，谨慎合用
降糖药	主药中桃仁可升高血糖，谨慎合用
米非司酮	桂枝茯苓丸活血化瘀之功可增强米非司酮治疗子宫肌瘤的作用[5]，可以合用
维生素C、烟酸、谷氨酸、胃酶合剂、胰酶	主药中桃仁易使联用药分解而降低药效，避免合用

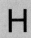

红霉素

【功效应用】本品为大环内酯类抗生素,为治疗军团菌群、空肠弯曲菌肠炎首选药;青霉素过敏患者替代用药。

【临床评价】①文献表明,红霉素类药物,如罗红霉素、克拉霉素、阿奇霉素等不良反应均以消化道反应为多见。②阿奇霉素所致过敏性休克和过敏性休克死亡占药物不良反应总数的0.66%、占用药病例数的0.17%[224]。

联用药	相互作用机制及结果
氯霉素、林可霉素	红霉素与联用药相互拮抗[2],禁忌合用
多西环素(强力霉素)、苯妥英钠	主药与联用药合用肝毒性增加,谨慎合用
硫酸卡那霉素片	两药合用耳毒性增加,谨慎合用
卡马西平、茶碱、华法林、环孢素	红霉素可阻滞联用药肝内代谢[93],使其作用增加,毒性增强,避免合用
马来酸咪达唑仑(多美康)、三唑仑片	红霉素可减少联用药的清除而增强其作用,谨慎合用

续表

联用药	相互作用机制及结果
氯氮平片	两药合用导致氯氮平血药浓度升高,诱发强制性痉挛,避免合用
磷酸丙吡胺片	两药合用造成血清肌酐升高和潜在的心血管并发症,谨慎合用
地高辛片	红霉素可抑制联用药转运,减少其肾脏排泄[68],谨慎合用
洛伐他汀胶囊	两药合用可引起横纹肌溶解,避免合用
西沙比利、特非那定、阿司咪唑(息斯敏)	红霉素与联用药合用可能诱发尖端扭转型心律失常[2],避免合用
溴丙胺太林片、阿托品、山莨菪碱(654-2)	联用药可减弱红霉素肠溶片所致的胃肠道不良反应[80],提倡合用
毓婷(左炔诺孕酮片)、复方长效左炔诺孕酮口服片	红霉素干扰避孕药物吸收,避免合用
碳酸氢钠片、乙酰唑胺片	红霉素治疗尿路感染时,联用药可使尿碱化,加强红霉素杀菌作用,合用可增强治疗效果,可以合用

琥珀酸亚铁

【功效应用】本品用于缺铁性贫血的预防和治疗。

【临床评价】①本品治疗缺铁性贫血效果优于硫酸亚铁,且不良反应少[256]。②本品可有效改善血液透析患者贫血、铁代谢及营养不良等症状,但效果不及生血宁[317]。

联用药	相互作用机制及结果
多西环素、可待因、鞣酸（五倍子）	联用药可妨碍主药中铁的吸收，避免合用
诺氟沙星、卡比多巴、左旋多巴、甲基多巴	主药可减少联用药的吸收，不提倡合用
维生素C	两药合用可增加铁剂的吸收，提倡合用

护肝片

【功效应用】疏肝理气、健脾消食。主含柴胡、茵陈、板蓝根、五味子。可降低转氨酶，用于病毒性肝炎。

【临床评价】①本品联用多烯磷脂酰胆碱注射液治疗药物性肝损伤疗效优于单用后者[253]。②护肝片是一种治疗非酒精性脂肪肝的药物，总有效率90.40%[257]。③护肝片预防抗结核药所致的肝损害有显著疗效且安全[258]。

联用药	相互作用机制及结果
抗生素（头孢拉定、环丙沙星等）	主药中板蓝根与抗生素有协同作用，增强抗菌效果[14]，提倡合用
阿莫西林	主药中板蓝根可增加阿莫西林的过敏概率[59]，谨慎合用
红霉素	主药中五味子可减弱红霉素的杀菌作用[12]，避免合用

续表

联用药	相互作用机制及结果
多西环素、利福平	主药五味子中鞣酸与联用药合用肝脏毒性增加[17]，避免合用
磺胺类药物	主药五味子中有机酸易使磺胺类药在肾小管析出结晶，引起肾毒性；板蓝根可增强磺胺药的抗菌作用[42]，谨慎合用
呋喃妥因、消炎痛	主药五味子中有机酸能增强联用药在肾脏的重吸收，增加肾脏毒性[16, 17]，避免合用
抗病毒性肝炎药物（联苯双酯）	主药中板蓝根与联用药治疗病毒性肝炎时有协同作用[27]，提倡合用
对乙酰氨基酚	主药中茵陈可加速联用药的代谢[15]，谨慎合用，必要时调节联用药的给药间隔
镇静催眠药	主药中柴胡可提高联用药镇静催眠效果[70]，减少对其依赖性，可以合用
抗癫痫药（丙戊酸钠、卡马西平）	主药中柴胡可提高抗癫痫药作用[46]，同时减少其副作用，可以合用
奎尼丁	主药中茵陈与联用药合用易形成络合物，影响吸收，避免合用
地高辛	主药五味子中鞣酸与地高辛生成鞣酸沉淀物，不易吸收[19]；茵陈可导致地高辛药效降低[19]，不提倡合用
含金属离子药（钙制剂、氢氧化铝、亚铁制剂、枸橼酸铋钾）	主药中柴胡与联用药合用可形成络合物，影响吸收[24, 68]，避免合用

续表

联用药	相互作用机制及结果
氨茶碱、碳酸氢钠	主药中五味子与联用药合用可发生中和反应，使联用药的药效降低或消失[11, 19]，避免合用
维生素 C	主药中柴胡极易使联用药水解失效影响吸收[51]，避免合用

华法林片

【功效应用】本品为维生素 K 拮抗剂，中效，有抗血小板和抗凝功能，用于房颤、急性肺栓塞、静脉血栓形成。

【临床评价】①心房颤动患者应用华法林抗凝治疗可明显减少栓塞事件[259]。②华法林和阿司匹林均可用于治疗血液透析长期留置导管功能不良，华法林疗效优于阿司匹林[260]。

联用药	相互作用机制及结果
萘夫西林	两药合用可导致华法林抗凝作用减弱[81]，谨慎合用，必要时增加华法林用量
红霉素、氯霉素、磺胺甲噁唑、头孢拉定、磺胺嘧啶、氯贝丁酯、甲芬那酸、阿司匹林、甲磺丁脲、对乙酰氨基酚、保泰松、别嘌醇、吲哚美辛、丙磺舒、右旋甲状素、吗氯贝胺、西咪替丁、利尿酸、胺碘酮、奎尼丁、苯碘达隆	联用药可增强华法林的抗凝作用[2, 93]，谨慎合用，必要时减少抗凝药的用量

续表

联用药	相互作用机制及结果
灰黄霉素、利福平、异烟肼、苯妥英钠、苯巴比妥、卡马西平、皮质激素（地塞米松、泼尼松）、氯噻酮、螺内酯、考来烯胺、雌激素、口服避孕药、维生素K	联用药可降低华法林的抗凝作用[2,93]，谨慎合用，必要时增加抗凝药用量
多西环素	多西环素可影响肠道菌群维生素K_2的生成，导致华法林作用增强[81]，谨慎合用，必要时减少华法林用量，监测凝血酶原时间
萘啶酸	萘啶酸可明显增强华法林抗凝作用，出现腹部紫斑、腿部和背部青紫，凝血酶原时间延长[81]，避免合用
地拉韦啶	两药合用可导致华法林作用增强[81]，谨慎合用，必要时减少华法林用量
布洛芬、舒林酸、伊索昔康、非普拉宗、塞来昔布、氟他胺	联用药可加强华法林抗凝作用[81]，谨慎合用，必要时减少华法林用量
安替比林	两药合用导致华法林血药浓度降低50%，半衰期缩短45%，作用减弱[81]，避免合用
去甲替林	两药合用可能导致出血[81]，谨慎合用，必要时减少华法林用量

续表

联用药	相互作用机制及结果
扑米酮	扑米酮可减弱华法林抗凝作用[81],谨慎合用,必要时增加华法林用量
苯乙肼	两药合用可导致严重出血[81],避免合用
氯丙嗪	氯丙嗪可使华法林血药浓度升高,甚至引起出血[81],谨慎合用,必要时减少华法林用量
右丙氧芬	两药合用可导致凝血酶原水平降低及出血[81],谨慎合用,必要时减少华法林用量或停用右丙氧芬
曲马多	曲马多与华法林之间存在相互影响,可能导致出血倾向[81],避免合用
氟地西泮、格鲁米特	联用药可削弱华法林的抗凝作用[81],谨慎合用,必要时增加华法林用量
普罗帕酮	普罗帕酮可增强华法林抗凝作用,导致出血[81],谨慎合用,必要时减少华法林用量
丙吡胺	丙吡胺可增强华法林降凝血酶原的作用[81],谨慎合用
瑞舒伐他汀、卤芬脂、双硫仑	联用药可增强华法林抗凝作用[81],谨慎合用,必要时调整联用药用量
洛伐他汀	两药合用可导致横纹肌溶解发生概率增加[81],不提倡合用

续表

联用药	相互作用机制及结果
扎鲁司特	扎鲁司特可升高华法林血药浓度,作用和毒性均增强[81],谨慎合用
氢氧化铝	氢氧化铝可影响华法林生物利用度,减弱其抗凝作用[81],谨慎合用,必要时调整华法林用量
奥美拉唑	两药合用可导致华法林半衰期延长,血药浓度升高,谨慎合用,必要时调整华法林用量,并延长给药间隔时间
硫糖铝	硫糖铝可使华法林作用减弱[81],谨慎合用,必要时调整华法林用量
双嘧达莫(潘生丁)	两药合用部分患者发生轻度出血[81],谨慎合用,必要时调整用药剂量
氯吡格雷(波立维)	两药合用导致华法林血药浓度升高,作用和毒性均增强[81],避免合用
磺吡酮	磺吡酮可增强华法林抗凝作用,增加出血风险,谨慎合用,必要时减少华法林用量
甲状腺素片	甲状腺素可增强华法林的抗凝作用[81],谨慎合用,必要时减少华法林用量

续表

联用药	相互作用机制及结果
甲硫氧嘧啶	甲硫氧嘧啶可引起低凝血酶原血症,增强抗凝作用[81],谨慎合用,必须合用时应严格控制抗凝药用量
巯嘌呤	巯嘌呤可使华法林的抗凝作用减弱[81],谨慎合用,必要时增加华法林用量
氨鲁米特	氨鲁米特可使华法林的抗凝作用明显减弱[81],谨慎合用,必要时增加华法林用量
阿瑞匹坦	两药合用华法林的作用和毒性均增强[81],谨慎合用
维生素C	维生素C可拮抗华法林作用[81],禁忌合用
维生素E	维生素E可增强华法林抗凝作用[81],谨慎合用

华佗再造丸

【功效应用】活血化瘀、化痰通络。主含川芎、冰片、红花、马钱子等。用于冠心病及脑血管疾病。

【临床评价】①华佗再造丸治疗脑出血恢复期疗效确切[261]。②本品治疗和预防心、脑血管病及其后遗症中风偏瘫,总有效率为95.00%[262]。

联用药	相互作用机制及结果
红霉素	主药川芎成分中阿魏酸可减弱红霉素的杀菌作用，不提倡合用
多西环素、异烟肼	主药中川芎与联用药合用易形成络合物，降低溶解度，影响吸收，降低疗效，避免合用
磺胺类药物	主药中川芎与联用药合用易使联用药析出结晶而致结晶尿、血尿[24]，避免合用
呋喃妥因、消炎痛	主药中川芎与联用药合用会加重对肾脏的毒性，避免合用
利福平	主药中冰片作为"药引"可改善联用药吸收，提高疗效[54]，提倡合用
尼莫地平	主药中川芎可增加尼莫地平的生物利用度[5]，谨慎合用，必要时应减少其用量
多索茶碱	主药中川芎可降低多索茶碱的生物利用度，影响疗效[5]，不提倡合用
抗凝药物（华法林）	主药中川芎与联用药合用可增加出血倾向[28]，避免合用
磷酸盐（磷酸氢化喹啉、可待因）、硫酸盐（硫酸亚铁、D-860）	主药中川芎与联用药合用易产生沉淀，降低疗效，避免合用
氢氧化铝、氨茶碱	主药中川芎与联用药合用可发生中和反应，使联用药的药效降低或消失，避免合用

槐角丸

【功效应用】 清肠疏风、凉血止血。主含槐角、地榆、黄芩、当归、防风等。用于肠风便血、痔疮肿痛。

【临床评价】 ①本品与槐花散应用于Ⅰ期内痔出血均具有肯定疗效，槐角丸治疗有效率87.10%，槐花散有效率100%[226]。②槐角丸还有降压作用，总有效率90.47%，其效果温和、持久，无毒副作用[227]。

联用药	相互作用机制及结果
抗生素（头孢拉定、环丙沙星等）	主药中黄芩可增强抗生素的疗效，减少其毒副作用[14]，提倡合用
阿莫西林	主药中黄芩可增加阿莫西林对耐药金黄色葡萄球菌的抗菌作用[57]；当归可增加阿莫西林过敏的发生概率[23]，谨慎合用
红霉素	主药中当归可减弱红霉素的杀菌作用，避免合用
多西环素、异烟肼	主药中当归与联用药合用易形成络合物，影响吸收，避免合用
左氧氟沙星	主药中黄芩可降低左氧氟沙星的肾脏排泄[54]，合用时应延长其给药间隔时间
磺胺类药物	主药中当归易使联用药析出结晶而致结晶尿、血尿[24]，避免合用

续表

联用药	相互作用机制及结果
利福平、灰黄霉素	主药中黄芩可提高联用药的疗效[13],提倡合用
呋喃妥因、消炎痛	主药中当归与联用药合用会加重对肾脏的毒性,避免合用
氯丙嗪	主药中地榆的鞣质与联用药合用对肝脏毒性增强[51],避免合用
华法林、双香豆素、保泰松	主药中当归与联用药合用可导致出血倾向[15],谨慎合用
地高辛	主药中黄芩与联用药合用易发生洋地黄中毒[52];当归可增强地高辛作用和毒性[18,52],避免合用
氨茶碱、碳酸氢钠	主药中当归与联用药合用可发生中和反应,使联用药的药效降低或消失,避免合用
多索茶碱	主药中当归可降低多索茶碱的生物利用度,影响疗效[5],不提倡合用
乳酶生	主药中黄芩可导致乳酶生的作用降低或丧失[14],避免合用
降糖药	主药中黄芩与联用药可产生药理性拮抗[27],禁忌合用
化疗药(环磷酰胺、巯嘌呤、维A酸、甲氨蝶呤)	主药中当归可减少化疗药引起的白细胞减少等不良反应[46],提倡合用

续表

联用药	相互作用机制及结果
磷酸盐（磷酸氢化喹啉、可待因）、硫酸盐（D-860）	主药中当归与联用药合用易产生沉淀，降低疗效，避免合用
含金属离子药（氢氧化铝、钙制剂、亚铁制剂）、维生素B_6	主药中地榆、槐花与联用药合用易形成络合物，影响疗效[24]，避免合用
酶制剂（多酶片、胃酶、胰酶）	主药地榆中鞣质与酶制剂形成氢键缔合物，避免合用
维生素B_1、制霉菌素、林可霉素片、麻黄素、阿托品、黄连素、奎宁、利血平	主药地榆成分中鞣质使联用药产生沉淀，影响吸收[16, 17, 19, 22, 43, 52]，避免合用
维生素B_{12}	主药中黄芩可延长联用药在肠道内停留时间，有利于吸收，提高疗效[42]，提倡合用

环孢素

【功效应用】 本品可预防同种异体肾、肝、心、骨髓等器官或组织移植所发生的排斥反应。

【临床评价】 小剂量环孢素A、小剂量激素治疗慢性再生障碍性贫血能达到常规剂量的疗效，降低了副作用的发生率，再联合应用补肾中药，可进一步降低不良反应，提高耐受性，且疗效稳固[661]。

联用药	相互作用机制及结果
诺氟沙星、麦迪霉素、尼卡地平、维拉帕米、美法仑、考来烯胺、甲氧氯普胺（胃复安）、依托泊苷、葡萄柚	联用药可增加环孢素的血药浓度，增加肝肾毒性[2]，避免合用
利福平	利福平可降低环孢素的血药浓度[115]，谨慎合用
萘夫西林、圣约翰草、卡马西平、苯妥英钠	联用药可降低环孢素的血药浓度[62]，谨慎合用，必要时增加环孢素用量
红霉素、西咪替丁、地尔硫䓬、雌激素、雄激素	联用药可增加环孢素的血药浓度，增加肝、肾毒性[61]，不提倡合用
多西环素、普罗帕酮、口服避孕药	联用药可增加血浆或全血中环孢素的水平[82]，谨慎合用，必要时减少环孢素用量
氯喹、茚地那韦	联用药可导致环孢素血药浓度升高，作用和毒性均增强[62]，避免合用
异烟肼	两药合用可增加肾脏毒性[61]，避免合用
非甾体类消炎药（吲哚美辛）	两药合用发生肾衰竭危险增加[61]，避免合用
苯巴比妥	苯巴比妥可加快环孢素的代谢，不提倡合用
洛伐他汀	两药合用于心脏移植患者，有可能增加横纹肌溶解和急性肾衰危险[61]，禁忌合用

续表

联用药	相互作用机制及结果
硝苯地平	两药合用可使牙龈增生发生率增加[115],避免合用
地高辛、秋水仙碱、泼尼松	环孢素可减少联用药清除,导致地高辛中毒及增加秋水仙碱对肌肉的潜在毒性,导致肌肉和横纹肌溶解[115],避免合用
奥美拉唑	两药合用环孢素作用和毒性均增强[62],避免合用
呋塞米	两药合用可增加对肾脏毒性[115],谨慎合用
保钾利尿药(螺内酯)	两药合用可使血钾升高[61],避免合用
肾上腺皮质激素(地塞米松)、硫唑嘌呤、环磷酰胺、苯丁酸氮芥	环孢素与联用药合用可能会增加感染及淋巴增生性疾病的危险[61],避免合用
奥利司他	奥利司他可使环孢素生物利用度下降30%,药峰浓度降低24%,谨慎合用,必要时减少联用药用量

环丙沙星

【功效应用】本品为第三代喹诺酮类抗菌药物,具广谱抗菌活性,杀菌效果好。

【临床评价】研究表明,环丙沙星治疗新生儿院内感染具有较好的安全性和有效性,不会增加血液学、肝肾功能异常的风险,未发现对新生儿骨关节、生长发育有不良影响。

联用药	相互作用机制及结果
索他洛尔、奎尼丁	主药与联用药合用加重 Q-T 间期延长,导致心律失常[104],避免合用
碳酸氢钠、乙酰唑胺	联用药可使尿液碱化,降低环丙沙星的溶解度[103],疗效减弱,避免合用
含铝、镁、钙药物（氢氧化铝、氢氧化镁、葡萄糖酸钙）	联用药可与环丙沙星形成难以吸收的喹诺酮阳离子复合物,降低其生物利用度[103],避免合用
环丙沙星的其他药物相互作用参见诺氟沙星	

环磷酰胺

【功效应用】本品为常用的烷化剂类抗肿瘤药。

【临床评价】①百草枯中毒在常规治疗的基础上,联合环磷酰胺可提高中毒患者的生存率,而且安全性和耐药性良好[263]。②治疗狼疮性肾炎时,霉酚酸酯腹泻的发生率较环磷酰胺高,但对本病总诱导缓解疗效优于后者[314]。

联用药	相互作用机制及结果
氯霉素	氯霉素可抑制环磷酰胺转化为有治疗作用的代谢产物,降低其作用[83],避免合用
氯喹	两药合用环磷酰胺的毒性增强,疗效减弱[81],避免合用

续表

联用药	相互作用机制及结果
丙磺舒、秋水仙碱	环磷酰胺可升高血尿酸浓度[61]，降低联用药的抗痛风作用，谨慎合用，必须合用时增加联用药用量
琥珀胆碱	主药可增强琥珀胆碱的神经肌肉阻滞作用，使呼吸暂停延长[82]，不提倡合用
可卡因	环磷酰胺可导致可卡因的作用和毒性均增强[82]，不提倡合用
苯巴比妥、皮质激素（地塞米松、泼尼松）	联用药可影响环磷酰胺的代谢，增加其急性毒性，避免合用
地西泮	地西泮有增加环磷酰胺毒性的可能性[83]，避免合用
吗啡	吗啡可能增加环磷酰胺的毒性[81]，谨慎合用

黄连上清丸

【功效应用】散风清热、泻火止痛。主含黄连、栀子、黄芩、薄荷、大黄、黄柏、川芎、石膏等。用于头晕目眩、暴发火眼、牙齿疼痛、口舌生疮、咽喉肿痛、耳痛耳鸣、大便秘结、小便短赤。

【临床评价】本品联合卡马西平治疗原发性三叉神经痛临床疗效满意，总有效率92.50%[264]。

联用药	相互作用机制及结果
抗生素（头孢拉定、环丙沙星等）	主药中黄连、黄芩可增强抗生素的疗效，减少其毒副作用[14]，提倡合用

续表

联用药	相互作用机制及结果
阿莫西林	主药中黄芩可增加阿莫西林对耐药金黄色葡萄球菌的抗菌作用[57],提倡合用
红霉素	主药川芎成分中阿魏酸可减弱红霉素的杀菌作用,不提倡合用
大环内酯类、多西环素	主药中石膏、川芎与联用药合用易形成络合物,降低溶解度,影响吸收,降低疗效[20,24],避免合用
左氧氟沙星	主药中黄芩可降低左氧的肾脏排泄[54],合用应延长其给药间隔时间
磺胺类药物	主药中川芎易使联用药析出结晶而致结晶尿、血尿[24];大黄与联用药合用可导致肝内磺胺积累,严重者导致中毒性肝炎[17],避免合用
新霉素、土霉素	联用药可影响大黄的作用[45],避免合用
呋喃妥因	主药中甘草与联用药合用可降低胃肠道反应[16],提倡合用
利福平、消炎痛	主药中川芎与联用药合用会加重对肾脏的毒性,避免合用
奎宁、麻黄素	主药中甘草与联用药合用易产生沉淀,影响吸收,避免合用
灰黄霉素	主药中黄芩可提高联用药的疗效[13],提倡合用
异烟肼	主药中大黄可使异烟肼分解失效,避免合用

续表

联用药	相互作用机制及结果
痢特灵	主药中黄连、黄柏与联用药合用治疗痢疾、细菌性腹泻有协同作用[46],提倡合用
阿司匹林	主药中甘草与联用药合用可能导致消化道溃疡,甚至引起消化道出血[11],避免合用
麦角胺咖啡因、苯丙胺	主药中黄连、黄柏与联用药合用产生药理性拮抗[23],避免合用
吗啡、苯巴比妥	主药中大黄可增强联用药的呼吸抑制作用[31],谨慎合用
左旋多巴、毛果芸香碱	主药中大黄与联用药合用增加消化道黏膜损害[19],避免合用
尼莫地平	主药中川芎可增加尼莫地平的生物利用度[5],谨慎合用,必要时应适度减少尼莫地平用量
硝酸甘油、硝酸异山梨酯	主药中薄荷与联用药合用可发生氧化还原反应,降低联用药疗效[18],避免合用
利尿药	主药中甘草与联用药合用可发生药源性毒性[8, 18],避免合用
地高辛	主药中栀子可导致地高辛药效降低[52];大黄与联用药合用药效累加,毒性增强[52];黄柏、黄芩、黄连、甘草与联用药合用易发生洋地黄中毒[18, 52];川芎、石膏可增强地高辛作用和毒性,避免合用
氨茶碱	主药中桔梗与联用药合用可增强止咳平喘疗效[48],提倡合用

续表

联用药	相互作用机制及结果
阿托品	主药中黄连、黄柏可增加联用药的毒性[47]，避免合用
多索茶碱	主药中川芎可降低多索茶碱的生物利用度，影响疗效[5]，不提倡合用
谷丙胺	主药中甘草与联用药合用治疗胃、十二指肠溃疡，有利于病变局部的调节[36]，提倡合用
乳酶生	主药中黄芩、黄柏、黄连可导致乳酶生的作用降低或丧失[14,47]，避免合用
华法林	主药中黄连、川芎可增强联用药的作用和毒性，导致出血倾向[28]，谨慎合用
强的松龙片	主药中石膏与联用药合用生成难溶物质，显著降低强的松龙生物利用度，避免合用
泼尼松、氢化可的松	主药中甘草的糖皮质激素样作用可降低泼尼松清除速率，增加其血药浓度[18]，谨慎合用，必要时减少联用药用量
降糖药（二甲双胍、阿卡波糖等）	主药中黄芩与联用药可产生药理性拮抗[27]；大黄可影响血糖；甘草的糖皮质激素样作用可升高血糖，降低联用药的降糖作用[13,18]；黄连可增强降糖药的作用和毒性[58]，避免合用
环孢素	主药中黄连、黄柏可抑制肝药酶活性，提高环孢素血药浓度，增强药效，谨慎合用
甲氨蝶呤	主药中甘草可减少联用药的胆汁排泄，增强其药效，可以合用

续表

联用药	相互作用机制及结果
含金属药（硫酸亚铁、硫酸镁、氢氧化铝）	主药中黄连、黄芩、黄柏与联用药合用易产生沉淀[13,18]，避免合用
磷酸盐（磷酸氢化喹啉、可待因）、硫酸盐（D-860）	主药中川芎、石膏与联用药合用易产生沉淀，降低疗效，避免合用
碘离子制剂	主药中黄连、黄柏与联用药合用易产生沉淀[18]，避免合用
酶制剂（多酶片、胃酶、胰酶）	主药中大黄与酶制剂可形成氢键缔合物，避免合用
维生素 B_{12}	主药中黄芩可延长联用药在肠道内停留时间，有利于吸收，提高疗效[42]，提倡合用
维生素 B_1、维生素 B_6、利血平	主药中大黄与联用药合用易产生沉淀，影响吸收[16,17,19,22,24]，避免合用
维生素 C	主药中石膏可导致维生素 C 氧化失效，避免合用
烟酸、谷氨酸	主药中大黄可使联用药分解而降低药效，避免合用
维生素 B_2	维生素 B_2 可降低主药中大黄的抗菌作用[4]，不提倡合用
酸性药物（对氨基水杨酸钠、胃蛋白酶）	主药中桔梗、甘草与联用药合用易发生水解反应，导致皂苷失效[18,51]，避免合用

续表

联用药	相互作用机制及结果
碳酸氢钠	主药中川芎与联用药合用可发生中和反应,使联用药的药效降低或消失;蒽醌类药物大黄在碱性环境中容易被氧化[19];黄连、黄柏与联用药合用影响溶解度,妨碍吸收,避免合用
内消瘰疬丸、乳癖消颗粒(均含海藻)	主药中甘草与联用药中海藻属"十八反",禁忌合用

黄氏响声丸

【功效应用】疏风清热、利咽开瘖。主含薄荷、贝母、大黄、川芎、桔梗、诃子等。用于急慢性喉炎、声音嘶哑、咽喉肿痛、咽干灼热、咽中有痰、寒热头痛、便秘尿赤。

【临床评价】本品治疗慢性喉炎具有缓解症状快、治疗效果好、使用方便、安全的特点,总有效率93.40%[265]。

联用药	相互作用机制及结果
红霉素	主药川芎成分中阿魏酸可减弱红霉素的杀菌作用,不提倡合用
多西环素	主药中川芎与联用药合用易形成络合物,可降低溶解度,影响吸收,降低疗效,避免合用
磺胺类药物	主药中大黄与联用药合用可导致肝内磺胺积累,严重者导致中毒性肝炎[17];川芎易使联用药析出结晶而致结晶尿、血尿[24],避免合用

续表

联用药	相互作用机制及结果
呋喃妥因	主药中甘草与联用药合用可降低胃肠道反应[16],提倡合用
利福平、消炎痛	主药中川芎与联用药合用会加重对肾脏的毒性,避免合用
新霉素、土霉素	联用药可影响主药中大黄的作用[45],避免合用
异烟肼	主药中大黄可使异烟肼分解失效,避免合用
奎宁、麻黄素	主药中甘草与联用药合用易产生沉淀,影响吸收,避免合用
阿司匹林	主药中贝母可升高胃内 pH,改变联用药解离,影响吸收[68],甘草与联用药合用可能导致消化道溃疡,甚至引起消化道出血[11],避免合用
吗啡、苯巴比妥	主药中大黄可增强联用药的呼吸抑制作用[31],谨慎合用
麦角胺咖啡因、苯丙胺	主药中贝母与联用药合用产生药理性拮抗[27],禁忌合用
左旋多巴、毛果芸香碱	主药中大黄与联用药合用增加消化道黏膜损害[19],避免合用
氯丙嗪	主药诃子中鞣质与联用药合用,对肝脏毒性增强[51],避免合用
利尿药	主药中甘草与联用药合用可发生药源性毒性[8,18],避免合用

续表

联用药	相互作用机制及结果
硝酸甘油、硝酸异山梨酯	主药中薄荷与联用药合用可发生氧化还原反应，降低联用药疗效[18]，避免合用
尼莫地平	主药中川芎可增加尼莫地平的生物利用度[5]，合用应适度减少联用药用量
地高辛	主药中大黄与联用药合用药效累加，毒性增强[52]；川芎可增强地高辛作用和毒性；甘草与联用药合用可导致洋地黄中毒[11]，避免合用
氨茶碱	主药中桔梗与氨茶碱合用可增强止咳平喘疗效[48]；贝母可改变氨茶碱的解离而影响吸收；甘草可促进氨茶碱的代谢，作用降低[18]，谨慎合用
多索茶碱	主药中川芎可降低多索茶碱的生物利用度，影响疗效[5]，不提倡合用
阿托品	主药中贝母可使联用药作用增强，毒性增加，谨慎合用
谷丙胺	主药中甘草与联用药合用治疗胃、十二指肠溃疡，有利于病变局部的调节[36]，提倡合用
抗凝药物（华法林）	主药中川芎与联用药合用可增加出血倾向[28]，避免合用
泼尼松、氢化可的松	主药中甘草的糖皮质激素样作用可降低泼尼松清除速率，增加血药浓度[18]，谨慎合用，必要时减少联用药用量
降糖药（阿卡波糖、二甲双胍等）	主药中大黄可影响血糖；甘草的糖皮质激素样作用可升高血糖，降低联用药的降糖作用[13,18]，避免合用

续表

联用药	相互作用机制及结果
环孢素	主药中甘草可诱导肝药酶而降低环孢素的临床疗效，避免合用[68]
甲氨蝶呤	主药中甘草可减少联用药的胆汁排泄，增强其药效，可以合用
磷酸盐（磷酸氢化喹啉、可待因）、硫酸盐（硫酸亚铁、D-860）	主药中川芎与联用药合用易产生沉淀，降低疗效，避免合用
含金属药（硫酸镁、氢氧化铝、碘离子制剂）	主药中贝母与联用药合用易产生沉淀[30]，避免合用
酶制剂（多酶片、胃酶、胰酶）	主药中诃子可使酶制剂活性降低，影响疗效[24]；大黄与酶制剂形成氢键缔合物，避免合用
维生素 B_6	主药中诃子、大黄与联用药合用形成络合物，影响吸收[24]，避免合用
维生素 C、烟酸、谷氨酸	主药中大黄可使联用药分解而降低疗效，避免合用
维生素 B_2	维生素 B_2 可降低主药中大黄的抗菌作用[4]，不提倡合用
维生素 B_1、制霉菌素、林可霉素、黄连素、奎宁、利血平	主药中大黄、诃子与联用药合用易产生沉淀，影响吸收[16,17,19,22]，避免合用

续表

联用药	相互作用机制及结果
碳酸氢钠	联用药可影响主药中贝母溶解度，妨碍吸收，降低其药效；主药中大黄（蒽醌类）在碱性环境中容易被氧化[19]；川芎与联用药可发生中和反应，使联用药的药效降低或消失，避免合用
酸性药物（对氨基水杨酸钠、胃蛋白酶等）	主药中桔梗、甘草与联用药合用易发生水解反应，导致主药中皂苷失效[18,51]，避免合用
附子理中丸、小儿肺咳颗粒、金匮肾气丸、济生肾气丸、尪痹颗粒（均含附子）；小活络丸、风湿骨痛胶囊、追风透骨丸（均含川乌）；大活络丹（含草乌）	主药中贝母与联用药中附子、川乌、草乌属"十八反"，禁忌合用
内消瘰疬丸、乳癖消颗粒（均含海藻）	主药中甘草与联用药中海藻属"十八反"，禁忌合用

磺胺嘧啶

【功效应用】本品为磺胺类广谱抗菌药，部分人群对此类药物有过敏现象；首选用于流行性脑脊髓膜炎的预防。

联用药	相互作用机制及结果
阿莫西林	磺胺嘧啶可干扰青霉素类药物的杀菌作用[2]，不提倡合用
吲哚美辛（消炎痛）	吲哚美辛使游离磺胺浓度升高，作用增强，代谢也随之加快，作用时间缩短，谨慎合用，必要时缩短给药间隔时间
保泰松、华法林、阿卡波糖、甲氨蝶呤	磺胺嘧啶可取代联用药的蛋白结合部位或抑制其代谢，致其作用增强，时间延长，毒性增加[2]，避免合用
苯妥英钠	两药均有肝毒性，合用加重肝脏损害，避免合用
食母生	食母生中对氨基苯甲酸可与磺胺竞争影响二氢叶酸合成，从而降低磺胺嘧啶抗菌作用[83]，避免合用
磺吡酮	磺吡酮可减少磺胺嘧啶自肾小管的分泌，导致血药浓度增高[115]，避免合用
乌洛托品	两药合用增加尿结晶危险[82]，不提倡合用
毓婷（左炔诺孕酮片）、复方长效左炔诺孕酮口服片	两药长时间合用可导致避孕效果减弱，增加经期外出血机会[82]，避免合用
酸性药（维生素C）	联用药可使主药析出结晶[2]，避免合用
骨髓抑制药物（环磷酰胺）	两药合用可增加骨髓造血系统的不良反应[2]，禁忌合用

藿胆丸

【功效应用】芳香化浊、清热通窍。主含广藿香叶、猪胆粉。用于鼻塞、流清涕或浊涕、前额头痛。

【临床评价】本品配合鼻腔冲洗治疗慢性鼻炎疗效显著,总有效率94.12%[266]。

联用药	相互作用机制及结果
苍耳子鼻炎胶囊	两药合用可协同治疗鼻炎,提倡合用

藿香正气水

【功效应用】解表化湿、理气和中。主含陈皮、白芷、半夏、藿香。用于外感风寒、内伤湿滞、夏伤暑湿所致的感冒。

【临床评价】①治疗感冒(风寒兼湿滞证)314例,愈显率75.79%,总有效率98.41%。②治疗小儿病毒性肠炎46例,显效24例,有效18例,无效4例,总有效率91.30%[131]。③治疗湿浊眩晕150例,显效100例,好转40例,无效10例,总有效率92.00%[132]。

联用药	相互作用机制及结果
红霉素	主药中半夏有抗胆碱作用,可使联用药在胃内停留时间延长而降效[68],不提倡合用
多西环素、异烟肼	主药中陈皮与联用药合用易形成络合物,影响疗效,避免合用

续表

联用药	相互作用机制及结果
磺胺类药物、大环内酯类药物	主药中陈皮易使联用药析出结晶而致结晶尿、血尿、尿闭等[24]，避免合用
呋喃妥因、消炎痛	主药中甘草与联用药合用可降低胃肠道反应[16]；陈皮可加重联用药对肾脏的毒性，避免合用
灰黄霉素	主药中陈皮可提高灰黄霉素疗效，但不良反应也增加，谨慎合用
奎宁、麻黄素	主药中甘草与联用药合用易产生沉淀，影响吸收，避免合用
阿司匹林	主药中半夏与联用药合用可加重对消化道黏膜的损伤[19]；甘草与联用药合用可能导致消化道溃疡，甚至引起消化道出血[11]，避免合用
吗啡	主药中半夏可以拮抗吗啡所致的呕吐等不良反应，提倡合用
利尿药	主药中甘草与联用药合用可发生药源性毒性[8,18]，避免合用
地高辛	主药中陈皮可增强地高辛作用和毒性[52]；甘草中糖皮质激素的保钠排钾作用，会引起心脏对地高辛敏感性增高，可能导致其中毒[11]，避免合用
氨茶碱	主药中半夏与联用药合用可增强止咳平喘疗效[48]；甘草可促进氨茶碱的代谢，降低其作用[18]，谨慎合用

续表

联用药	相互作用机制及结果
胃复安	胃复安与藿香正气水合用产生药理性拮抗[35]，禁忌合用
谷丙胺	主药中甘草与联用药合用治疗胃、十二指肠溃疡，有利于病变局部的调节[36]，提倡合用
泼尼松、氢化可的松	主药中甘草的糖皮质激素样作用可降低泼尼松清除速率，增加血药浓度[18]，谨慎合用，必要时减少联用药用量
降糖药（降糖灵、D-860等）	主药中甘草的糖皮质激素样作用可升高血糖，降低联用药的降糖作用[13,18,56]，避免合用
环孢素	主药中甘草可诱导肝药酶而降低联用药的临床疗效，避免合用
甲氨蝶呤	主药中甘草可减少联用药的胆汁排泄，增强其药效，可以合用[68]
磷酸盐（磷酸氢化喹啉、可待因）、硫酸盐（硫酸亚铁、D-860）	主药中陈皮与联用药合用易产生沉淀，降低疗效，避免合用
氢氧化铝、碳酸氢钠	主药中陈皮与联用药合用可发生中和反应，使其药效降低或失效，避免合用
酸性药物（对氨基水杨酸钠、胃蛋白酶等）	主药中甘草与联用药合用可发生水解反应，导致甘草中皂苷失效[18]，避免合用
内消瘰疬丸、乳癖消颗粒（均含海藻）	主药中甘草与联用药中海藻属"十八反"，禁忌合用

急支糖浆

【功效应用】清热化痰、宣肺止咳。主含鱼腥草、麻黄、枳壳、甘草等。用于外感风寒咳嗽、气管炎。

【临床评价】本品抗菌消炎作用比较突出,尚有抗病毒作用,治疗呼吸系统感染有效率为 84.00%[267]。

联用药	相互作用机制及结果
阿莫西林	主药中鱼腥草可增强阿莫西林对耐药金黄色葡萄球菌的抑制作用[16];麻黄与联用药合用治疗细菌性肺炎有协同作用[48],提倡合用
呋喃妥因	主药中甘草与联用药合用可降低胃肠道反应[16],提倡合用
奎宁、阿托品	主药中甘草与联用药合用易产生沉淀,影响吸收,避免合用
小檗碱	小檗碱可增强主药中鱼腥草抗菌作用[48],可以合用
痢特灵	主药中麻黄与痢特灵合用可升高血压,出现高血压危象[2],禁忌合用

续表

联用药	相互作用机制及结果
阿司匹林	主药中甘草与联用药合用可能导致消化道溃疡,甚至引起消化道出血[11],避免合用
镇静催眠药	服用镇静催眠药治疗失眠期间应避免使用含中枢兴奋剂麻黄的药物
单胺氧化酶抑制剂、痢特灵、甲基苄肼、闷可乐;环苯丙胺、利血平、异烟肼	联用药可增强主药中麻黄的拟交感作用,引起恶心、呕吐、腹痛、呼吸困难、运动失调甚至高血压危象或脑出血[11,20,30],避免合用
复方降压片、降压灵、胍乙啶	主药中麻黄与联用药同服可产生明显的拮抗作用[7,17],禁忌合用
利尿药	主药中甘草与联用药合用可发生药源性毒性[8,18],避免合用
利血平、甲基多巴	联用药可降低麻黄碱的作用[16,20],不提倡合用
地高辛	主药中鱼腥草可导致地高辛作用降低[52];麻黄可增加联用药对心脏的毒性,引起心律失常[4];甘草中糖皮质激素的保钠排钾作用,会引起心脏对地高辛敏感性增高,导致其中毒[11],避免合用
氨茶碱	主药中甘草可促进氨茶碱的代谢,降低其作用[18];鱼腥草可增强氨茶碱止咳平喘疗效[48];麻黄与联用药合用增加毒性2～3倍[20],避免合用

续表

联用药	相互作用机制及结果
谷丙胺	主药中甘草与联用药合用治疗胃、十二指肠溃疡,有利于病变局部的调节[36],提倡合用
乳酶生	主药中鱼腥草可使联用药活性降低,影响其疗效[4],避免合用
泼尼松、氢化可的松	主药中甘草的糖皮质激素样作用可降低泼尼松清除速率,增加血药浓度[18],谨慎合用,必要时减少联用药用量
格列本脲、甲硝唑	主药中麻黄与联用药合用易引起高血压[8],谨慎合用
降糖药(格列本脲、二甲双胍等)	主药中甘草的糖皮质激素样作用可升高血糖,降低联用药的降糖作用[4,13,18],避免合用
环孢素	主药中甘草可诱导肝药酶而降低联用药的临床疗效,避免合用
甲氨蝶呤	主药中甘草可减少联用药的胆汁排泄,增强其药效,可以合用[68]
喜树碱	主药中麻黄可增强喜树碱疗效,减少喜树碱不良反应[41],提倡合用
苯海拉明	主药中麻黄与联用药合用可产生药理性拮抗[41],避免合用
酶制剂(多酶片、胃酶、胰酶)、含金属离子药、碘制剂	主药中麻黄与联用药合用产生沉淀,影响吸收[18],避免合用

续表

联用药	相互作用机制及结果
酸性药物（对氨基水杨酸钠、胃蛋白酶等）	主药中甘草与联用药合用可发生水解反应，导致甘草中皂苷失效[18]，避免合用
内消瘰疬丸、乳癖消颗粒（均含海藻）	主药中甘草与联用药中海藻属"十八反"，禁忌合用

济生肾气丸

【功效应用】温肾化气、利水消肿。主含附子、牛膝、山药、车前子、山茱萸、地黄、泽泻。用于肾阳不足、水湿内停所致的肾虚水肿、腰膝酸重、小便不利、痰饮咳喘。

【临床评价】①济生肾气丸可改善舒张性心力衰竭，提高临床疗效[268]。②糖尿病神经源性膀胱炎，在西药控制血糖基础上，给予济生肾气丸加味治疗，疗效满意[269]。

联用药	相互作用机制及结果
红霉素	酸性药物山茱萸可减弱红霉素的杀菌作用，避免合用
多西环素、异烟肼、克林霉素	山茱萸中的鞣质可影响联用药吸收[22]，避免合用
磺胺类药物	主药中山茱萸易使联用药析出结晶而致结晶尿、血尿[24]，避免合用
呋喃妥因、消炎痛	主药中山茱萸可增加联用药在肾脏的重吸收，加重对肾脏毒性，避免合用

续表

联用药	相互作用机制及结果
利福平	主药中山茱萸的升白细胞作用可以减轻利福平的副作用[29],同时也加重肾脏毒性,避免合用
阿司匹林	主药中地黄与联用药合用有协同作用,既能发汗退热,又能清热生津[48],提倡合用
可待因、吗啡、苯巴比妥	主药中附子可增强联用药的呼吸抑制作用[25],谨慎合用
硝酸甘油、硝酸异山梨酯	主药中山药与联用药合用可发生氧化还原反应,降低联用药疗效[18],避免合用
地高辛	主药中附子与联用药合用药效累加,毒性增强;牛膝、泽泻可导致地高辛药效降低[52],避免合用
氨茶碱、阿托品、麦角胺咖啡因	联用药可使主药附子中生物碱利用度增加,导致中毒[16,30],谨慎合用
保钾利尿药(安体舒通、氨苯蝶啶)	两药合用易导致高血钾[13],谨慎合用
降糖药(二甲双胍、阿卡波糖等)	主药中附子可升高血糖,谨慎合用
麻黄碱	主药中附子与联用药合用,两药中生物碱作用增强,导致中毒[25],避免合用
含金属离子药、碘化物	主药中附子与联用药合用易产生沉淀[30],避免合用
维生素C、烟酸、谷氨酸、胃酶合剂、胰酶	主药中附子易使联用药分解而降低疗效[30],避免合用

续表

联用药	相互作用机制及结果
碳酸氢钠	主药中山茱萸与联用药可发生中和反应，导致药效降低[62]，避免合用
蛇胆川贝液、橘红丸、养阴清肺丸、二母宁嗽丸、内消瘰疬丸、黄氏响声丸、小儿宝泰康颗粒、小儿化毒散（含贝母）；藿香正气水、香砂养胃丸、通宣理肺丸、桂龙咳喘宁胶囊、香砂六君丸、柏子养心丸、保和丸、尿毒清颗粒（含半夏）	联用药中贝母、半夏与主药中附子、川乌属"十八反"，禁忌合用

甲氨蝶呤

【功效应用】本品为抗肿瘤药，可透过血脑屏障在脑脊液中达到有效浓度，防治中枢神经系统的白血病。

【临床评价】①本品联合米非司酮治疗异位妊娠优于单用甲氨蝶呤，是一种安全有效的保守治疗措施[270]。②本品联合沙利度胺、来氟米特治疗重度类风湿性关节炎疗效较好[316]。

联用药	相互作用机制及结果
阿莫西林、磺胺嘧啶、保泰松	联用药可使甲氨蝶呤作用和毒性均增强[61,81]，避免合用
卡那霉素	卡那霉素可增加甲氨蝶呤的吸收，谨慎合用，必要时减少其用量

续表

联用药	相互作用机制及结果
新霉素	新霉素可减少甲氨蝶呤的吸收,药时曲线下面积减少50%[83],避免合用
多西环素	两药合用后可能出现腹泻、溃疡性口腔炎及白细胞和血小板计数减少[81],避免合用
阿昔洛韦	两药合用可导致甲氨蝶呤的血药浓度升高,作用和毒性均增强,谨慎合用,必要时减少甲氨蝶呤用量
乙胺嘧啶、氨苯蝶啶	联用药与主药都有抗叶酸作用,合用可导致毒副作用增强[61],避免合用
阿司匹林、丙磺舒	联用药可抑制甲氨蝶呤的代谢,导致其血药浓度明显升高,毒性增加[81],避免合用
萘普生	两药联用有突发严重甚至致命性骨髓抑制和胃肠毒性的报道[115],避免合用
别嘌醇	主药可增加血液中尿酸水平[61,88],两药合用治疗痛风时应加大别嘌醇用量,来抵消主药的副作用;合用治疗肿瘤时可减弱主药的毒副作用,谨慎合用
苯巴比妥	联用药可加重甲氨蝶呤引起的脱发[81],谨慎合用
苯妥英钠	主药与联用药均有肝毒性,合用加重肝损害,避免合用
考来烯胺	两药合用可导致甲氨蝶呤的血药浓度降低[81],不提倡合用
华法林	甲氨蝶呤可增加抗凝药的抗凝作用,甚至引起肝脏凝血因子的缺少或血小板减少症[61],避免合用
亚叶酸钙	亚叶酸钙可大大降低甲氨蝶呤的毒性[81],提倡合用

续表

联用药	相互作用机制及结果
维 A 酸	两药合用导致甲氨蝶呤血药浓度升高,可能导致中毒性肝炎[81],禁忌合用
碳酸氢钠	碳酸氢钠可增加甲氨蝶呤的肾脏清除[81],谨慎合用

甲睾酮

【功效应用】本品为雄激素,促进男性性器官的形成、发育、成熟,并可对抗雌激素。

【临床评价】本品治疗药流后阴道出血简便、安全、可靠、副作用小、效果显著,有效率100%[271]。

联用药	相互作用机制及结果
苯巴比妥	两药均有肝毒性,合用加重肝脏损害[61],避免合用
丙咪嗪	有报道称两药合用出现偏执狂反应,合用期间若发生此反应,应停用一种或两种药物[81]
华法林、双香豆素片	主药可降低凝血因子前体的浓度,增加抗凝药物与受体的亲和力,从而增加抗凝药的作用[61],谨慎合用,必要时减少抗凝药用量
盐皮质激素(氢化可的松)	两药合用增加水肿的危险[61],谨慎合用
二甲双胍	主药可使血糖下降[61],谨慎合用,注意血糖变化

联用药	相互作用机制及结果
甲状腺素	两药合用可以使甲状腺素作用增强[82],谨慎合用,必要时减少其用量
环孢素	两药合用可使环孢素血药浓度升高,肾脏毒性增加[61],避免合用

甲羟孕酮

【功效应用】本品主要用于治疗肾癌、乳腺癌、子宫内膜癌、前列腺癌。

【临床评价】对有生育要求、子宫内膜不典型增生的女性患者,采用甲羟孕酮保守治疗效果好,能够提高患者生活质量,达到生育目的,总有效率94.70%[272]。

联用药	相互作用机制及结果
氨鲁米特	两药合用可明显降低氨鲁米特的生物利用度[61],避免合用

甲巯咪唑(他巴唑)

【功效应用】本品用于各类甲亢,尤其适用于轻、中度甲状腺肿大的毒性弥漫性甲状腺肿。

【临床评价】本品在治疗甲亢过程中常见的副作用是白细胞减少症,其发生率为26.00%,其白细胞减少往往是可逆的,当发生此副作用时应立即停药,并给予升白细胞口服药治疗[273]。

联用药	相互作用机制及结果
磺胺嘧啶、对氨基水杨酸钠、保泰松、苯巴比妥、维生素 B_{12}、盐酸妥拉唑林片、酚妥拉明、D-860	联用药都有抑制甲状腺功能和甲状腺肿大的作用[61]，不提倡合用
华法林	两药合用可增强抗凝作用，谨慎合用，必要时减少华法林用量
碘制剂和含碘食物	含碘食物或药物可加重甲亢患者的病情，使甲状腺药需求量增加，服药期间不要摄入碘制剂，不食用含碘高的食物（如碘盐、海带等）

甲硝唑

【功效应用】本品用于治疗或预防厌氧菌引起的系统或局部感染。

【临床评价】本品联合克林霉素用于治疗细菌性阴道炎疗效优于单纯甲硝唑治疗，且安全有效，复发率低，不良反应少，总有效率 88.00%[274]。

联用药	相互作用机制及结果
利福平、泼尼松片	联用药可加速甲硝唑代谢，减弱其作用[81]，谨慎合用，必要时增加甲硝唑用量
甲苯达唑	两药合用，史-约综合征（中毒性表皮坏死溶解）发生率明显增加[81]，避免合用
苯妥英钠、苯巴比妥	联用药可加快甲硝唑代谢，降低其血药浓度，降低药效[83]，避免合用

联用药	相互作用机制及结果
乙醇（藿香正气水）	甲硝唑可抑制醇氧化酶和醛脱氢酶，导致乙醇和乙醛蓄积，从而引起各种不良反应[81]，服药期间应避免服用含有乙醇的饮料或药物
双硫仑（戒酒硫）	甲硝唑有双硫仑样作用，合用有导致急性精神病的报道[81]，禁忌合用
西咪替丁	西咪替丁可诱导肝药酶加速甲硝唑的代谢，导致其药效降低[2]，避免合用
华法林	甲硝唑可抑制华法林药物代谢，加强其抗凝作用[2]，谨慎合用，必要时减少华法林用量

甲氧氯普胺（胃复安）

【功效应用】本品为多巴胺 D_2 受体阻断剂，具有强大的中枢止吐、促胃肠蠕动作用。

【临床评价】①本品治疗恶心呕吐的疗效较恩丹西酮差，但远期疗效接近。②胃复安引起锥体外系症状和腹痛、腹泻明显多于后者，而引起便秘的不良反应明显少于后者[275]。

联用药	相互作用机制及结果
甲硝唑	主药可减轻甲硝唑的胃肠道不良反应，提倡合用
红霉素	两种药均有促进胃肠蠕动的作用[93]，谨慎合用

续表

联用药	相互作用机制及结果
多西环素、氨苄西林、对乙酰氨基酚、碳酸锂、地西泮	胃复安可使胃排空加快,导致联用药在胃内停留时间缩短,在小肠内吸收增加[61],不提倡合用
中枢抑制药(氯丙嗪、艾司唑仑)	胃复安具有中枢抑制作用,与联用药合用中枢抑制作用加强[88],避免合用,应避免服用含有乙醇的饮料或药物
左旋多巴	胃复安是一种多巴胺受体拮抗剂,两药合用作用均减弱[81,83],禁忌合用
单胺氧化酶抑制剂(吗氯贝胺)	胃复安可引起儿茶酚胺释放,正在使用联用药的高血压患者应谨慎合用[61]
阿扑吗啡	两药合用,阿扑吗啡的中枢性与周围性效应均被抑制,不提倡合用
吩噻嗪类(异丙嗪)	主药与联用药合用,增加锥体外系反应发生率[61],避免合用
吗啡	两药合用可增加吗啡吸收,缩短药物的达峰时间,增加口服缓释吗啡的镇静作用,谨慎合用,必要时减少吗啡用量
麦角胺咖啡因片	两药合用可增加麦角胺的吸收,有利于偏头痛的治疗,可以合用
阿米替林	两药均有中枢抑制作用,合用增加对中枢抑制作用[83],避免合用
卡托普利、硝苯地平	主药与抗高血压药合用可增加直立性低血压风险,谨慎合用

联用药	相互作用机制及结果
奎尼丁（缓释片）	胃复安可缩短缓释剂型奎尼丁在胃肠道的停留时间，使其吸收减少，作用降低，避免合用
利多卡因、阿托品	联用药可抵抗主药的促胃肠道动力作用，产生药理性拮抗[85,93]，避免合用，必要时应先用胃复安，间隔两小时后再服用阿托品
地高辛、西咪替丁	主药可改变联用药在胃或小肠的吸收，降低其药效[93]；必须合用时，应间隔两小时以上
抗毒蕈碱（山莨菪碱）、麻醉性止痛药	联用药可使胃复安对胃肠道的能动性效能被抵消[2]，禁忌合用
苯海索、苯海拉明	联用药可减弱胃复安的促胃肠蠕动作用，不提倡合用
琥珀胆碱	胃复安可降低假胆碱酯酶的活性，使琥珀胆碱降解减慢，作用增强[81]，谨慎合用
硫酸镁口服合剂	两药有协同消炎利胆作用[82]，提倡合用
环孢素	两药合用可使环孢素的血药浓度、峰浓度及生物利用度均增加，谨慎合用，必要时减少环孢素用量

甲状腺片

【功效应用】本品用于甲状腺功能减退的治疗，包括甲减引起的呆小病和黏液性水肿等。

【临床评价】甲状腺片与左甲状腺素钠片治疗良性甲状腺肿，前者的有效率66.67%，后者有效率76.67%[566]。

联用药	相互作用机制及结果
阿司匹林、苯妥英钠	主药与联用药合用可能引起出血[82]，避免合用
三环类抗抑郁药（阿米替林）	两药合用，作用和毒性均增强[83]，谨慎合用，必要时调整两药的用药剂量
β受体阻滞剂（普萘洛尔）	联用药可减少外周组织T4向T3的转化，两药作用均增强[83]，谨慎合用
考来烯胺、考来替泊	联用药可影响主药吸收，减弱甲状腺素的作用[83]，建议间隔4～5小时服用
华法林、双香豆素	甲状腺素可增强抗凝药的抗凝作用，可能引起出血，谨慎合用，必要时减少抗凝药用量
雌二醇、避孕药	主药与联用药合用可导致血液中甲状腺素结合球蛋白水平增加，导致甲状腺素作用减弱[83]，谨慎合用，必要时增加主药用量

健儿消食口服液

【功效应用】健脾益胃、理气消食。主含陈皮、麦冬、黄芩、山楂、莱菔子。用于小儿消化不良、夜惊夜啼、夜眠不宁等。

【临床评价】本品具有运脾助消化功能，能较好改善小儿厌食症状，总有效率89.30%[277]。

联用药	相互作用机制及结果
抗生素（头孢拉定、环丙沙星等）	主药中黄芩可增强抗生素的疗效，减少其毒副作用[14]，提倡合用
阿莫西林	主药中黄芩可增加阿莫西林对耐药金黄色葡萄球菌的抗菌作用[57]，提倡合用
红霉素	主药中山楂可减弱红霉素的杀菌作用[12]，避免合用
多西环素、异烟肼	主药中山楂、陈皮与联用药合用易形成络合物，影响疗效[23]，避免合用
磺胺类药物、大环内酯类药物	主药中山楂、陈皮易使磺胺类药物析出结晶而致结晶尿、血尿、尿闭等[19,65]，避免合用
左氧氟沙星	主药中黄芩可降低左氧氟沙星的肾脏排泄[54]，合用应延长其给药间隔
呋喃妥因、消炎痛	主药中山楂、陈皮与联用药合用加重对肾脏的毒性[18,23]，避免合用
利福平、灰黄霉素	主药中黄芩、陈皮可提高联用药的疗效[13]，提倡合用
奎宁、麻黄素、阿托品	主药中麦冬与联用药合用易产生沉淀，影响药物吸收，避免合用
阿司匹林	主药中麦冬与联用药合用易引起消化道黏膜损伤，谨慎合用
地高辛	主药中黄芩与联用药合用易发生洋地黄中毒[52]；陈皮、山楂可增强地高辛作用和毒性[32,52]；麦冬与联用药合用对心脏毒性增加，避免合用

续表

联用药	相互作用机制及结果
乳酶生	主药中黄芩可导致乳酶生的作用降低或丧失[14],避免合用
排钾利尿药(氢氯噻嗪)	主药中麦冬与联用药合用易导致低血钾,不提倡合用
降糖药	主药中麦冬、黄芩与联用药合用可产生药理性拮抗[18,27],避免合用
环磷酰胺	主药中麦冬可显著对抗环磷酰胺所致的白细胞下降,提倡合用
磷酸盐(磷酸氢化喹啉、可待因)、硫酸盐(硫酸亚铁、D-860)	主药中陈皮、山楂与联用药合用易产生沉淀,降低疗效,避免合用
含金属离子药(氢氧化铝、钙制剂、亚铁制剂)	主药中黄芩可改变联用药理化性质,降低其疗效[13];山楂与联用药合用易形成络合物,影响疗效[23],避免合用
维生素 B_{12}	主药中黄芩可延长联用药在肠道内停留时间,有利于吸收,提高疗效[42],提倡合用
碳酸氢钠、氨茶碱	主药中山楂、陈皮与联用药合用可发生中和反应,使其药效降低或失效[19],避免合用

健胃消食片

【功效应用】健胃消食。主含陈皮、山药、麦芽、山楂等。用于功能性消化不良、小儿厌食症等。

【临床评价】①本品联合西药治疗功能性消化不良的疗效优于单纯西药,且无不良反应,总有效率为93.33%[278]。②本品可有效控制小儿消化不良临床症状的发生,且安全可靠,总有效率94.00%[279]。

联用药	相互作用机制及结果
抗生素	联用药可降低主药中酶活性,使其药效丧失[20],避免合用
红霉素	主药中山楂可减弱红霉素的杀菌作用[12],避免合用
多西环素、异烟肼	主药中山楂、陈皮与联用药合用易形成络合物,影响疗效[23],避免合用
磺胺类药物、大环内酯类药物	主药中陈皮、山楂易使联用药析出结晶而致结晶尿、血尿、尿闭等[18,19,65],避免合用
呋喃妥因、利福平、阿司匹林、消炎痛	主药中山楂、陈皮与联用药合用加重对肾脏的毒性[18,23],避免合用
灰黄霉素	主药中陈皮可提高灰黄霉素疗效,提倡合用
硝酸甘油、硝酸异山梨酯	主药中山药与联用药合用可发生氧化还原反应,降低联用药疗效[18],避免合用
地高辛	主药中陈皮、山楂可增强地高辛作用和毒性[52],避免合用
磷酸盐(磷酸氢化喹啉、可待因)、硫酸盐(硫酸亚铁、D-860)	主药中陈皮、山楂与联用药合用易产生沉淀,降低疗效,避免合用

联用药	相互作用机制及结果
含金属离子药（氢氧化铝、钙制剂、亚铁制剂）	主药中山楂与联用药合用易形成络合物，影响疗效[23]，避免合用
碳酸氢钠、氨茶碱	主药中山楂、陈皮与联用药合用可发生中和反应，使其药效降低或失效[19]，避免合用

胶体果胶铋

【功效应用】本品用于胃及十二指肠溃疡、慢性胃炎和消化道出血的治疗。

【临床评价】①本品联合胃复春片对胃溃疡具有确定疗效，其总有效率为90.00%[280]。②本品对慢性胃炎减轻有效率87.70%；对消化性溃疡病理好转有效率77.80%；对慢性胃炎Hp感染清除率68.10%[281]。③本品联合多潘立酮、兰索拉唑治疗反流性食管炎，总有效率93.24%[307]。

联用药	相互作用机制及结果
氢氧化铝、奥美拉唑、雷尼替丁	联用药可降低胶体果胶铋的效果，建议分开半小时以上服用
牛奶	牛奶可降低胶体果胶铋的药效，服药期间不要饮用牛奶

接骨七厘片

【功效应用】活血化瘀、接骨止痛。主含当归、硼砂、自然铜、大黄等。用于跌打损伤、骨折等。

【临床评价】①本品对促进胫骨、腓骨下端延迟愈合有良好的疗效[282]。②接骨七厘散片治疗四肢骨折，有效率为95.56%[283]。③骨折和软组织挫伤患者1000例，服用本品1.5g/bid，发生肠道出血8例，经减少剂量和对症处理可治愈[284]。

联用药	相互作用机制及结果
阿莫西林	主药中当归可增加阿莫西林过敏的发生概率[23]，谨慎合用
萘夫西林、头孢类	主药中硼砂可影响联用药吸收，疗效降低[11]，避免合用
红霉素	主药中当归可减弱红霉素的杀菌作用，避免合用
大环内酯类抗生素	主药中大黄与联用药合用增加对消化道黏膜损害[19]；自然铜与联用药合用易形成络合物，影响吸收[13,24]，避免合用
多西环素	主药中当归、自然铜与联用药合用易形成络合物，影响吸收[11]，谨慎合用（间隔3小时以上服药则影响不大）
磺胺类药物	主药中当归易使联用药析出结晶而致结晶尿、血尿[24]；大黄与联用药合用可导致肝内磺胺积累，严重者导致中毒性肝炎[17]，避免合用
呋喃妥因、利福平、消炎痛	主药中当归与联用药合用会加重对肾脏的毒性，避免合用
新霉素、土霉素	联用药可影响大黄的作用[45]，避免合用
异烟肼	主药中大黄可使异烟肼分解失效，避免合用

续表

联用药	相互作用机制及结果
奎宁、氯喹、新斯的明	主药中硼砂可使联用药血药浓度降低,疗效减弱,避免合用
阿司匹林、对氨基水杨酸钠、维生素B_1、胃蛋白酶	主药中硼砂与联用药可发生中和反应,降低药效[15],避免合用
可待因、吗啡、苯巴比妥	主药中大黄可增强联用药的呼吸抑制作用[31],谨慎合用
心得安、氯丙嗪、利眠宁、苯妥英钠	主药中硼砂可使联用药吸收减少,药效降低[55],避免合用
奎尼丁	主药中硼砂可使奎尼丁排除减少,血药浓度增加,引起中毒,避免合用
地高辛	主药中当归可增强地高辛作用和毒性[18,52];大黄与联用药合用药效累加,毒性增强[52],谨慎合用
华法林、双香豆素、保泰松	主药中当归与联用药合用可导致出血倾向[15],谨慎合用
强的松龙片	主药中自然铜与强的松龙片合用易生成难溶物质,显著降低联用药生物利用度,避免合用
降糖药	主药中大黄可影响血糖,谨慎合用
化疗药(环磷酰胺、硫嘌呤、维A酸、甲氨蝶呤)	主药中当归可减少化疗药引起的白细胞减少等不良反应[46],提倡合用
磷酸盐(磷酸氢化喹啉)、硫酸盐(硫酸亚铁、D-860)	主药中当归与联用药合用易产生沉淀,降低疗效,避免合用

续表

联用药	相互作用机制及结果
氢氧化铝、氨茶碱、碳酸氢钠	主药中当归与联用药可发生中和反应,使联用药的药效降低或消失;蒽醌类药物大黄在碱性环境中容易被氧化[19],避免合用
毛果芸香碱、左旋多巴	主药中大黄与联用药合用增加对消化道黏膜损害[19],避免合用
酶制剂(多酶片、胃酶、胰酶)	主药中大黄与酶制剂可形成氢键缩合物,避免合用
维生素C	主药中自然铜易使维生素C氧化而降效[16],避免合用
制霉菌素、林可霉素、黄连素、利血平	主药中大黄与联用药合用易产生沉淀,影响吸收[16,17,19,22],避免合用
维生素B_6	主药中大黄与联用药合用易形成络合物,影响疗效[24],避免合用
烟酸、谷氨酸	主药中大黄可使联用药分解而降低药效,避免合用
维生素B_2	维生素B_2可降低大黄的抗菌作用[4],不提倡合用

金刚藤糖浆

【功效应用】清热解毒、消肿散结。用于附件炎、附件炎性包块及炎性不孕等。

【临床评价】本品联合抗生素治疗慢性盆腔炎,有效率为88.20%[287,288]。

联用药	相互作用机制及结果
异烟肼、比嗪酰胺、利福平	主药与联用药合用治疗盆腔结核有协同作用[91]，可以合用

金刚烷胺

【功效应用】本品用于预防和治疗各种 A 型流感病毒感染。

【临床评价】①本品对早期帕金森患者有一定疗效，联合应用丙炔苯丙胺可提高治疗效率[289]。②甲型流感病毒对金刚烷胺较易出现耐药，而利巴韦林体外对金刚烷胺敏感株和耐药株均有显著的抑菌作用[290]。

联用药	相互作用机制及结果
三环类抗抑郁药（阿米替林）、氯丙嗪、安定、溴隐亭、麦角胺咖啡因、氯雷他定、扑尔敏、阿托品	金刚烷胺能增强联用药的中枢抑制作用[2]，谨慎合用，必要时减少联用药用量
乙醇（藿香正气水）	两药合用使中枢抑制作用加强，增加神经系统不良反应，服药期间避免饮用含有乙醇的饮料或药物

金匮肾气丸

【功效应用】温补肾阳、化气行水。主含地黄、山药、山茱萸、泽泻、桂枝、附子、牛膝等。用于肾虚水肿、腰膝酸软、小便不利、畏寒肢冷。

【临床评价】本品治疗 2 型糖尿病的有效率为 93.33%，优于消渴丸的 84.17%[291, 292]。

联用药	相互作用机制及结果
红霉素	主药中山茱萸可减弱红霉素的杀菌作用，避免合用
多西环素、异烟肼、克林霉素	山茱萸中的鞣质影响联用药吸收[22]，影响其疗效，避免合用
磺胺类药物	主药中山茱萸易使联用药析出结晶而致结晶尿、血尿[24]，避免合用
呋喃妥因、消炎痛	主药中山茱萸可增加联用药在肾脏的重吸收，加重肾脏毒性[62]，避免合用
利福平	主药中山茱萸的升白细胞作用可以减轻利福平的副作用[29]，同时也加重肾脏毒性，谨慎合用
阿司匹林	主药中地黄与阿司匹林合用有协同作用，既能发汗退热，又能清热生津[48]，提倡合用
可待因、吗啡、苯巴比妥	主药中附子可增强联用药的呼吸抑制作用[25]，谨慎合用
抗癫痫药	主药中桂枝可提高联用药抗癫痫作用，减少其副作用[46]，提倡合用

续表

联用药	相互作用机制及结果
硝酸甘油、硝酸异山梨酯	主药中山药与联用药合用可发生氧化还原反应,降低联用药疗效[18],避免合用
地高辛	主药中泽泻、牛膝可导致地高辛药效降低[52];附子与联用药合用药效累加,毒性增强,谨慎合用
阿托品、麦角胺咖啡因	联用药可使主药附子的生物碱利用度增加,导致中毒[16,30],谨慎合用
保钾利尿药(安体舒通、氨苯蝶啶)	主药中泽泻、牛膝与联用药合用易导致高血钾[13],谨慎合用
降糖药	主药中附子可升高血糖,谨慎合用
酶制剂、含金属离子药、碘化物	主药中附子与联用药合用易产生沉淀[30],避免合用
维生素C、烟酸、谷氨酸、胃酶合剂、胰酶	主药中附子易使联用药分解而降低药效[30],避免合用
碳酸氢钠、氨茶碱	主药中山茱萸与联用药可发生中和反应,导致药效降低[62],避免合用
麻黄碱	主药中附子与联用药合用,两药中生物碱作用增强导致中毒[25],避免合用
牛黄解毒片	牛黄解毒片与金匮肾气丸两药药性相反,禁忌合用

联用药	相互作用机制及结果
蛇胆川贝液、橘红丸、养阴清肺丸、二母宁嗽丸、内消瘰疬丸、黄氏响声丸、小儿宝泰康颗粒、小儿化毒散（含贝母）；藿香正气水、香砂养胃丸、通宣理肺丸、桂龙咳喘宁胶囊、香砂六君丸、柏子养心丸、保和丸、尿毒清颗粒（含半夏）	联用药中贝母、半夏与主药中附子、川乌属"十八反"，禁忌合用

颈复康颗粒

【功效应用】活血通络、散风止痛。主含川芎、葛根、秦艽、丹参、白芍、地龙、红花、黄芪、地黄、石决明、花蕊石、黄柏、桃仁等。用于颈椎病、颈项僵硬、肩背酸痛、手臂麻木、偏头痛等。

【临床评价】①本品联合注射用长春西汀治疗发作期椎动脉型颈椎病（CSA），总有效率90.60%[286]。②本品联合推拿治疗颈椎病有较好的疗效，总有效率81.80%[293]。③本品可缓解强直性脊柱炎（AS）患者的颈部疼痛，总有效率86.67%[294]。

联用药	相互作用机制及结果
红霉素	主药川芎成分中阿魏酸可减弱红霉素的杀菌作用，不提倡合用
多西环素、异烟肼	主药中花蕊石、白芍、石决明、川芎与联用药易形成络合物，降低溶解度，影响吸收[11]，降低疗效，避免合用

续表

联用药	相互作用机制及结果
磺胺类药物、大环内酯类药物	主药中川芎、丹参、白芍易使联用药析出结晶而致结晶尿、血尿[16,24]，避免合用
呋喃妥因、利福平、消炎痛	主药中川芎、白芍与联用药合用会加重对肾脏的毒性，避免合用
奎宁、麻黄素、阿托品	主药中秦艽与联用药合用易产生沉淀，影响吸收，避免合用
痢特灵	主药中黄柏与痢特灵合用治疗痢疾、细菌性腹泻有协同作用[46]，提倡合用
阿司匹林	主药中地黄与联用药合用有协同作用，既能发汗退热，又能清热生津[48]；秦艽与联用药合用易引起消化道溃疡；丹参与联用药合用治疗冠心病有协同效果[74]，谨慎合用
对乙酰氨基酚（扑热息痛）、阿米替林、普罗帕酮	主药中葛根可诱导肝药酶活性，加速联用药代谢，导致其药效降低，避免合用
氯丙嗪、眠尔通、苯巴比妥	主药中丹参可显著增强联用药的中枢抑制作用[57]，谨慎合用，必要时减少联用药用量
麦角胺咖啡因、苯丙胺	主药中黄柏与联用药合用产生药理性拮抗[23]，避免合用
苯妥英钠	主药中地龙与苯妥英钠合用有协同抗癫痫效果[16]，可以合用
可待因、吗啡	主药中桃仁可增强联用药的呼吸抑制作用，谨慎合用
氯氮平、甲喹酮、地西泮（安定）	主药中桃仁与联用药合用易出现呼吸抑制，加重肝脏损害[19]，避免合用

续表

联用药	相互作用机制及结果
左旋多巴	主药中石决明与联用药合用易形成络合物,影响吸收[13,24],避免合用
尼莫地平	主药中川芎可增加尼莫地平的生物利用度[5],适度减少后者用量
抗高血压药	主药中葛根与联用药合用对脑血栓、高血压有较好治疗效果[27],可以合用
乳酸心可定、双嘧达莫(潘生丁)	主药中丹参与联用药合用能增加冠脉血流量,降血脂,降低血压,减轻心脏负荷[13],提倡合用
地高辛	主药中桃仁与地高辛合用药效累加,毒性增强;秦艽、黄柏、石决明与地高辛合用易发生洋地黄中毒[18];白芍、川芎可增强地高辛作用和毒性;红花、地龙与地高辛合用导致地高辛药效降低[52];白芍与花蕊石可增强地高辛作用和毒性,避免合用
氨茶碱	主药中川芎、白芍与联用药合用可发生中和反应,使联用药的药效降低或消失;黄柏与联用药合用影响溶解度,妨碍黄柏吸收,避免合用
多索茶碱	主药中川芎可降低多索茶碱的生物利用度,影响疗效[5],不提倡合用
阿托品	主药中黄柏可增加阿托品的毒性,避免合用
镇咳药(喷托维林等)、镇静药	主药中桃仁与联用药合用增加对呼吸中枢的抑制作用[17,18],谨慎合用

续表

联用药	相互作用机制及结果
三硅酸镁、胃舒平、甲氰咪胍、雷尼替丁、麻黄碱	主药中丹参与联用药合用易形成络合物,影响吸收,降低疗效[20,35,38],避免合用
胃复安	主药中白芍与联用药合用可产生药理性拮抗[47],禁忌合用
乳酶生	主药中黄柏可导致乳酶生的作用降低或丧失[14],避免合用
排钾利尿药(氢氯噻嗪)	主药中秦艽与联用药合用易发生低血钾,不提倡合用
华法林	主药中丹参与联用药合用有防止动脉粥样硬化的作用;同时易发生出血倾向[5,51],谨慎合用,必要时调整抗凝药剂量
强的松龙片	主药中石决明与强的松龙片合用易生成难溶物质,显著降低联用药生物利用度,避免合用
降糖药(阿卡波糖、二甲双胍等)	主药中桃仁可升高血糖;秦艽与联用药合用易发生药理性拮抗;黄芪、葛根可增加降糖药降糖效果,防止糖尿病并发症[29],谨慎合用
环孢素	主药中黄柏(含小檗碱)可抑制肝药酶活性,提高环孢素血药浓度,增强药效,提倡合用
环磷酰胺	主药中丹参与联用药合用不宜于肿瘤的控制[20],避免合用
化疗药(巯嘌呤、维A酸、甲氨蝶呤)	主药中黄芪可减少化疗药引起的白细胞减少等不良反应[46],可以合用

续表

联用药	相互作用机制及结果
抗胆碱酯酶药（溴吡斯的明）	主药中葛根与联用药合用治疗重症肌无力有协同作用，提倡合用
磷酸盐（磷酸氢化喹啉）、硫酸盐（硫酸亚铁、D-860）	颈复康中花蕊石、川芎、白芍与联用药易产生沉淀，降低溶解度，影响吸收，降低疗效，避免合用
碘离子制剂	主药中黄柏与联用药合用易产生沉淀[18]，避免合用
琥珀酸亚铁、酶制剂、枸橼酸铋钾、葡萄糖酸钙	主药中黄柏与联用药合用可产生沉淀[18]，避免合用
维生素E	主药中葛根可影响联用药疗效，避免合用
维生素B_1、维生素B_6	主药丹参中鞣质易与联用药产生沉淀，影响疗效[43]，避免合用
维生素C	主药中丹参与联用药合用治疗小儿病毒性心肌炎效果显著[57]；石决明可使维生素C氧化而降效，谨慎合用
烟酸、谷氨酸、胃酶合剂、胰酶	主药中桃仁易使联用药分解而降低药效，避免合用

九味羌活丸

【功效应用】疏风解表、散寒除湿。主含黄芩、川芎、地黄、甘草、细辛等。主要用于风寒感冒。

【临床评价】①九味羌活丸治疗因外感风寒湿邪、内有温热所致的牙痛 27 例，治愈 25 例，无效 2 例，总有效率 92.50%[121]。②治疗风寒感冒 120 例，有效 112 例[122]。

联用药	相互作用机制及结果
抗生素（头孢拉定、环丙沙星等）	主药中黄芩可增强抗生素的疗效，减少其毒副作用[14]，提倡合用
阿莫西林	主药中黄芩可增加阿莫西林对耐药金黄色葡萄球菌的抗菌作用[57]，提倡合用
红霉素	主药川芎成分中阿魏酸可减弱红霉素的杀菌作用，不提倡合用
多西环素、异烟肼	主药中川芎与联用药合用易形成络合物，降低溶解度，影响吸收，降低疗效，避免合用
磺胺类药物	主药中川芎与联用药合用易使联用药析出结晶而致结晶尿、血尿[24]，避免合用
左氧氟沙星	主药中黄芩可降低左氧氟沙星的肾脏排泄[54]，合用应延长其给药间隔时间
呋喃妥因、消炎痛	主药中甘草与联用药合用可降低胃肠道反应[16]；川芎与联用药合用会加重对肾脏的毒性，谨慎合用
利福平、灰黄霉素	主药中黄芩可提高联用药的疗效[13]，提倡合用
奎宁、麻黄素、阿托品	主药中甘草与联用药合用易产生沉淀，影响吸收，避免合用
阿司匹林	主药中甘草与阿司匹林可能导致消化道溃疡，甚至引起消化道出血[11]；地黄与阿司匹林合用有协同作用，既发汗退热，又清热生津[48]，谨慎合用

续表

联用药	相互作用机制及结果
巴比妥类	主药中细辛可增强巴比妥镇静作用,引起毒性反应[51],避免合用
尼莫地平	主药中川芎可增加尼莫地平的生物利用度[5],应适度减少其用量
利尿药	主药中甘草与联用药合用可发生药源性毒性[8,18],避免合用
地高辛	主药中黄芩与地高辛合用易发生洋地黄中毒[11,52];川芎可增强地高辛作用和毒性;甘草中糖皮质激素的保钠排钾作用,引起心脏对地高辛敏感性增高,可能导致其中毒[11],谨慎合用
多索茶碱	主药中川芎可降低多索茶碱的生物利用度,影响疗效[5],不提倡合用
氨茶碱	主药中甘草可促进氨茶碱的代谢,作用降低[11],谨慎合用,必要时增加氨茶碱用量
谷丙胺	主药中甘草与谷丙胺合用治疗胃、十二指肠溃疡,有利于病变局部的调节[36],提倡合用
乳酶生	主药中黄芩可导致乳酶生的作用降低或丧失[14],避免合用
排钾利尿药(氢氯噻嗪)	主药中甘草与联用药合用易导致低血钾[18],避免合用
抗凝药物(华法林)	主药中川芎与联用药合用可增加出血倾向[28],避免合用
泼尼松、氢化可的松	主药中甘草的糖皮质激素样作用可降低泼尼松清除速率,增加血药浓度[18],谨慎合用,必要时减少联用药用量

续表

联用药	相互作用机制及结果
D-860、降糖灵等降糖药	主药中黄芩与联用药可产生药理性拮抗[27];甘草的糖皮质激素样作用可升高血糖,降低联用药的降糖作用[4, 13, 18],避免合用
环孢素	主药中甘草可诱导肝药酶而降低环孢素的临床疗效,避免合用
甲氨蝶呤	主药中甘草可减少甲氨蝶呤的胆汁排泄,增强其药效,可以合用
含金属离子药物	主药中黄芩可改变联用药理化性质,降低其疗效[13],避免合用
磷酸盐（磷酸氢化喹啉、可待因）、硫酸盐（硫酸亚铁、D-860）	主药中川芎与联用药合用易产生沉淀,降低疗效,避免合用
维生素 B_{12}、灰黄霉素	主药中黄芩可延长联用药在肠道内停留时间,有利于吸收,提高疗效[42],提倡合用
酸性药物（阿司匹林、对氨基水杨酸钠、胃蛋白酶等）	主药中甘草与联用药合用可发生水解反应,导致甘草中皂苷失效[18],避免合用
氢氧化铝、氨茶碱、胃舒平、消炎痛、呋喃坦啶等碱性药物	主药中川芎与联用药合用可发生中和反应,使联用药的药效降低或消失,避免合用
内消瘰疬丸、乳癖消颗粒（均含海藻）	主药中甘草与联用药中海藻属"十八反",禁忌合用

橘红丸

【功效应用】清肺、化痰、止咳。主含陈皮、半夏、甘草、桔梗、苦杏仁、贝母、地黄、麦冬、石膏等。用于咳嗽、急性支气管炎、慢性支气管炎等。

【临床评价】本品治疗小儿痰湿咳嗽,效果较好,总有效率88.00%[669]。

联用药	相互作用机制及结果
红霉素	主药中半夏有抗胆碱作用,可使联用药在胃内停留时间延长而降效[68],不提倡合用
多西环素、异烟肼、利福平、左旋多巴	主药中陈皮与联用药合用易形成络合物,影响疗效;石膏与联用药合用易形成络合物,降低溶解度,影响吸收,降低疗效[20,24],避免合用
磺胺类药物、大环内酯类药物	主药中陈皮易使联用药析出结晶而致结晶尿、血尿、尿闭等[24],避免合用
呋喃妥因、消炎痛	主药中甘草与联用药合用可降低胃肠道反应[11,16];陈皮可加重联用药对肾脏的毒性,谨慎合用
灰黄霉素	主药中陈皮可提高灰黄霉素疗效,提倡合用
奎宁、麻黄素、阿托品	主药中甘草、麦冬与联用药合用易产生沉淀,影响吸收,避免合用

续表

联用药	相互作用机制及结果
阿司匹林	主药中贝母可升高胃内 pH, 改变阿司匹林解离, 影响吸收; 地黄与阿司匹林合用有协同作用, 既能发汗退热, 又能清热生津[48]; 半夏、麦冬与阿司匹林合用可加重消化道黏膜损伤[19]; 甘草与联用药可能导致消化道溃疡, 甚至引起消化道出血[11], 避免合用
可待因、吗啡、苯巴比妥	主药中半夏可以拮抗吗啡所致的呕吐等不良反应; 苦杏仁与联用药合用增强联用药的呼吸抑制作用[16, 70], 谨慎合用
氯氮平、甲喹酮、地西泮	主药中苦杏仁与联用药合用会出现呼吸抑制, 加重肝脏损害[19], 避免合用
麦角胺咖啡因、苯丙胺、降糖药	主药中贝母与联用药合用产生药理性拮抗[27], 禁忌合用
利尿药	主药中甘草与联用药合用可发生药源性毒性[8, 18], 避免合用
地高辛	主药中石膏、陈皮可增强地高辛作用和毒性[18, 52]; 麦冬可增加地高辛对心脏的毒性; 甘草中糖皮质激素的保钠排钾作用, 引起心脏对地高辛敏感性增高, 可能导致其中毒[11]; 苦杏仁与地高辛合用药效累加, 毒性增强, 谨慎合用
氨茶碱	主药中桔梗、半夏与氨茶碱合用增强止咳平喘疗效[48]; 甘草可促进氨茶碱的代谢, 作用降低[18], 谨慎合用

联用药	相互作用机制及结果
镇咳药、镇静药	主药中苦杏仁与联用药合用可增加呼吸中枢的抑制作用[17, 18]，谨慎合用
谷丙胺	主药中甘草与谷丙胺合用治疗胃、十二指肠溃疡，有利于病变局部的调节[36]，提倡合用
排钾利尿药（氢氯噻嗪）	主药中甘草、麦冬与联用药合用易导致低血钾[18]，避免合用
泼尼松、氢化可的松	主药中甘草的糖皮质激素样作用可降低泼尼松清除速率，增加血药浓度[18]，谨慎合用，必要时应减少联用药用量
强的松龙片	主药中石膏与强的松龙片合用生成难溶物质，显著降低强的松龙生物利用度，谨慎合用，必要时增加联用药用量
降糖药（D-860、降糖灵等）	主药中甘草的糖皮质激素样作用可升高血糖，降低联用药的降糖作用[4, 13, 18]；苦杏仁可升高血糖；麦冬与联用药合用有药理性拮抗[27]，禁忌合用
环孢素	主药中甘草可诱导肝药酶而降低联用药的临床疗效，避免合用
甲氨蝶呤	主药中甘草可减少甲氨蝶呤的胆汁排泄，增强其药效，可以合用
环磷酰胺	主药中麦冬可显著对抗环磷酰胺所致的白细胞下降，提倡合用

续表

联用药	相互作用机制及结果
阿托品	主药中贝母可使阿托品作用增强,毒性增加[40],谨慎合用
磷酸盐(磷酸氢化喹啉、可待因)、硫酸盐(硫酸亚铁、D-860)	主药中陈皮、石膏与联用药合用易产生沉淀,降低疗效,避免合用
含金属药(硫酸亚铁、硫酸镁、氢氧化铝、碘离子制剂)、酶制剂	主药中贝母与联用药合用易产生沉淀[30],避免合用
碳酸氢钠、氢氧化铝、消炎痛等碱性药物	主药中陈皮与联用药合用可发生中和反应;联用药可影响贝母溶解度,妨碍吸收,药效降低,避免合用
维生素C、烟酸、谷氨酸、胃酶合剂、胰酶	主药中苦杏仁易使联用药分解而降低药效[30];石膏可导致维生素C氧化失效,避免合用
酸性药物(阿司匹林、对氨基水杨酸钠、胃蛋白酶、维生素C等)	主药中桔梗、甘草与联用药合用易发生水解反应,导致皂苷失效[18,51],避免合用
附子理中丸、小儿肺咳颗粒、金匮肾气丸、济生肾气丸、尪痹颗粒(均含附子);小活络丸、风湿骨痛胶囊、追风透骨丸(均含川乌);大活络丹(含草乌)	主药中贝母与联用药中附子、川乌、草乌属"十八反",禁忌合用
内消瘰疬丸、乳癖消颗粒(均含海藻)	主药中甘草与联用药中海藻属"十八反",禁忌合用

枸橼酸铋钾(丽珠得乐)

【功效应用】本品用于胃溃疡、十二指肠溃疡及红斑渗出性胃炎、糜烂性胃炎。

【临床评价】本品联合白芍总苷治疗口腔扁平苔藓效果好,有效率达94.12%[255]。

联用药	相互作用机制及结果
多西环素	两药合用会影响多西环素的吸收[2],不提倡合用
抗酸药(奥美拉唑、雷尼替丁)、碱性药物(碳酸氢钠、消炎痛)	联用药与主药可发生酸碱中和反应[81, 115],避免合用

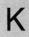

卡托普利（血管紧张素转换酶抑制剂，ACEI）

【功效应用】本品为各类高血压一线用药。

【临床评价】①本品联合硝苯地平治疗高血压比单用卡托普利或硝苯地平更有效，总有效率93.30%[296]。②卡托普利联合袢利尿剂的不良反应发生率较低，安全性高，特别是对肾功能较差及糖代谢异常的高血压患者，联合用药更为适用[297]。

联用药	相互作用机制及结果
阿司匹林	两药合用不仅卡托普利的降压作用减弱，而且可导致明显的心动过缓甚至晕厥[81]，避免合用
吲哚美辛（消炎痛）	吲哚美辛可削弱或完全抵消卡托普利的降压作用[81]，避免合用
别嘌醇	两药均可引起高敏反应，合用导致不良反应增强[81]，谨慎合用
丙磺舒	两药合用卡托普利清除率降低[81]，谨慎合用，必要时减少卡托普利用量
碳酸锂	主药与锂剂合用可能使血清锂水平升高而出现毒性[83]，避免合用

续表

联用药	相互作用机制及结果
钙离子通道阻滞剂(氨氯地平、硝苯地平)、利尿药(呋塞米、氢氯噻嗪)	卡托普利与利尿药合用能减少心脑血管事件,降低死亡率[95];与钙离子通道阻滞剂联合降压,治疗达标率更高,显著降低心血管事件发生率20%[95];卡托普利加氨氯地平加硝苯地平联合方案为常用三联降压首选[95]
血管紧张素受体拮抗剂(ARB),如缬沙坦、氯沙坦	卡托普利与联用药合用作用增强,但低血压、高血钾、肾损害等不良反应也增加[95],不提倡合用,ACEI引起咳嗽的患者可换为ARB
硝酸酯类扩血管药[硝酸甘油、硝酸异山梨酯(消心痛)]	主药与扩血管药合用可使降压作用增强,常用于急性冠脉综合征,是一线用药,但应注意引起低血压,合用应从小剂量开始,逐渐调整剂量
雷尼替丁、氢氧化铝	联用药可降低卡托普利的生物利用度[81],建议间隔1~2小时分开服用
螺内酯、氨苯蝶啶、阿米洛利	卡托普利与联用药合用可能引起血钾过高[93],避免合用
硫唑嘌呤	两药均有减少白细胞的副作用,合用不良反应增加[81],避免合用

卡马西平(得理多)

【功效应用】本品适用于各种癫痫、三叉神经痛、舌咽神经痛,为部分性癫痫的首选药。

【临床评价】本品治疗癫痫发作总有效率88.20%,但在治疗过程中出现不良反应概率为 35.60%[295]。

联用药	相互作用机制及结果
醋竹桃霉素、红霉素、异烟肼、氟西汀、右丙氧芬、西咪替丁、维拉帕米	联用药可抑制卡马西平的代谢，使其血药浓度升高，作用和毒性均增加[2, 93]，不提倡合用
多西环素、皮质激素、环孢素、杂环类抗抑郁药、茶碱、地高辛、氟哌啶醇、口服抗凝药（华法林）、含雌激素类的避孕药（妈富隆）	卡马西平可诱导肝药酶，使联用药代谢加快，血药浓度降低，半衰期缩短，药物作用减弱[61, 81, 83]，不提倡合用
对乙酰氨基酚（扑热息痛）	两药合用，对乙酰氨基酚作用减弱，肝毒性增加[2]，不提倡合用
三环类抗抑郁药（阿米替林）	卡马西平与联用药在结构上相似[105]，合用作用和毒性均增加，避免合用
单胺氧化酶抑制剂（吗氯贝胺）	主药与单胺氧化酶抑制剂（MAO）合用可引起高热或高血压危象、严重惊厥甚至死亡；当卡马西平用于抗惊厥时，可改变癫痫的发作类型[61]，禁忌合用
苯巴比妥、苯妥英钠、扑米酮	联用药可使卡马西平的血药浓度降低[2]，谨慎合用
氯普噻吨、洛沙平、马普替林	联用药可加强卡马西平对中枢神经的抑制，降低惊厥阈值，从而降低抗惊厥药的疗效[61]，谨慎合用，必要时增加卡马西平用量以防止癫痫发作

续表

联用药	相互作用机制及结果
碳酸锂、氯丙嗪	主药与联用药合用易引起神经系统中毒症状[2],避免合用
诺米芬辛	卡马西平可降低诺米芬辛的吸收并加快其消除[61],不提倡合用
氯贝丁酯、氯磺苯脲、去氨加压素、赖氨加压素	卡马西平与联用药合用可加强抗利尿作用[2],谨慎合用,必要时调整药物剂量
碳酸酐酶抑制剂(乙酰唑胺)	两药合用发生骨质疏松的危险增加[2],不提倡合用

可待因(甲基吗啡)

【功效应用】本品可用于剧烈干咳、刺激性咳嗽和中度疼痛的止痛。注意其有依赖性,连用不超过7~10天。

【临床评价】①可待因桔梗片有确切的镇咳和祛痰作用,不良反应小,安全性好,总有效率82.20%[299]。②本品的不良反应以神经系统损害最为常见,占80.95%,主要表现为药物依赖性、头痛、眩晕、嗜睡、烦躁不安、急躁、易发脾气、精神不振、失眠、情绪低落,严重时危及生命[300]。

联用药	相互作用机制及结果
齐多夫定	可待因可抑制齐多夫定的代谢[2],避免合用
解热镇痛药(吲哚美辛、布洛芬)	可待因可增强联用药的作用[2],可以合用

续表

联用药	相互作用机制及结果
美沙酮	两药合用加重对呼吸中枢的抑制作用[2]，不提倡合用
甲奎酮	甲奎酮可增强可待因的镇咳和镇痛作用[2]，甲奎酮有镇静催眠作用，若两药合用应严格控制甲奎酮用量
苯巴比妥	主药与巴比妥类合用可加重中枢抑制作用[2]，谨慎合用
氟西汀、奎尼丁	联用药是肝药酶抑制剂，可阻止可待因转化为吗啡，从而不能发挥药理作用[106,107]，禁忌合用
西咪替丁	两药合用可诱发精神错乱、定向力障碍及呼吸急促[2]，避免合用
阿托品	两药合用可加重便秘或尿潴留的不良反应[2]，不提倡合用
巴氯芬	主药与肌松药合用可使呼吸抑制更为显著[2]，不提倡合用

克拉霉素

【功效应用】本品为红霉素的衍生物，属半合成大环内酯类抗生素；其抗菌活性强于红霉素，且不良反应低。

【临床评价】①小剂量的克拉霉素联合鼻用糖皮质激素治疗慢性鼻炎、鼻窦炎有效[252]。②本品治疗呼吸道感染毒性较低，耐受性好，胃肠道不良反应发生率低于红霉素和罗红霉素[301]。③克拉霉素治疗小儿支原体肺炎疗效确切,与阿奇霉素相当,且起效快,安全性好[302]。

联用药	相互作用机制及结果
利托那韦片、氟康唑胶囊	联用药可抑制克拉霉素的代谢,升高其血药浓度[2],谨慎合用
齐多夫定	克拉霉素可干扰齐多夫定吸收,使其稳态血药浓度下降[61],建议分开服用
三唑仑、茶碱、环孢素、华法林、卡马西平、苯妥英钠、咪达唑仑、西沙比利、丙吡胺、雷尼替丁、他克莫司、溴隐亭、阿司咪唑	克拉霉素可升高联用药的血药浓度,增加其作用和不良反应[2],谨慎合用
地高辛	两药合用可使地高辛血药浓度升高1倍[81],避免合用
辛伐他汀、洛伐他汀	主药可升高联用药血药浓度,肌病发生率增加[81],谨慎合用
特非那定片(敏迪)	红霉素可升高特非那定的血药浓度,导致心律失常、室性心动过速、充血性心力衰竭等[61],禁忌合用

克林霉素

【功效应用】本品为林可霉素的半合成衍生物,是治疗金黄色葡萄球菌骨髓炎首选药。

【临床评价】①克林霉素不良反应可发生于任何年龄,其临床表现多种多样,以变态反应最常见,导致死亡的不良反应及过敏性休克占多大数[251]。②克林霉素临床用量迅速增加,已逐步取代了林可霉素的位置，但其不良反应也逐年上升，主要为皮肤、胃肠系统、中枢神经系统的损害，有些甚至出现过敏性休克的报道[303]。

联用药	相互作用机制及结果
新生霉素（抗菌谱同青霉素，可透过血脑屏障及胎盘屏障）、苯巴比妥、苯妥英钠、氨茶碱、硫酸镁（口服）、葡萄糖酸钙	主药与联用药配伍禁忌[61]，避免合用
氯霉素、洁霉素	主药与联用药有药理性拮抗作用[2]，禁忌合用
吗啡片	两药合用可使呼吸中枢抑制加重[61]，避免合用
西咪替丁、雷尼替丁	联用药可增加克林霉素吸收，导致血药浓度升高，作用和毒性均增加[81]，谨慎合用
溴比斯的明片	克林霉素会提高溴比斯的明片的神经肌肉阻滞剂作用，谨慎合用
抗蠕动止泻药（易蒙停）	两药合用导致结肠内毒素排除延迟，增加引起假膜性肠炎的可能，谨慎合用
白陶土（吸附性止泻药）	白陶土可使克林霉素吸收减少90%[81]，谨慎合用，必要时应在服克林霉素前2小时服用白陶土

喹硫平

【功效应用】本品用于各型精神分裂症。

【临床评价】① 149 例报告中，喹硫平常见的不良反应为中枢及外周神经系统损害，占 20.70%，临床表现为锥体外系反应、头晕、嗜睡等[250]。②喹硫平治疗老年期痴呆患者的行为和幻觉症状疗效更加明显，有效率为 87.50%[304]。

联用药	相互作用机制及结果
红霉素、氟康唑、利托那韦	联用药可使喹硫平血药浓度升高 335%[93]，禁忌合用
利福平、卡马西平、苯巴比妥、苯妥英钠	联用药可诱导肝药酶，降低主药的血药浓度[2]，谨慎合用，必要时应增加喹硫平的用量
硫利达嗪片	两药合用可导致喹硫平清除率增加 65%[93]，避免合用
氯氮平	联用药可使喹硫平血药浓度升高[2]，谨慎合用
左旋多巴	喹硫平可降低左旋多巴的疗效[93]，谨慎合用，必要时增加左旋多巴用量
乙醇（藿香正气水）	两药合用不良反应增加[2]，服药期间避免服用含有乙醇的饮料或药物
抗高血压药（卡托普利、硝苯地平）	喹硫平可能增加某些抗高血压的作用，有诱发直立性低血压的潜在危险[2]，不提倡合用

坤泰胶囊

【功效应用】滋阴清热、安神除烦。主含地黄、黄连、白芍、黄芩等。用于绝经前后诸证。

【临床评价】①本品有利于促进多囊卵巢综合征患者卵泡生长，提高卵泡质量，诱导排卵，与克罗米芬合用能降低其对子宫内膜和宫颈黏膜的不利影响[305]。②本品治疗女性更年期失眠伴有焦虑、抑郁有较好的临床疗效，有效率85.00%[306,319]。

联用药	相互作用机制及结果
抗生素（头孢拉定、环丙沙星等）	主药中黄连、黄芩可增强抗生素的疗效，减少其毒副作用[14]，提倡合用
阿莫西林	主药中黄芩可增加阿莫西林对耐药金黄色葡萄球菌的抗菌作用[57]，提倡合用
多西环素、异烟肼	主药中白芍与联用药合用易形成络合物，影响吸收，避免合用
磺胺类药物、大环内酯类药物	主药中白芍易使联用药析出结晶而致结晶尿、血尿[24]，避免合用
左氧氟沙星	主药中黄芩可降低左氧氟沙星的肾脏排泄[54]，合用时应延长其给药间隔
利福平、灰黄霉素	主药中黄芩可提高联用药的疗效[13]，提倡合用
呋喃妥因、消炎痛	主药中白芍与联用药合用会加重对肾脏的毒性，避免合用
痢特灵	主药中黄连与联用药合用治疗痢疾、细菌性腹泻有协同作用[46]，提倡合用
阿司匹林	主药中地黄与联用药合用有协同作用，既能发汗退热，又能清热生津[48]，提倡合用
麦角胺咖啡因、苯丙胺	主药中黄连与联用药合用产生药理性拮抗[23]，避免合用

续表

联用药	相互作用机制及结果
地高辛	主药中白芍可增强地高辛作用和毒性;黄连、黄芩与地高辛合用易发生洋地黄中毒[52],避免合用
胃复安	主药中白芍与胃复安合用可产生药理性拮抗[47],禁忌合用
乳酶生(含乳酸菌)	主药中黄连、黄芩可导致肠道内乳酸菌灭活[14, 47],避免合用
华法林、阿托品	主药中黄连可增强联用药的作用和毒性,谨慎合用
降糖药(阿卡波糖、二甲双胍等)	主药中黄连可增强降糖药的作用和毒性[58];黄芩与联用药可产生药理性拮抗[27],避免合用
环孢素	主药中黄连(含小檗碱)可抑制肝药酶活性,提高环孢素血药浓度,增强药效,提倡合用
含金属离子药(硫酸亚铁、氢氧化铝、硫酸镁)、碘离子制剂	主药中黄连、黄芩与联用药合用易产生沉淀[13, 18],避免合用
磷酸盐(磷酸氢化喹啉、可待因)、硫酸盐(D-860)	主药中白芍与联用药合用易产生沉淀,降低疗效,避免合用
维生素 B_{12}、灰黄霉素	主药中黄芩可延长联用药在肠道内停留时间,有利于吸收,提高疗效[42],提倡合用
碳酸氢钠、氨茶碱	主药中黄连与联用药合用影响溶解度,妨碍吸收;白芍与联用药合用可发生中和反应,使联用药的药效降低或消失,避免合用

L

六味地黄丸

【功效应用】滋阴补肾。主含地黄、山茱萸、山药、泽泻等。用于肾阴亏损、头晕耳鸣、腰膝酸软、骨蒸潮热、盗汗遗精、糖尿病、高血压、肾炎、慢性前列腺炎、骨质疏松症、妇女更年期综合征等。

【临床评价】①本品和归脾丸、妈富隆联用治疗围绝经期功能性子宫出血效果好，且副作用少，见效快[235]。②研究证实，本品可在泌尿系统、体温调节和性功能多方面改善帕金森病症状[312]。③本品合并西药治疗糖尿病肾病有效率90.00%[313]。

联用药	相互作用机制及结果
红霉素	主药中酸性药物山茱萸可减弱红霉素的杀菌作用，避免合用
多西环素、异烟肼、克林霉素	山茱萸中的鞣质影响联用药吸收[22]，避免合用
磺胺类药物	主药中山茱萸易使联用药析出结晶而致结晶尿、血尿[24]，避免合用

续表

联用药	相互作用机制及结果
呋喃妥因、消炎痛	主药中山茱萸可增加联用药在肾脏的重吸收,加重对肾脏毒性[62],避免合用
利福平	主药山茱萸的升白细胞作用可以减轻利福平的副作用[29],同时也加重肾脏毒性,谨慎合用
阿司匹林	主药中地黄与联用药合用有协同作用,既能发汗退热,又能清热生津[48],提倡合用
硝酸甘油、硝酸异山梨酯	主药中山药与联用药合用可发生氧化还原反应,降低联用药疗效[18],避免合用
地高辛、心律平、奎尼丁	主药中泽泻可导致地高辛药效降低[52],且可以影响血钾水平,与联用药合用加重对心肌损害,增加心搏骤停的风险[52],禁忌合用
保钾排钠利尿药（安体舒通、氨苯蝶啶）	主药中泽泻与联用药合用易导致高血钾[13],谨慎合用
降糖药（阿卡波糖、二甲双胍）	主药可改善糖尿病患者乏力、身倦、口渴等症状[58],提倡合用
氢氧化铝、氨茶碱、碳酸氢钠	主药中山茱萸为酸性药物,与联用药可发生中和反应,导致药效降低[19],避免合用

利多卡因缓释滴丸

【功效应用】本品为抗心律失常药,用于急性心肌梗死后室性早搏和室性心动过速,亦可用于洋地黄中毒。

【临床评价】急性期支气管哮喘患者应用呋塞米、利多卡因雾化吸入配合细节护理,可快速改善患者肺部通气功能,降低不良反应[638]。

联用药	相互作用机制及结果
苯巴比妥	两药合用可使利多卡因血药浓度降低,引起心动过缓,甚至窦性停搏,禁忌合用
普萘洛尔(心得安)、西咪替丁美托洛尔(倍他乐克)	联用药可使利多卡因总体清除率降低,避免合用

雷公藤多苷

【功效应用】本品用于类风湿性关节炎、原发性肾小球肾病、肾病综合征等。

【临床评价】①应用本品临床不良反应报道,血液系统28.15%、胃肠系统22.22%、生殖系统9.63%、泌尿系统8.15%、皮肤及附件损害8.15%、肝胆系统7.41%、全身损害7.41%、骨骼关节系统5.19%、神经系统2.22%、口腔系统0.74%、心血管系统0.74%[249]。②小剂量雷公藤多苷联合糖皮质激素治疗儿童紫癜性肾炎,临床疗效显著,复发率低,未见明显毒副作用,总有效率96.00%[308]。③本品联合中等剂量缬沙坦可降低糖尿病肾病患者尿蛋白的水平,保护肾功能,延缓病情进展[309]。

联用药	相互作用机制及结果
糖皮质激素(地塞米松、泼尼松)	两药合用药效均增强,谨慎合用,必要时减少二者用量
细胞毒性药物(环磷酰胺)	两药合用可能导致严重的不良反应,禁忌合用

雷尼替丁（呋喃硝胺）

【功效应用】本品为第二代 H_2 受体拮抗剂，用于胃、十二指肠溃疡，反流性食管炎。

【临床评价】①雷尼替丁枸橼酸铋＋阿莫西林＋克拉霉素治疗胃溃疡的有效率为 93.64%[310]。②本品 900mg 与蒙脱石散 5g 混合治疗复发性口腔溃疡（5～6 次/日），愈合率 95.70%[311]。③本品与双黄连能有效治疗口腔溃疡[318]。

联用药	相互作用机制及结果
地西泮、氯氮平、利眠宁、茶碱卡马西平、苯妥英钠、他克林三环类抗抑郁药（阿米替林）、奎尼丁、华法林	雷尼替丁可抑制肝药酶，使联用药代谢减慢[93]，谨慎合用
普萘洛尔、普鲁卡因胺、利多卡因	雷尼替丁可延缓联用药的作用[2]，谨慎合用
氨苯蝶啶	雷尼替丁可减少氨苯蝶啶在肠道的吸收，抑制其肝脏代谢，降低肾脏清除，降低氨苯蝶啶的血药浓度[81]，避免合用
格列本脲、格列吡嗪	雷尼替丁可增强联用药的降糖作用，可引起严重低血糖[83]，避免合用
维生素 B_{12}	两药合用可降低维生素 B_{12} 的吸收，长期合用可导致维生素 B_{12} 缺乏[2]，避免合用

理中丸

【功效应用】温中散寒、健胃。主含人参、白术等。用于慢性胃炎、胃及十二指肠溃疡等。

【临床评价】本品治疗病毒性腹泻效果较高,总有效率为96.67%[324]。

联用药	相互作用机制及结果
阿司匹林	主药中人参使联用药作用增强,毒性增加,谨慎合用
可待因、吗啡苯巴比妥、咪达唑仑	主药中人参可增强联用药的呼吸抑制作用[22],谨慎合用
利尿药	主药中人参的抗利尿作用与联用药有药理性拮抗[77],避免合用
地高辛	主药中人参与地高辛合用药效累加,毒性增强[52],谨慎合用
华法林	主药中人参可减弱华法林的抗凝作用[5],谨慎合用,必要时增加华法林用量
糖皮质激素(地塞米松、泼尼松)	主药中人参可减少联用药的副作用[62],提倡合用
降糖药(二甲双胍、阿卡波糖等)	主药人参的糖皮质激素样作用可升高血糖,降低联用药效果[4],避免合用
化疗药(环磷酰胺、巯嘌呤、维A酸、甲氨蝶呤)	主药中人参可减少化疗药引起的白细胞减少等不良反应[46],提倡合用

续表

联用药	相互作用机制及结果
维生素C、烟酸、谷氨酸、胃酶合剂、胰酶	主药中人参易使联用药分解而降低药效[51],避免合用
酸性药物(对氨基水杨酸钠、胃蛋白酶等)	主药人参中皂苷遇酸(联用药)易失效[18],避免合用
小金丸、少腹逐瘀丸、平消胶囊(均含五灵脂)	主药中人参与联用药中五灵脂属"十九畏"

利巴韦林(病毒唑)

【功效应用】本品为广谱抗病毒药物,用于病毒性肺炎、细支气管炎、流行性出血热、慢性丙肝。

【临床评价】①本品联合聚乙二醇干扰素 α-2a 治疗慢性丙肝有较好的临床疗效[325]。②本品联合蓝芩口服液可有效治疗小儿手足口病[326]。

联用药	相互作用机制及结果
齐多夫定	利巴韦林可抑制齐多夫定的磷酰化,削弱其抗病毒作用[81],避免合用
替诺福韦、去羟肌苷	主药与联用药合用可能引起肝衰竭、乳酸性酸中毒,甚至死亡[93],禁忌合用

利福平

【功效应用】本品用于治疗结核病,对脑膜炎球菌抗菌明显。

【临床评价】本品联合乙胺丁醇片治疗结核性脑膜炎起效快、疗效好,总有效率95.24%,需注意乙胺丁醇对视神经的毒副作用[567]。

联用药	相互作用机制及结果
红霉素	两药均有肝毒性,合用可能出现黄疸[81],避免合用
氯霉素、甲氧苄啶、阿卡波糖、奎尼丁片、普罗帕酮、维拉帕米、盐酸妥卡尼片、氯苯丁酯、环孢素、华法林、泼尼松龙	主药可减弱联用药的药效[61],谨慎合用,必要时增加联用药用量
氨苯砜	利福平可加速氨苯砜的代谢,使其作用减弱[81],谨慎合用,必要时增加氨苯砜剂量
异烟肼	两药合用对结核杆菌有协同抗菌作用,但增加肝脏损害[61],谨慎合用
乙胺丁醇	两药合用是治疗结核病的有效二联方案,同时也增强乙胺丁醇所致视力损害[81],谨慎合用
对氨基水杨酸钠片	对氨基水杨酸钠可影响利福平的吸收,降低其血药浓度,合用也可加重肝脏损害[83],谨慎合用,必要时间隔6小时分服

续表

联用药	相互作用机制及结果
利托那韦（蛋白酶抑制剂）、妈富隆（雌激素类避孕药）、糖皮质激素（地塞米松）	主药的肝药酶诱导作用可加速联用药的代谢[108]，谨慎合用，必要时增加联用药用量
丙磺舒	丙磺舒可升高利福平血药浓度，增加其毒性反应[61]，不提倡合用
地西泮（安定）	利福平可增加地西泮消除，降低其血药浓度[61]，谨慎合用，必要时调整剂量
苯巴比妥	苯巴比妥可能影响利福平吸收，不提倡合用
苯妥英钠	两药合用，苯妥英钠在肝内清除率提高1倍[81]，抗癫痫作用减弱，避免合用
乙醇（藿香正气水）	乙醇可增加利福平肝毒性发生率，并加速利福平代谢[83]，服药期间避免服用含有乙醇的饮料或药物
美沙酮、美西律片、左甲状腺素钠片	利福平可增加联用药在肝内的代谢[61]，谨慎合用，必要时增加联用药用量
地高辛	利福平可明显降低地高辛的血药浓度，使其半衰期缩短50%[81]，避免合用
制酸药（雷尼替丁）	联用药能明显降低利福平的生物利用度[82]，不提倡合用
三硅酸镁	三硅酸镁可使胃酸pH升高，降低利福平溶解度，使其吸收减少，同时三硅酸镁可吸附利福平，降低其生物利用度[81]，建议间隔6小时分服

续表

联用药	相互作用机制及结果
环磷酰胺、达卡巴嗪	利福平可诱导肝微粒体酶,增加联用药的代谢,促使白细胞降低[83],谨慎合用,必要时调整联用药用量

利培酮

【**功效应用**】本品用于治疗急性和慢性精神分裂症,效果优于同类药物[93]。

【**临床评价**】本品在治疗精神分裂症方面效果显著,但不良反应发生率及安全性方面不及阿立哌唑[321]。

联用药	相互作用机制及结果
大环内酯类抗生素(阿奇霉素)	联用药可抑制利培酮的肝脏代谢,使其血药浓度升高,避免合用
吩噻嗪类(氯丙嗪)、β受体拮抗药(普萘洛尔)	联用药可增加利培酮血药浓度[2],谨慎合用,必要时减少利培酮用量
卡马西平	卡马西平可降低利培酮的血浆水平至50%[93],避免合用
三环类抗抑郁药(阿米替林)	联用药可增加利培酮血药浓度;利培酮可加重联用药的不良反应[2],避免合用
碳酸锂	主药与锂剂合用会引起一系列脑病、锥体外系症状和运动障碍[2],避免合用

续表

联用药	相互作用机制及结果
单胺氧化酶抑制剂（吗氯贝胺）	主药与吗氯贝胺合用可加重不良反应[2]，谨慎合用
左旋多巴	利培酮可拮抗左旋多巴或其他多巴胺激动剂的作用[93]，禁忌合用
氯氮平	主药与氯氮平合用可减少利培酮自体内清除[82]，谨慎合用，避免长期合用
曲马多、佐替平	主药与联用药合用可增加癫痫发作的风险[2]，谨慎合用
氟西汀、帕罗西汀、雷尼替丁、西咪替丁	联用药可增加利培酮的生物利用度[93]，谨慎合用，必要时减少其用量
降压药（硝苯地平、氨氯地平）	利培酮与降压药合用可导致直立性低血压[93]，谨慎合用
抗组胺药（氯雷他定）	两药合用导致过度镇静[83]，谨慎合用，必要时减少利培酮用量

连花清瘟胶囊

【功效应用】清瘟解毒、宣肺泄热。主含金银花、麻黄、苦杏仁、石膏、板蓝根、大黄、薄荷等。用于治疗流行性感冒热毒袭肺证，发热或高热、恶寒、肌肉酸痛、鼻塞流涕、咳嗽、头痛、咽干、咽痛等。

【临床评价】①本品治疗肺部感染疗效显著，药物安全，总有效率96.70%[327]。②连花清瘟胶囊治疗急性上呼吸道感染，疗效优于维C银翘片[328]。③本品治疗流行性感冒可明显减轻症状，显效率76.60%[329]。

联用药	相互作用机制及结果
抗生素（头孢拉定、环丙沙星等）	主药中板蓝根、金银花与抗生素有协同作用，可增强其抗菌效果[14]，提倡合用
阿莫西林	主药中金银花、鱼腥草可增强阿莫西林对耐药金黄色葡萄球菌的抑制作用[16, 36]；麻黄与联用药合用治疗细菌性肺炎有协同作用[48]；板蓝根可增加阿莫西林的过敏概率[59]，谨慎合用
红霉素	主药中金银花可减弱红霉素的杀菌作用[12]，避免合用
多西环素	主药中金银花可增加多西环素排泄，降低药效，不提倡合用
异烟肼、大环内酯类抗生素	主药中石膏与联用药合用易形成络合物，降低溶解度，影响吸收，降低疗效[20, 24]，避免合用
新霉素、土霉素	联用药可影响大黄的作用[45]，避免合用
磺胺类药物	主药中板蓝根可增强磺胺药的抗菌作用[42]；金银花中绿原酸易使磺胺类药物析出结晶而致结晶尿、血尿、尿闭；大黄与联用药合用可导致肝内磺胺积累，严重者导致中毒性肝炎[17]，不提倡合用
呋喃妥因	主药中甘草与联用药合用可降低胃肠道反应[16]，提倡合用
利福平、消炎痛	主药中金银花可加重联用药对肾脏的毒性，避免合用

续表

联用药	相互作用机制及结果
奎宁、麻黄素、阿托品	主药中甘草与联用药合用易产生沉淀,影响吸收,避免合用
抗病毒性肝炎药物(联苯双酯)	主药中板蓝根与联用药治疗病毒性肝炎时有协同作用[27],提倡合用
痢特灵	主药中麻黄与痢特灵合用可升高血压,出现高血压危象[2],禁忌合用
黄连素(小檗碱)	黄连素可增强主药中鱼腥草抗菌作用[48],可以合用
阿司匹林	主药中甘草与阿司匹林可能导致消化道溃疡,甚至引起消化道出血[6, 10],避免合用
可待因、吗啡、苯巴比妥	主药中大黄、苦杏仁可增强联用药的呼吸抑制作用[16, 31],谨慎合用
镇静催眠药(地西泮、劳拉西泮)	服用镇静催眠药治疗失眠期间应避免使用含中枢兴奋的麻黄药物[16, 56]
氯氮平、甲喹酮	主药中苦杏仁与联用药合用出现呼吸抑制,加重肝脏损害[19],避免合用
左旋多巴、毛果芸香碱	主药中大黄与左旋多巴合用增加对消化道黏膜损害[19],避免合用
单胺氧化酶抑制剂、痢特灵、甲基苄肼、闷可乐、环苯丙胺	联用药可增强主药中麻黄的拟交感作用,引起恶心、呕吐、腹痛、呼吸困难、运动失调,甚至高血压危象或脑出血[11, 20, 30],避免合用
降压药(卡托普利、普萘洛尔)	主药中麻黄与联用药同服可产生明显的拮抗作用[7, 17],禁忌合用

续表

联用药	相互作用机制及结果
硝酸甘油、硝酸异山梨酯	主药中薄荷与联用药合用可发生氧化还原反应，降低联用药疗效[18]，避免合用
利尿药	主药中甘草与联用药合用可发生药源性毒性[8,18]，避免合用
地高辛	主药中金银花、鱼腥草可导致地高辛药效降低[29,52]；麻黄可增加联用药对心脏的毒性，引起心律失常[4]；苦杏仁与地高辛合用药效累加，毒性增强；石膏可增强地高辛作用和毒性[18]；大黄与地高辛合用药效累加，毒性增强[52]；甘草中糖皮质激素的保钠排钾作用，引起心脏对地高辛敏感性增高，可能导致其中毒[11]，避免合用
氨茶碱	主药中甘草可促进氨茶碱的代谢，作用降低[18]；麻黄与联用药合用增加毒性2～3倍[20]；鱼腥草可增强氨茶碱止咳平喘疗效[48]，避免合用
镇咳药（喷托维林、复方甘草）	主药中苦杏仁与联用药合用增加呼吸中枢的抑制作用[17,18]，谨慎合用
甲氧氯普胺（胃复安）	主药中金银花与联用药合用产生药理性拮抗[27]，避免合用
乳酶生（含乳酸菌）	主药中金银花可导致肠道内乳酸菌灭活[14,47]；鱼腥草可使乳酶生活性降低，疗效减弱[4]，避免合用
谷丙胺	主药中甘草与联用药合用治疗胃、十二指肠溃疡，有利于病变局部的调节[36]，提倡合用

续表

联用药	相互作用机制及结果
泼尼松、氢化可的松	主药中甘草的糖皮质激素样作用可降低泼尼松清除速率，增加血药浓度[18]，谨慎合用，必要时减少联用药用量
强的松龙片	主药中石膏与强的松龙片合用生成难溶物质，显著降低强的松龙生物利用度，避免合用
甲硝唑	主药中麻黄与联用药合用易引起高血压[8]，谨慎合用
降糖药（阿卡波糖、二甲双胍）	主药中甘草的糖皮质激素样作用可升高血糖，降低联用药的降糖作用[4, 13, 18, 56]；苦杏仁、大黄可影响血糖，避免合用
甲氨蝶呤	主药中甘草可减少联用药的胆汁排泄，增强其药效，可以合用
喜树碱	主药中麻黄可增强喜树碱疗效，减少喜树碱不良反应[41]，提倡合用
苯海拉明	主药中麻黄与联用药合用可产生药理性拮抗[41]，避免合用
磷酸盐（磷酸氢化喹啉）、硫酸盐（硫酸亚铁、D-860）	主药中石膏与联用药合用易产生沉淀，降低疗效，避免合用
酶制剂、含金属离子药、碘制剂	主药中麻黄、大黄与联用药合用产生沉淀，影响吸收[18]，避免合用
维生素B_1、麻黄素	主药中大黄与联用药合用易产生沉淀，影响吸收[16, 17, 19, 22]，避免合用
维生素C、烟酸、谷氨酸	主药中大黄、石膏可使联用药分解而降低药效，避免合用

联用药	相互作用机制及结果
维生素 B_6	主药中大黄与联用药合用易形成络合物，影响疗效[24]，避免合用
烟酸、谷氨酸、胃酶合剂、胰酶	主药中苦杏仁易使联用药分解而降低药效[30]，避免合用
维生素 B_2	维生素 B_2 可降低大黄的抗菌作用[4]，不提倡合用
维生素 E、氯丙嗪	主药中金银花可影响联用药疗效，避免合用
酸性药（对氨基水杨酸钠、胃蛋白酶等）	主药中甘草与联用药合用可发生水解反应，导致甘草中皂苷失效[18]，避免合用
碳酸氢钠	主药中金银花与联用药合用可发生中和反应；蒽醌类药物大黄在碱性环境中容易被氧化[19]，使其药效降低或失效，避免合用
内消瘰疬丸、乳癖消颗粒（均含海藻）	主药中甘草与联用药中海藻属"十八反"，禁忌合用

联苯双酯

【功效应用】本品为治疗病毒性肝炎和药物性肝损伤引起转氨酶升高的常用药物。

【临床评价】本品治疗慢性病毒性肝炎，总有效率 86.60%[330]。

联用药	相互作用机制及结果
肌苷	两药合用可减少联苯双酯的降酶反跳现象[2]，可以合用来减少不良反应

硫酸亚铁

【功效应用】本品用于各种原因引起的缺铁性贫血,是治疗缺铁性贫血口服铁剂的首选药。

【临床评价】①本品合用维生素C治疗缺铁性贫血孕妇的总有效率62.07%,直接用复方硫酸亚铁(硫酸亚铁+维生素C)总有效率89.66%[323]。②小剂量的硫酸亚铁可作为治疗小儿缺铁性贫血的首选方法[336]。

联用药	相互作用机制及结果
新霉素、西咪替丁、考来烯胺、氢氧化铝、胰酶肠溶片、可待因	联用药可影响铁的吸收,降低硫酸亚铁疗效[2],避免合用
氯霉素、维生素E	主药与联用药合用可损害造血系统[61]功能,避免合用
多西环素、左旋多巴、青霉胺、诺氟沙星、卡比多巴、甲基多巴、锌制剂(葡萄糖酸锌)	硫酸亚铁可影响联用药的吸收,降低其药效[2],不提倡合用
莫西沙星	硫酸亚铁可使莫西沙星的血药浓度降低,生物利用度降低,吸收速率减慢,达峰时间延长,达峰浓度降低[83],避免合用
三硅酸镁	三硅酸镁可抑制硫酸亚铁的吸收[83],两药应间隔数小时服用

续表

联用药	相互作用机制及结果
左甲状腺素	两药合用可降低联用药的生物利用度，引起不同程度的甲状腺功能降低[83]，谨慎合用
维生素C	两药合用可降低胃内pH，有助于硫酸亚铁的吸收[81]，单用硫酸亚铁效果不好时，可以联用

硫唑嘌呤

【功效应用】本品为免疫抑制剂，应用于器官移植患者的抗排斥反应。

【临床评价】①应用本品时应从最小剂量起开始服用，以防不良反应的发生[331]。②国际IBD研究组织报道，硫唑嘌呤（AZA）可能诱发淋巴瘤，但有研究报道其绝对风险低，AZA应用于临床利大于弊[332]。③本品联合美沙拉嗪治疗小肠克罗恩病疗效较好，黏膜愈合率为90.00%，但不良反应发生率也高[334]。

联用药	相互作用机制及结果
复方磺胺甲噁唑	两药合用血小板及中性粒细胞减少发生率明显增高[83]，谨慎合用，联用不超过10天为宜
卡托普利	合用后出现白细胞减少（依那普利、赖诺普利无此不良反应）[83]，避免合用
琥珀胆碱	硫唑嘌呤可增强琥珀胆碱的神经肌肉阻滞作用[2]，谨慎合用，必要时减少琥珀胆碱用量
别嘌呤、巯嘌呤	联用药可抑制主药的代谢，使其疗效提高，骨髓抑制的毒性增加[93]，谨慎合用，必要时减少主药用量的25%～33%

柳氮磺胺吡啶

【功效应用】本品为磺胺类抗菌药,用于急、慢性溃疡性肠炎及节段性肠炎。

【临床评价】①本品联合益赛普治疗强直性脊柱炎,可减少疗程,具有较好的疗效,并且副作用不增加[322]。②本品联合红金丹灌肠可明显改善溃疡性结肠炎(UC)患者的临床症状,提高临床疗效,有效率为92.05%[333]。

联用药	相互作用机制及结果
氨苄西林	氨苄西林可影响磺胺药的吸收,降低生物利用度,影响疗效[81],不提倡合用
多西环素、硫酸新霉素片	联用药可抑制肠道菌群,阻碍主药的分解,抗炎作用减弱[2,81],不提倡合用
磺吡酮	磺吡酮可减少磺胺药自肾小管的分泌,使血药浓度持久升高而产生毒性[83]反应,谨慎合用,必要时减少磺胺药的用量
丙磺舒	两药合用会降低肾小管磺胺分泌量,升高磺胺药的血药浓度,作用时间延长,容易中毒[83],不提倡合用
保泰松	磺胺药可取代保泰松的血浆蛋白结合部位,增强保泰松的作用,谨慎合用,必要时减少保泰松用量
吗氯贝胺、碳酸氢钠	联用药尿碱化作用可增强磺胺药在尿中溶解度,使排泄增多[83],不提倡合用

续表

联用药	相互作用机制及结果
苯妥英钠、甲氨蝶呤、华法林、降糖药（二甲双胍）	主药中磺胺嘧啶可取代联用药的蛋白结合部位，抑制其代谢，以致药物作用增强，时间延长或毒性增加[2]，谨慎合用，必要时调整联用药用量
地高辛	两药合用，地高辛的生物利用度降低[93]，谨慎合用
乌洛托品	乌洛托品的代谢物可与磺胺形成不溶性沉淀，增加尿结晶的危险[61]，不提倡合用
叶酸	两药合用导致叶酸的吸收减少[93]，血药浓度降低，谨慎合用，必要时通过非口服途径补充叶酸
考来烯胺	考来烯胺与主药在肠道内结合，使主药不能被肠道菌群分解[81]，降低疗效，谨慎合用，必要时适当延长两药服用间隔时间
雌激素避孕药（妈富隆）	两药长期合用可降低避孕可靠性，增加经期外出血概率，不提倡合用
维生素K	接受磺胺药物治疗时维生素K需求量增加，谨慎合用，必要时补充维生素K
环磷酰胺	主药与环磷酰胺合用可增加对造血系统的不良反应[2]，避免合用
苯巴比妥	主药与苯巴比妥合用增加对肝脏的毒性[2]，不提倡合用

六味安消散

【功效应用】和胃健脾、活血止痛。主含木香、大黄、诃子等。

用于胃胀痛、消化不良、便秘、痛经。

【临床评价】①本品（蒙药六味安消散）治疗肝炎患者腹胀、便秘疗效好，总有效率100%[372]。②本品对功能性便秘具有良好的疗效，总有效率达88.89%[373]。③本品（蒙药六味安消散）治疗消化性溃疡，总有效率97.50%[374]。

联用药	相互作用机制及结果
磺胺类药	主药中大黄与联用药合用可导致肝内磺胺积累，严重者导致中毒性肝炎[17]，避免合用
新霉素、土霉素	联用药可影响大黄的作用[45]，避免合用
氯丙嗪、异烟肼、红霉素、利福平	主药中大黄可使异烟肼分解失效；诃子中鞣质与联用药合用，肝脏毒性增强[51]，避免合用
可待因、吗啡、苯巴比妥	主药中大黄可增强联用药的呼吸抑制作用[31]，谨慎合用
左旋多巴、毛果芸香碱	主药中大黄与联用药合用增加对消化道黏膜损害[19]，避免合用
地高辛	主药中木香可使地高辛吸收增加，毒性增强[19]；大黄与联用药合用药效累加，毒性增强[52]，不提倡合用
降糖药	主药中大黄可影响血糖，避免合用
酶制剂（多酶片、胃酶、胰酶）	主药中诃子可使酶制剂活性降低，影响疗效[24]；大黄与酶制剂形成氢键缔合物，避免合用
维生素B_2	维生素B_2可降低大黄的抗菌作用[4]，不提倡合用
维生素B_6	主药中大黄、诃子与维生素B_6合用易形成络合物，影响疗效[24]，避免合用

续表

联用药	相互作用机制及结果
维生素 B_{12}	主药中木香可使维生素 B_{12} 吸收增加[19]，合用时，应适当调节其用量
维生素 B_1、灰黄霉素、制霉菌素、林可霉素片、麻黄素、阿托品、黄连素、奎宁、利血平、亚铁盐制剂、胃舒平	主药诃子、大黄中鞣质使联用药易产生沉淀，影响吸收[16,17,19,22,43,52]，避免合用
维生素 C、烟酸、谷氨酸	主药中大黄可使联用药分解而降低药效，避免合用
碱性药物（碳酸氢钠、消炎痛）	蒽醌类药物大黄在碱性环境中容易被氧化[19]，避免合用

劳拉西泮（氯羟安定）

【功效应用】本品用于镇静、抗焦虑、催眠、镇吐等。

【临床评价】①常规劳拉西泮治疗老年急性心肌梗死伴焦虑症状，疗效更好，改善预后，安全可靠[349]。②劳拉西泮与文拉法辛治疗广泛性焦虑症时比坦度螺酮起效快，服药依从性不如坦度螺酮组好[398]。

联用药	相互作用机制及结果
中枢抑制药（苯巴比妥、氯丙嗪）、乙醇（藿香正气水）	主药与联用药均有中枢抑制作用，合用导致中枢抑制增强，出现呼吸抑制和潜在的致死性，避免合用，服药期间避免服用含有乙醇的饮料或药物

续表

联用药	相互作用机制及结果
丙戊酸钠	丙戊酸可抑制劳拉西泮的代谢，延长劳拉西泮的血浆半衰期[81]，谨慎合用，必要时延长劳拉西泮的给药间隔时间或减少剂量
丙磺舒	丙磺舒可影响劳拉西泮在肝脏内与葡萄糖醛酸的结合，引起血药浓度升高和过度嗜睡[81]，谨慎合用，必要时减少主药用量

龙胆泻肝丸

【功效应用】清肝胆、利湿热。主含柴胡、黄芩、栀子、泽泻、车前子、当归、地黄、甘草等。用于慢性肝炎、病毒性肝炎、急性咽炎、阴囊湿疹、慢性湿疹、脂溢性皮炎、中耳炎、带状疱疹、妇女带下等。

【临床评价】①含有关木通成方的龙胆泻肝丸可引起肾损害，2003年国家食品药品监督管理局就决定取消关木通的药用标准，其组方中可用川木通或白木通代替，应引起注意[338]。②本品联合抗病毒药治疗生殖器疱疹疗效好，有效率97.44%[351]。

联用药	相互作用机制及结果
抗生素（头孢拉定、环丙沙星等）	主药中黄芩可增强抗生素的疗效，减少其毒副作用[14]，提倡合用
阿莫西林	主药中当归与联用药合用会增加阿莫西林过敏的发生概率[23]；黄芩可增加阿莫西林对耐药金黄色葡萄球菌的抗菌作用[57]，谨慎合用

续表

联用药	相互作用机制及结果
红霉素	主药中当归可减弱红霉素的杀菌作用,避免合用
多西环素、异烟肼	主药中当归与联用药合用易形成络合物,影响吸收,避免合用
呋喃妥因	主药中甘草与联用药合用可降低胃肠道反应[16],提倡合用
利福平、消炎痛	主药中当归与联用药合用会加重对肾脏的毒性,避免合用
左氧氟沙星	主药中黄芩可降低左氧氟沙星的肾脏排泄[54],合用时应延长其给药间隔时间
磺胺类药物	主药中当归易使联用药析出结晶而致结晶尿、血尿[24],避免合用
灰黄霉素	主药中黄芩可提高联用药的疗效[13],提倡合用
奎宁、麻黄素、阿托品	主药中甘草与联用药合用易产生沉淀,影响吸收,避免合用
阿司匹林	主药中地黄与联用药合用有协同作用,既能发汗退热,又能清热生津[48];提倡合用
镇静催眠药	主药中柴胡可提高联用药的镇静催眠效果,减少对其依赖性[70],提倡合用
抗癫痫药	主药中柴胡可提高抗癫痫药作用,同时减少副作用[46],提倡合用
利尿药	主药中甘草与联用药合用可发生药源性毒性[8,18],避免合用

续表

联用药	相互作用机制及结果
地高辛	主药中黄芩与地高辛合用易发生洋地黄中毒[52];栀子可导致地高辛药效降低[52];当归可增强地高辛作用和毒性[18,52];甘草中糖皮质激素的保钠排钾作用,会引起心脏对地高辛敏感性增高,可能导致其中毒[11],避免合用
多索茶碱	主药中当归可降低多索茶碱的生物利用度,影响疗效[5],不提倡合用
谷丙胺	主药中甘草与联用药合用治疗胃、十二指肠溃疡,有利于病变局部的调节[36],提倡合用
乳酶生	主药中黄芩可导致乳酶生的作用降低或丧失[14],避免合用
华法林、双香豆素、保泰松	主药中当归与联用药合用可导致出血倾向[15],谨慎合用
泼尼松、氢化可的松	主药中甘草的糖皮质激素样作用可降低泼尼松清除速率,增加血药浓度[18],谨慎合用,必要时减少联用药用量
降糖药（阿卡波糖、二甲双胍）	主药中黄芩与联用药可产生药理性拮抗[27];甘草的糖皮质激素样作用可升高血糖,降低联用药的降糖作用[4,13,18],避免合用
环孢素	主药中甘草可诱导肝药酶而降低环孢素的临床疗效,避免合用
化疗药（环磷酰胺、巯嘌呤、维A酸）	主药中当归可减少化疗药引起的白细胞减少等不良反应[46],提倡合用
甲氨蝶呤	主药中甘草可减少甲氨蝶呤的胆汁排泄,增强其药效,可以合用

续表

联用药	相互作用机制及结果
含金属离子的药（氢氧化铝、钙制剂、亚铁制剂、枸橼酸铋钾）	主药中柴胡与联用药合用可形成络合物，影响吸收[24]；黄芩可改变联用药理化性质，降低其疗效[13]，避免合用
磷酸盐（磷酸氢化喹啉、可待因）、硫酸盐（D-860）	主药中当归与联用药合用易产生沉淀，降低疗效，避免合用
维生素C	主药中柴胡极易使联用药水解失效而影响吸收[51]，避免合用
维生素B_{12}	主药中黄芩可延长联用药在肠道内停留时间，有利于吸收，提高疗效[42]，提倡合用
碳酸氢钠	主药中当归与联用药合用可发生中和反应，使联用药的药效降低或消失，避免合用
酸性药物（对氨基水杨酸钠、胃蛋白酶等）	主药中甘草与联用药合用可发生水解反应，导致甘草中皂苷失效[18]，避免合用
内消瘰疬丸、乳癖消颗粒（均含海藻）	主药中甘草与联用药中海藻属"十八反"，禁忌合用

癃闭舒胶囊

【功效应用】益肾活血、清热通淋。主含补骨脂、益母草、金钱草等。多用于治疗前列腺增生。

【临床评价】①本品联合哈乐可预防肛门直肠手术后尿潴留的发

生[352]。②本品治疗勃起功能障碍有较好的临床疗效,可提高阴茎勃起角度,缩短治愈和显效时间,总有效率98.00%[353]。

联用药	相互作用机制及结果
利福平	主药中补骨脂的升白细胞作用可以减轻利福平的副作用[29],提倡合用
地高辛	主药中益母草、金钱草可导致地高辛药效降低[19,52],不提倡合用
螺内酯、氨苯蝶啶	主药金钱草中含有钾,与联用药合用易引起高血钾,谨慎合用

氯吡格雷(波立维)

【功效应用】本品用于预防和治疗因血小板高聚集所引发的脑卒中、冠脉综合征、外周动脉疾病等。

【临床评价】①在急性心梗治疗中,氯吡格雷联用阿司匹林近期和远期疗效均优于单用阿司匹林[354]。②本品联合前列地尔治疗急性脑梗死近期疗效好,安全性高[355]。

联用药	相互作用机制及结果
阿司匹林、萘普生、华法林、月见草油、姜黄素、银杏属、辣椒素、黑叶母菊、大蒜、丹参	主药与联用药合用增加出血风险[2],不提倡合用
奥美拉唑	奥美拉唑可降低氯吡格雷的血药浓度50%,发生心脑血管事件风险增加[93],避免合用

氯丙嗪（冬眠宁）

【功效应用】 本品用于控制精神分裂症或其他精神病的兴奋躁动、紧张不安、幻觉、妄想等症状。

【临床评价】 氯丙嗪的不良反应：血液系统4.55%、锥体外系3.41%、心血管系统14.77%、消化系统20.45%、精神障碍20.45%、泌尿系统2.27%、过敏22.73%、生殖系统与神经系统各1.14%、其他9.09%[356]。

联用药	相互作用机制及结果
红霉素、阿奇霉素、克拉霉素	氯丙嗪与有耳毒性的抗生素合用，掩盖耳毒性反应的前期症状，谨慎合用，注意观察听力变化
氯喹	两药合用氯丙嗪血药浓度可升高2倍[81]，避免合用
中枢抑制药（吗啡）、乙醇（藿香正气水）	主要与联用药合用可导致中枢抑制作用加强，不提倡合用，服药期间，避免服用含有乙醇的饮料或药物
单胺氧化酶抑制剂（吗氯贝胺）	两药合用抗胆碱作用增强，不良反应增加[2]，谨慎合用，必要时调整用量
三环类抗抑郁药（阿米替林）、阿托品	氯丙嗪与联用药合用导致两者的抗胆碱作用相互增强并延长，不良反应增加[2]，避免合用
舒托必利	两药合用可增加心律失常的危险[2]，避免合用

续表

联用药	相互作用机制及结果
碳酸锂	两药合用引起血锂浓度升高,导致运动障碍,锥体外系反应加重,脑病及脑损伤[2],避免合用
苯巴比妥	苯巴比妥可加速氯丙嗪的代谢,减弱其抗精神病作用[2],谨慎合用,必要时增加氯丙嗪用量
苯乙肼	两药合用可导致高血压,并加重锥体外系不良反应[81],避免合用
丁苯那嗪	两药合用可发生少动、僵直、失明等锥体外系症状[81],避免合用
唑吡坦(思诺思)	两药合用镇静作用增强[81],谨慎合用,必要时唑吡坦的量需减少
二氮嗪	两药合用可能发生严重高血糖和糖尿病性前驱昏迷[81],禁忌合用
曲唑酮	两药合用可发生头晕和血压下降,不提倡合用
氟西汀、塞来昔布	主药与联用药合用可导致氯丙嗪的血药浓度升高,作用和毒性均增加,不提倡合用
左旋多巴、溴隐亭	主药与联用药合用发生药理性拮抗[81],禁忌合用
抗高血压药(硝苯地平)	氯丙嗪与抗高血压药合用易致体位性低血压[2],谨慎合用,注意监测血压
西咪替丁	两药合用或导致氯丙嗪血药浓度下降35%[81],谨慎合用,必要时增加氯丙嗪用量

续表

联用药	相互作用机制及结果
甲氧氯普胺（胃复安）	两药合用锥体外系副作用发生率增加[81]，不提倡合用
抗酸药（氢氧化铝）、苯海索	联用药可减少吩噻嗪类药物的吸收[2]，建议分开服用
毓婷（左炔诺孕酮片）、复方长效左炔诺孕酮口服片	同时应用氯丙嗪和口服避孕药，乳房增大和溢乳的发生率增高，不提倡合用
盐酸芬氟拉明片	氯丙嗪可使联用药的效应减弱[2]，不提倡合用

氯化钾缓释片

【功效应用】本品用于各种原因引起的低钾血症。

【临床评价】①口服本品对于剖宫产术后肠功能恢复疗效显著，具有明确的临床价值[644]。②本品联合吲达帕胺治疗1级高血压，用药半年最低达标率78.46%[667]。

联用药	相互作用机制及结果
吲哚美辛、抗胆碱药（阿托品）	联用药能加重口服钾盐的胃肠道刺激[61]，不提倡合用
血管紧张素转化酶抑制剂（卡托普利、依那普利）、环孢素	联用药导致尿钾排泄减少，易发生高钾血症[61]，不提倡合用

续表

联用药	相互作用机制及结果
保钾利尿药（螺内酯、氨苯蝶啶）	两药合用发生高血钾概率增加，可引起心力衰竭和心脏停搏[81]，避免合用
肾上腺皮质激素（地塞米松）	联用药能促进尿钾排泄，合用降低钾盐疗效[61]，不提倡合用
维生素 B_{12}	缓释型钾盐可抑制胃肠道对维生素 B_{12} 吸收[61]，不提倡合用

氯喹

【功效应用】本品为抗疟疾药，也可用于红斑狼疮和各种结缔组织病[114]。

【临床评价】①本品加伯氨喹治疗间日疟安全有效，复发率低[647]。②据临床最新研究，氯喹可直接作用于肿瘤细胞的凋亡、自噬和血管，抑制肿瘤细胞的增殖，促进凋亡[648]。

联用药	相互作用机制及结果
青霉胺片	两药合用可能引起出血[61]，谨慎合用
甲硝唑	两药合用可发生急性肌张力障碍[115]，避免合用
伯氨喹	两药合用可根治间日疟，同时不良反应也增加[2,61]，谨慎合用
甲氟喹	两者都有致惊厥作用[81]，避免合用
氯喹同类物（氨酚喹、羟基氯喹）	两药合用可使氯喹血药浓度增高[2]，避免合用

联用药	相互作用机制及结果
保泰松	两药合用易引起过敏性皮炎[61]，不提倡合用
吲哚美辛	两药合用有协同作用，但毒性也增加[115]，谨慎合用
单胺氧化酶抑制剂（吗氯贝胺）	两药合用毒性增加[2]，不提倡合用
氯丙嗪	两药合用易加重肝脏损害[61]，不提倡合用
地高辛	洋地黄化后的患者应用氯喹易引起心脏传导阻滞[61]，避免合用
氯化铵	氯化铵可加速氯喹排泄，降低其血药浓度，作用减弱[81]，避免合用
三硅酸镁	三硅酸镁可吸附氯喹，使其吸收减少[81]，可以同服，但需间隔时间
西咪替丁	两药合用可使氯喹清除率下降一半，半衰期延长50%[61]，谨慎合用，必要时延长氯喹的给药间隔时间
曲安西龙（阿赛松）	两药合用可导致剥脱性红皮病[2]，不提倡合用

氯雷他定（第二代三环抗组胺药物）

【功效应用】本品用于过敏性鼻炎、急性或慢性荨麻疹、过敏性结膜炎、花粉症及其他过敏性皮肤病。

【临床评价】地氯雷他定（第三代）联合氮卓斯汀鼻喷剂治疗过敏性鼻炎起效快、安全有效，总有效率为93.85%[342]。

联用药	相互作用机制及结果
红霉素	红霉素可导致氯雷他定的血药浓度轻微性升高[61]，谨慎合用

氯硝西泮（氯安定）

【功效应用】本品主要用于治疗各型癫痫和惊厥。

【临床评价】①本品合用百乐眠胶囊治疗失眠症疗效显著，且优于单用氯硝西泮，其有效率为83.00%[340]。②本品合用氯氮平治疗难治性精神分裂症安全有效，总有效率90.00%[357]。③本品除可引起困倦、头晕、共济失调外还可致意识障碍，诱发癫痫、狂躁、睡行症、体温不升、粒细胞减少、血尿、药物性肌病、过敏性休克、皮疹、撤药综合征等不良反应[359]。

联用药	相互作用机制及结果
利福平	利福平可增加氯硝西泮的消除，降低其血药浓度[61]，不提倡合用
异烟肼	异烟肼可抑制氯硝西泮的消除，升高其血药浓度[61]，谨慎合用，必要时减少其用量
卡马西平	两药合用氯硝西泮的稳态血药浓度降低19%～37%，谨慎合用
扑米酮、苯巴比妥	联用药可导致氯硝西泮的嗜睡作用增强[2]，谨慎合用，必要时减少其用量

联用药	相互作用机制及结果
单胺氧化酶抑制剂（吗氯贝胺）、三环类抗抑郁药（阿米替林）、异丙嗪、乙醇（藿香正气水）	主药与联用药合用可增加对中枢的抑制[61]，谨慎合用，必要时调整用量，服药期间避免服用含有乙醇的饮料或药物
左旋多巴	氯硝西泮可降低左旋多巴的疗效[61]，不提倡合用
抗高血压药（卡托普利）、利尿药（呋塞米）	氯硝西泮可增强联用药的降压作用[61]，谨慎合用
地高辛	氯硝西泮可增加地高辛的血药浓度而导致中毒[61]，谨慎合用，必要时减少地高辛用量
西咪替丁	联用药可导致氯硝西泮清除减慢，血浆半衰期延长，谨慎合用，必要时延长其给药间隔时间

氯沙坦（科素亚）

【功效应用】本品为血管紧张素受体拮抗剂类抗高血压药。

【临床评价】本品和贝那普利均可逆转高血压性心脏病患者的左心室肥厚，改善心功能，联合应用疗效更显著[358]。

联用药	相互作用机制及结果
螺内酯	两药合用可导致严重的高血钾[81]，避免合用
氯沙坦与其他药物间的相互作用参见缬沙坦	

螺内酯（安体舒通）

【功效应用】 保钾利尿，辅助降压。常与呋塞米联合应用，能抑制心血管重构。

【临床评价】 ①本品、依那普利和参麦注射液联合治疗高血压性心脏病所致的慢性心衰，安全、有效[360]。②本品联合地尔硫䓬治疗舒张性心力衰竭能够更好改善舒张性心功能不全，且无肝肾功能损害，安全性好[361]。

联用药	相互作用机制及结果
甲氧苄啶	两药合用可使发生高钾血症概率增加[81]，谨慎合用
阿司匹林	阿司匹林可阻断螺内酯代谢产物在肾小管的分泌，减弱其利尿作用[61]，避免合用
非甾体类消炎药（消炎痛、布洛芬）	联用药可降低螺内酯利尿作用，且增加肾毒性[2]，避免合用
碳酸锂	主药与锂盐合用时，锂排出减少，血锂浓度升高[2]，谨慎合用
抗高血压药（硝苯地平）	两药合用利尿和降压作用均加强[2]，谨慎合用，必要时减少二者的用量
血管紧张素受体拮抗剂（缬沙坦）、血管紧张素转换酶抑制剂（依那普利、卡托普利）、环孢素、保钾利尿药（氨苯蝶啶）	主药与联用药合用发生高钾血症的概率增加[2, 81]，谨慎合用，必要时监测血钾水平

续表

联用药	相互作用机制及结果
地高辛	螺内酯可使地高辛的血浆半衰期延长，引起中毒[2]，谨慎合用，必要时延长地高辛给药间隔时间
氯化铵	两药合用易发生代谢性酸中毒[2]，谨慎合用
华法林、双香豆素	螺内酯可降低联用药的抗凝作用[2]，谨慎合用，必要时增加抗凝药用量
降糖药（二甲双胍、阿卡波糖）	两药有药理性拮抗[2]，禁忌合用
雌激素	雌激素能引起水钠潴留，减弱螺内酯的作用[2]，不提倡合用
肾上腺皮质激素（氢化可的松）	联用药能减弱螺内酯的利尿作用，拮抗其潴钾作用[2]，禁忌合用
拟交感药（盐酸利托君）	联用药能降低螺内酯的降压作用[2]，谨慎合用
甘珀酸钠	甘珀酸钠具有醛固酮样作用，可降低螺内酯的利尿作用[2]，不提倡合用
碳酸氢钠	两药合用发生高钾血症的概率降低[2]，可以合用
红霉素	两药合用增加肾脏毒性[2]，不提倡合用

M

麻仁润肠丸

【功效应用】润肠通便。主含苦杏仁、大黄、木香、陈皮、白芍等。用于肠胃积热、大便秘结。

【临床评价】①本品加西沙比利、二甲基硅油治疗肠易激综合征便秘型有显著疗效，总有效率92.50%[346]。②本品联合乳酸菌素片治疗便秘效果好，总有效率86.67%[362]。③本品治疗老年慢性功能性便秘疗效好，总有效率75.00%[363]。

联用药	相互作用机制及结果
多西环素	主药中陈皮、白芍与联用药合用易形成络合物，影响疗效，避免合用
磺胺类药	主药中大黄与联用药合用可导致肝内磺胺积累，严重者导致中毒性肝炎[17]，避免合用
大环内酯类药物	主药中陈皮、白芍易使联用药析出结晶而致结晶尿、血尿、尿闭等[24]，避免合用
新霉素、土霉素	联用药可影响大黄的作用[45]，避免合用
呋喃妥因、利福平、消炎痛	主药中陈皮、白芍可加重联用药对肾脏的毒性，避免合用

续表

联用药	相互作用机制及结果
灰黄霉素	主药中陈皮可提高灰黄霉素疗效，提倡合用
异烟肼	主药中大黄可使异烟肼分解失效，避免合用
可待因、吗啡、苯巴比妥	主药中苦杏仁、大黄可增强联用药的呼吸抑制作用[16,31,70]，谨慎合用
氯氮平、甲喹酮、地西泮	主药中苦杏仁与联用药合用会出现呼吸抑制，加重肝脏损害[19]，避免合用
左旋多巴、毛果芸香碱	主药中大黄与联用药合用增加对消化道黏膜损害[19]，避免合用
地高辛	主药中木香可使地高辛吸收增加[19]；大黄、苦杏仁与联用药合用药效累加，毒性增强[52]；陈皮、白芍可增强地高辛作用和毒性[52]，避免合用
镇咳药（喷托维林）、镇静药（氯硝西泮、佐匹克隆）	主药中苦杏仁与联用药合用增加呼吸中枢的抑制作用[17,18]，谨慎合用
胃复安	主药中白芍药与联用药合用可产生药理性拮抗[47]，禁忌合用
降糖药（二甲双胍、阿卡波糖）	主药中苦杏仁、大黄可影响血糖，避免合用
磷酸盐（磷酸氢化喹啉）、硫酸盐（硫酸亚铁、D-860）	主药中陈皮、白芍与联用药合用易产生沉淀，降低疗效，避免合用
酶制剂（多酶片、胃酶、胰酶）	主药中大黄与酶制剂可形成氢键缔合物，避免合用

续表

联用药	相互作用机制及结果
维生素C、烟酸、谷氨酸、胃酶合剂、胰酶	主药中苦杏仁易使联用药分解而降低药效[30]，避免合用
维生素B_1、制霉菌素、林可霉素片、麻黄素、阿托品、黄连素、奎宁、利血平、亚铁盐制剂	主药中大黄与联用药合用易产生沉淀，影响吸收[16,17,19,22]，避免合用
维生素B_2	维生素B_2可降低主药中大黄的抗菌作用[4]，不提倡合用
维生素B_6	主药中大黄与联用药合用易形成络合物，影响疗效[24]，避免合用
维生素B_{12}	主药中木香可使维生素吸收增加[19]，可以合用
氢氧化铝、氨茶碱、碳酸氢钠	主药中陈皮、白芍与联用药合用可发生中和反应；蒽醌类药物大黄在碱性环境中容易被氧化[19]，使其药效降低或失效，避免合用

吗啡片

【功效应用】本品有强大的镇痛作用、明显的镇静作用，并有较好的镇咳作用。

【临床评价】① 10mg 硫酸吗啡栓经直肠给药对于中、重度晚期癌痛患者的镇痛效果确切、安全[337]。②硫酸吗啡缓释片联合加巴喷丁胶囊能有效治疗癌性疼痛，减少吗啡的用量及副作用，并能提高患者生活质量[350]。

联用药	相互作用机制及结果
利福平	联用药可降低吗啡疗效[2]，不提倡合用
吩噻嗪类（氯丙嗪）、安定（地西泮）、单胺氧化酶抑制剂（吗氯贝胺）、三环抗抑郁药（阿米替林）、抗组胺药（氯雷他定片）	主药与联用药合用呼吸抑制作用增强[83]，避免合用
苯乙肼	苯乙肼可使吗啡的镇静和呼吸抑制作用增强，持续时间延长[83]，谨慎合用
卡马西平、纳曲酮	主药与联用药合用可出现阿片戒断症状[2]，禁忌合用
左旋多巴、胍乙啶、美卡拉明、金刚烷胺、奎尼丁片、呋塞米、溴隐亭、普鲁卡因胺、利多卡因	吗啡与联用药合用可发生体位性低血压[2]，谨慎合用
美西律	吗啡可抑制并延缓美西律的吸收，降低其疗效[2]，不提倡合用
西咪替丁	吗啡与西咪替丁合用能引起呼吸暂停、精神错乱、肌肉抽搐等[2]，避免合用
甲氧氯普胺（胃复安）	甲氧氯普胺可促进胃排空，促进吗啡吸收，缩短吗啡达峰时间，增加口服吗啡缓释制剂的镇静作用[83]，谨慎合用，必要时减少吗啡用量

续表

联用药	相互作用机制及结果
华法林	吗啡可增强香豆素类药的抗凝作用[61],谨慎合用,必要时减少抗凝药物用量
香草醛片	吗啡可增加香草醛的抗凝作用[2],谨慎合用,必要时减少抗凝药用量
二甲双胍	两药合用增加乳酸性酸中毒的危险[2],避免合用
M胆碱受体阻断药（阿托品等）	两药合用加重便秘,增加麻痹性肠梗阻和尿潴留的危险[2],避免合用
环磷酰胺	吗啡可增强环磷酰胺毒性[2],谨慎合用

麦角胺咖啡因

【功效应用】本品用于偏头痛急性发作时的治疗。

【临床评价】①麦角胺咖啡因治疗偏头痛较加合百服宁弱[345]。②头部刺血疗法联合本品治疗偏头痛效果显著,总有效率97.50%[400]。

联用药	相互作用机制及结果
大环内酯类抗生素（红霉素）、β受体阻滞剂（普萘洛尔）	主药与联用药合用可发生相互作用,导致不良反应增加,谨慎合用

脉管复康片

【功效应用】活血化瘀、通经活络。主含丹参、郁金等。用于脉管炎、硬皮病、动脉下肢血管闭塞。

【临床评价】①本品联合青鹏软膏外用治疗局限性硬皮病，疗效满意，总有效率 88.89%[364]。②本品预防动静脉内瘘并发症效果显著，可延长内瘘使用寿命[365]。③本品在下肢动脉硬化闭塞症介入术后改善循环方面有较好疗效[366]。④本品能有效促进静脉性溃疡的愈合[403]。

联用药	相互作用机制及结果
磺胺类药物、大环内酯类药物	主药中丹参易使联用药析出结晶而致结晶尿、血尿[24]，避免合用
阿司匹林	主药中丹参与阿司匹林合用治疗冠心病有协同效果[74]，提倡合用
氯丙嗪、眠尔通、苯巴比妥	主药中丹参可显著增强联用药的中枢抑制作用[57]，合用应减少其用量
乳酸心可定、双嘧达莫（潘生丁）	主药中丹参、郁金与联用药合用能增加冠脉血流量，降血脂，降低血压，减轻心脏负荷[13,16]，提倡合用
地高辛	主药中郁金可导致地高辛药效降低[52]，避免合用
三硅酸镁、胃得乐、甲氰咪胍、胃舒平、雷尼替丁、麻黄碱	主药中丹参酮、丹参酚与联用药合用易形成络合物，影响吸收，降低疗效[14,20,35,38]，避免合用
华法林	主药中丹参与联用药合用有防止动脉粥样硬化的作用；同时易发生出血倾向，谨慎合用，必要时应调整后者的剂量[5,51]
环磷酰胺、喜树碱钠	主药中丹参与联用药合用不宜于肿瘤的控制[20]，避免合用

续表

联用药	相互作用机制及结果
维生素 B_1、维生素 B_6	主药中丹参的鞣质易与联用药产生沉淀,影响疗效[43],避免合用
维生素 C	主药中丹参与维生素 C 合用治疗小儿病毒性心肌炎效果显著[57],提倡合用
苏合香丸(含丁香)	主药中郁金与联用药中丁香属"十九畏"

美托洛尔(倍他乐克,β_1 受体拮抗药)

【功效应用】本品用于治疗各型高血压及心绞痛,尤其是降低收缩压,又可减慢心率。

【临床评价】①酒石酸美托洛尔和琥珀酸美托洛尔均可改善扩张型心肌病患者的心功能,后者还可减少室性心律失常发生率,疗效更佳,安全性好[341]。②本品与卡维地洛治疗心力衰竭均有效,卡维地洛效果更显著[367]。

联用药	相互作用机制及结果
环丙沙星、西咪替丁、奎尼丁	联用药可升高美托洛尔的血药浓度[61,83],谨慎合用,必要时调整剂量
利福平	利福平可减弱美托洛尔的 β 受体阻滞作用[81],谨慎合用,必要时增加美托洛尔用量
戊巴比妥片	两药合用可使美托洛尔的血药浓度和生物利用度降低 30%[81],谨慎合用,必要时增加美托洛尔的用量

续表

联用药	相互作用机制及结果
硝酸甘油、硝酸异山梨酯（消心痛）	两药合用治疗心绞痛可提高疗效，并互相抵消不良反应[2]，提倡合用
氟西汀	两药合用可引起美托洛尔血药浓度升高，毒性增加[115]，避免合用
碳酸锂	两药合用可加剧锂所致震颤的不良反应[82]，不提倡合用
单胺氧化酶抑制剂（吗氯贝胺）	两药合用可致极度低血压[61]，禁忌合用
塞来昔布（西乐葆）	两药合用可导致美托洛尔血药浓度升高，作用和毒性均增强[81]，谨慎合用，必要时减少美托洛尔用量
硫酸苯乙肼	两药合用可引起心率下降[61]，不提倡合用
胺碘酮	两药合用可出现明显的心动过缓和窦性停搏[61]，禁忌合用
硝苯地平	两药合用治疗高血压或心绞痛有效，但也可引起严重的低血压或心力储备降低，必须合用时应监测心功能，尤其是左室功能受损或心律失常的患者
地尔硫䓬	地尔硫䓬可增强β受体阻断剂的药理作用，对于心功能正常患者有利，但合用也有引起低血压、左室衰竭和房室传导阻滞的报道，谨慎合用。必要时应密切监测心功能，尤其是老年及左室衰竭、主动脉瓣狭窄者

联用药	相互作用机制及结果
维拉帕米	两药均有直接的负性肌力、负性传导作用,合用可能引起低血压、心动过缓、充血性心力衰竭和传导障碍[61],避免合用
盐酸肼屈嗪片	肼屈嗪可增加美托洛尔生物利用度[61],谨慎合用,必要时减少美托洛尔用量
利血平	两药合用增强美托洛尔的作用,如心动过缓及低血压,谨慎合用,必要时减少美托洛尔用量
普罗帕酮(心律平)	两药合用美托洛尔血药浓度升高2~5倍,出现肺水肿、咯血等急性左心衰表现[81],避免合用
口服避孕药	两药合用可能导致美托洛尔首过代谢减少[81],谨慎合用,必要时减少美托洛尔用量

美西律(慢心律,抗心律失常药)

【功效应用】本品主要用于急慢性室性心律失常、心力衰竭和病窦患者。

【临床评价】①本品治疗冠心病室性早搏远期疗效欠佳,而配合中药能明显提高和巩固美西律疗效[368]。②针刺双侧内关穴能提高美西律治疗频发室性早搏的疗效[402]。

联用药	相互作用机制及结果
苯妥英钠、苯巴比妥、利福平	联用药可诱导肝药酶加快主药代谢,降低其血药浓度[2],谨慎合用,必要时增加美西律用量

续表

联用药	相互作用机制及结果
吗啡	吗啡可抑制并延迟美西律的吸收,尤其心梗时明显[2],谨慎合用
胺碘酮	两药合用可使心电图 Q-T 间期明显延长,增加发生非典型室性心动过速的风险[83],避免合用
其他类抗心律失常药(奎尼丁、硝苯地平)	两药合用有协同作用,可用于顽固心律失常[2],提倡合用
茶碱	两药合用后出现烦躁、呕吐、食欲减退等茶碱中毒症状[83],谨慎合用,必要时减少茶碱用量
抗酸药(雷尼替丁)	两药合用可降低美西律的生物利用度,但也可以因尿 pH 增高,血药浓度升高[82],避免合用
西咪替丁、甲氧氯普胺(胃复安)	联用药可使美西律血药浓度升高[61],谨慎合用,必要时调整美西律用量
阿托品	阿托品可延迟美西律的吸收,但不影响其吸收量[2],谨慎合用

礞石滚痰丸

【功效应用】降火逐痰。主含黄芩、大黄等。用于痰火扰心所致的癫狂惊悸、喘咳痰稠、大便秘结。

【临床评价】①本品合用归脾汤加减治疗癫痫疗效理想,总有效率 86.50%[369]。②本品联合利培酮治疗精神分裂症临床疗效明显优于单用利培酮,总有效率 95.00%[370]。

联用药	相互作用机制及结果
抗生素（头孢拉定、环丙沙星等）	主药中黄芩可增强抗生素的疗效，减少其毒副作用[14]，提倡合用
阿莫西林	主药中黄芩可增加阿莫西林对耐药金黄色葡萄球菌的抗菌作用[57]，提倡合用
磺胺类药	主药中大黄与联用药合用可导致肝内磺胺积累，严重者导致中毒性肝炎[17]，避免合用
左氧氟沙星	主药中黄芩可降低左氧氟沙星的肾脏排泄[54]，谨慎合用，必要时延长给药间隔时间
新霉素、土霉素	联用药可影响大黄的作用[45]，避免合用
利福平、灰黄霉素	主药中黄芩可提高联用药的疗效[13]，提倡合用
异烟肼	主药中大黄可使异烟肼分解失效，避免合用
可待因、吗啡、苯巴比妥	主药中大黄可增强联用药的呼吸抑制作用[31]，谨慎合用
左旋多巴、毛果芸香碱	主药中大黄与联用药合用增加对消化道黏膜损害[19]，避免合用
地高辛	主药中黄芩与地高辛合用易发生洋地黄中毒[52]；大黄与联用药合用药效累加，毒性增强[52]，避免合用
乳酶生	主药中黄芩可导致乳酶生的作用降低或丧失[14]，避免合用
降糖药	主药中黄芩与降糖药可产生药理性拮抗[27]；大黄可影响血糖，谨慎合用

续表

联用药	相互作用机制及结果
酶制剂（多酶片、胃酶、胰酶）	主药中大黄与酶制剂可形成氢键缔合物，避免合用
含金属离子药物	主药中黄芩可改变联用药理化性质，降低其疗效[13]，避免合用
维生素 B_{12}	主药中黄芩可延长联用药在肠道内停留时间，有利于吸收，提高疗效[42]，提倡合用
维生素 B_1、维生素 B_6	主药中大黄与联用药合用易形成络合物，影响疗效[24]，避免合用
维生素 C、烟酸、谷氨酸	主药中大黄可使联用药分解而降低药效，避免合用
维生素 B_2	维生素 B_2 可降低大黄的抗菌作用[4]，不提倡合用
制霉菌素、林可霉素片、麻黄素、阿托品、黄连素、奎宁、利血平	主药中大黄与联用药合用易产生沉淀，影响吸收[16,17,19,22]，避免合用
碳酸氢钠	蒽醌类药物大黄在碱性环境中容易被氧化[14]，避免合用

蒙脱石散（思密达）

【功效应用】本品用于成人及儿童急、慢性腹泻。

【临床评价】①思密达联合复方地芬诺酯片治疗病毒性肠炎，治愈率97.74%[242]。②本品治疗消化性溃疡疗效好，不良反应少，总有效率92.00%[371]。

联用药	相互作用机制及结果
其他药物	蒙脱石散可影响其他药物的吸收，谨慎合用；必须合用时应在服用本品前1小时服用其他药物

米非司酮

【功效应用】本品用于抗早孕、催经止孕、胎死宫内引产等。

【临床评价】①宫瘤消胶囊甲睾酮和米非司酮治疗绝经期子宫肌瘤效果好，可显著缩小肌瘤体积，降低 E_2、P、FSH 水平[254, 315]。② 120例输卵管妊娠患者均采用口服米非司酮的方法进行保守治疗，99例完全成功，治愈率达82.5%[285]。③本品治疗子宫内膜异位症，对提高妊娠率有一定帮助[375]。

联用药	相互作用机制及结果
非甾体类抗炎药（阿司匹林等）	服用米非司酮一周内不能使用阿司匹林和其他非甾体类抗炎药[61]
灰黄霉素、利福平、苯巴比妥、肾上腺皮质激素（地塞米松）、苯妥英钠、卡马西平	联用药可诱导肝药酶活性，降低米非司酮的血药浓度[2, 93, 115]，避免合用
米索前列醇	米非司酮增强子宫肌对米索前列醇的敏感性[93]，两者合用发挥协同作用，提倡合用，但需调整用药剂量

米索前列醇

【功效应用】本品用于胃及十二指肠溃疡、抗早孕。

【临床评价】①本品联合间苯三酚用于人工流产镇痛效果好,不良反应少,安全、简单[347]。②本品合用米非司酮、戊酸雌二醇,可明显提高胚胎娩出率,提高一次清宫率,且可降低出血量,减轻患者痛苦,疗效显著[401]。

联用药	相互作用机制及结果
非甾体类消炎药（阿司匹林）	服用米索前列醇一周内不能使用阿司匹林和其他非甾体类抗炎药[61]
抗酸药（氢氧化镁、雷尼替丁）	抗酸药可加重米索前列醇导致的腹泻、腹痛等不良反应[82],不提倡合用
环孢素、泼尼松	三药合用降低肾移植排斥反应的发生率,提高移植成活率,提倡合用

明目地黄丸

【功效应用】滋肾、养肝、明目。主含熟地黄、山茱萸、泽泻、当归、白芍、石决明等。用于慢性球后视神经炎、轻度视神经萎缩、视网膜黄斑变性、角结膜干燥症、泪囊吸引功能不良等。

【临床评价】①本品治疗糖尿病视网膜病变,副作用小,安全性高,疗效确切,总有效率92.50%[376]。②本品联合复方樟柳碱治疗视神经萎缩疗效显著,可促进视力恢复,减少视野缺损,总有效率

90.91%[377]。③本品对干眼症的症状改善有一定作用,尤其在缓解视力疲劳及减轻眼部干涩感、眼胀感等方面疗效显著[378]。

联用药	相互作用机制及结果
阿莫西林	主药中当归可增加阿莫西林过敏的发生概率[23],不提倡合用
红霉素	主药中当归、山茱萸可减弱红霉素的杀菌作用,避免合用
多西环素、异烟肼、克林霉素	山茱萸中的鞣质影响联用药吸收[22];当归、白芍与联用药合用易形成络合物,影响吸收,避免合用
磺胺类药物、大环内酯类药物	主药中当归、山茱萸、白芍易使联用药析出结晶而致结晶尿、血尿[24],避免合用
呋喃妥因、阿司匹林、消炎痛	主药中山茱萸、当归、白芍可增加联用药在肾脏的重吸收,加重对肾脏毒性,避免合用
利福平	主药中山茱萸的升白细胞作用可以减轻利福平的副作用[29],同时也加重肾脏毒性,谨慎合用
左旋多巴	主药中石决明与联用药合用易形成络合物,影响吸收[13,24],避免合用
地高辛	主药中当归、白芍可增强地高辛作用和毒性[18,52];石决明与联用药合用易出现洋地黄中毒[18],避免合用
多索茶碱	主药中当归可降低多索茶碱的生物利用度,影响疗效[5],不提倡合用

续表

联用药	相互作用机制及结果
胃复安	主药中白芍与联用药合用可产生药理性拮抗[47]，禁忌合用
保钾利尿药（安体舒通、氨苯蝶啶）	主药与联用药合用易导致高血钾[13]，谨慎合用
华法林、双香豆素、保泰松	主药中当归与联用药合用可导致出血倾向[15]，谨慎合用
强的松龙片	主药中石决明与联用药合用易生成难溶物质，显著降低其生物利用度，避免合用
化疗药（环磷酰胺、巯嘌呤、维A酸、甲氨蝶呤）	主药中当归可减少化疗药引起的白细胞减少等不良反应[46]，提倡合用
磷酸盐（磷酸氢化喹啉、可待因）、硫酸盐（硫酸亚铁、D-860）	主药中当归、白芍与联用药合用易产生沉淀，降低疗效，避免合用
维生素C	主药中石决明易使维生素C氧化而降效，避免合用
氢氧化铝、氨茶碱、碳酸氢钠	主药中山茱萸、当归、白芍与联用药可发生中和反应，导致药效降低，避免合用

牛黄解毒片

【功效应用】清热解毒。主含牛黄、雄黄、石膏、大黄、黄芩、桔梗、冰片、甘草等。用于咽喉肿痛、牙龈肿痛、口舌生疮、目赤肿痛、中耳炎、毛囊炎、带状疱疹等。

【临床评价】本品合用复方新诺明治疗急性扁桃体炎,疗效明显,总有效率95.00%[344,385]。

联用药	相互作用机制及结果
抗生素(头孢拉定、环丙沙星等)	主药中黄芩可增强抗生素的疗效,减少其毒副作用[14],提倡合用
阿莫西林	主药中黄芩可增加阿莫西林对耐药金黄色葡萄球菌的抗菌作用[57],提倡合用
多西环素、异烟肼、利福平、大环内酯类抗生素	主药中石膏、桔梗与联用药合用易形成络合物,降低溶解度,影响吸收,降低疗效[18,20,24],避免合用
磺胺类药	主药中大黄与联用药合用可导致肝内磺胺积累,严重者导致中毒性肝炎[17],避免合用

续表

联用药	相互作用机制及结果
左氧氟沙星	主药中黄芩可降低左氧氟沙星的肾脏排泄[54]，合用应延长其给药间隔
新霉素、土霉素	联用药可影响大黄的作用[45]，避免合用
灰黄霉素	主药中黄芩可提高联用药的疗效[13]，提倡合用
呋喃妥因	主药中甘草与联用药合用可降低胃肠道反应[16]，提倡合用
奎宁、麻黄素、阿托品	主药中甘草与联用药合用易产生沉淀，影响吸收，避免合用
阿司匹林	主药中甘草与联用药合用可能导致消化道溃疡，甚至引起消化道出血[11]，避免合用
可待因、吗啡、苯巴比妥	主药中大黄可增强联用药的呼吸抑制作用[31]，谨慎合用
左旋多巴、毛果芸香碱	主药中大黄与联用药合用增加对消化道黏膜损害[19]，避免合用
水合氯醛、乌拉坦、镇静催眠药	主药中牛黄与联用药合用，中枢神经抑制作用增强[26]，谨慎合用
利尿药	主药中甘草与联用药合用可发生药源性毒性[8, 18]，避免合用
地高辛	主药中石膏可增强地高辛作用和毒性[18]；大黄与地高辛合用，药效累加，毒性增强[52]；黄芩、甘草与地高辛合用易发生洋地黄中毒[52]；甘草中糖皮质激素的保钠排钾作用，会引起心脏对地高辛敏感性增高，可能导致其中毒[11]，避免合用

续表

联用药	相互作用机制及结果
氨茶碱	主药中桔梗与氨茶碱合用可增强止咳平喘疗效[48]，可以合用
乳酶生、肠道益生菌	主药中黄芩可导致乳酶生的作用降低或丧失[14]，抑制肠道益生菌活性[33]，避免合用
谷丙胺	主药中甘草与联用药合用治疗胃、十二指肠溃疡，有利于病变局部的调节[36]，提倡合用
排钾利尿药（氢氯噻嗪）	主药中甘草与联用药合用易导致低血钾[18]，避免合用
强的松龙片	主药中石膏与联用药合用生成难溶物质，显著降低强的松龙生物利用度，避免合用
泼尼松、氢化可的松	主药中甘草的糖皮质激素样作用可降低泼尼松清除速率，增加血药浓度[18]，谨慎合用，必要时减少联用药用量
降糖药（D-860、降糖灵等）	主药中黄芩与联用药可产生药理性拮抗[27]；大黄可影响血糖；甘草的糖皮质激素样作用可升高血糖，降低联用药的降糖作用[4, 13, 18]，避免合用
环孢素	主药中甘草可诱导肝药酶而降低联用药的临床疗效，避免合用
甲氨蝶呤	主药中甘草可减少甲氨蝶呤的胆汁排泄，增强其药效，可以合用
环磷酰胺	牛黄解毒片与环磷酰胺合用可增加对肾脏的毒性[19]，避免合用

续表

联用药	相互作用机制及结果
含金属离子药（氢氧化铝、葡萄糖酸钙）	主药中黄芩可改变联用药理化性质，降低其疗效[13]，避免合用
磷酸盐（磷酸氢化喹啉）、硫酸盐（D-860）	主药中石膏与联用药合用易产生沉淀，降低疗效，避免合用
酶制剂（多酶片、胃酶、胰酶）	主药雄黄中砷与联用药可形成沉淀，抑制酶活性，降低疗效[22,78]；大黄与酶制剂形成氢键缔合物，避免合用
维生素 B_1、制霉菌素、林可霉素、麻黄素、利血平、黄连素	主药中大黄与联用药合用易产生沉淀，影响吸收[16,17,19,22,43]，避免合用
维生素 C	主药中石膏可导致维生素 C 氧化失效，避免合用
维生素 B_6	主药中大黄与维生素 B_6 合用易形成络合物，影响疗效[24]，避免合用
维生素 B_{12}	主药中黄芩可延长联用药在肠道内停留时间，有利于吸收，提高疗效[42]，提倡合用
烟酸、谷氨酸	主药中大黄可使联用药分解而降低药效，避免合用
维生素 B_2	维生素 B_2 可降低大黄的抗菌作用[4]，不提倡合用
碳酸氢钠	主药大黄中蒽醌类成分在碱性环境中容易被氧化[19]，避免合用

续表

联用药	相互作用机制及结果
酸性药物（对氨基水杨酸钠、胃蛋白酶）	主药中桔梗、甘草与联用药合用易发生水解反应，导致皂苷失效[18, 51]，避免合用
内消瘰疬丸、乳癖消颗粒（均含海藻）	主药中甘草与联用药中海藻属"十八反"，禁忌合用

脑心通胶囊

【功效应用】益气活血、化瘀通络。主含黄芪、丹参、当归、川芎、赤芍、红花、桂枝、地龙等。用于半身不遂、肢体麻木、口眼㖞斜、舌强语謇及胸痹心痛、胸闷、心悸、气短、脑梗塞、冠心病心绞痛等。

【临床评价】①脑心通胶囊治疗脑血管病临床效果显著，总有效率93.02%[670]。②本品联合辛伐他汀治疗冠心病合并高脂血症临床疗效满意，总有效率95.00%[671]。

联用药	相互作用机制及结果
阿莫西林	主药中当归可增加阿莫西林过敏的发生概率[23]，不提倡合用
红霉素	主药中当归、川芎可减弱红霉素的杀菌作用，避免合用
多西环素、异烟肼	主药中川芎、当归与联用药合用易形成络合物，降低溶解度，影响吸收，降低疗效，避免合用

续表

联用药	相互作用机制及结果
磺胺类药物、大环内酯类药物	主药中川芎、当归、丹参易使联用药析出结晶而致结晶尿、血尿[24]，避免合用
呋喃妥因、利福平、消炎痛	主药中川芎、当归与联用药合用会加重对肾脏的毒性，避免合用
氯丙嗪、眠尔通、苯巴比妥	主药中丹参可显著增强联用药的中枢抑制作用[57]，合用应减少其用量
抗癫痫药	主药中桂枝、地龙可提高抗癫痫药作用，减少抗癫痫药的副作用[16,46]，提倡合用
乳酸心可定、双嘧达莫（潘生丁）	主药中丹参、赤芍与联用药合用能增加冠脉血流量，降血脂，降低血压，减轻心脏负荷[13,57]，提倡合用
尼莫地平	主药中川芎可增加尼莫地平的生物利用度[5]，谨慎合用，必要时适度减少其用量
地高辛	主药中地龙、红花可导致地高辛药效降低[52]；当归、川芎可增强地高辛作用和毒性[18,52]，谨慎合用
多索茶碱	主药中当归、川芎可降低多索茶碱的生物利用度，影响疗效[5]，不提倡合用
三硅酸镁、胃得乐、麻黄碱、甲氰咪胍、雷尼替丁	主药中丹参与联用药合用易形成络合物，影响药物疗效[20,35,38]，避免合用
华法林、阿司匹林	主药中丹参与联用药合用有防止动脉粥样硬化的作用；同时易发生出血倾向[5,51]，谨慎合用，必要时应调整剂量

续表

联用药	相互作用机制及结果
双香豆素、保泰松	主药中当归、川芎与联用药合用可导致出血倾向[15, 28]，谨慎合用
格列齐特（达美康）	主药中黄芪可增加降糖药降糖效果，防止糖尿病并发症的发生[29]，可以合用
环磷酰胺、喜树碱钠	主药中丹参与联用药合用不宜于肿瘤的控制[20]，避免合用
化疗药（巯嘌呤、维A酸、甲氨蝶呤）	主药中黄芪、当归可减少化疗药引起的白细胞减少等不良反应[46]，可以合用
磷酸盐（磷酸氢化喹啉、可待因）、硫酸盐（硫酸亚铁、D-860）	主药中川芎、当归与联用药合用易产生沉淀，降低疗效，避免合用
维生素C	主药中丹参与联用药合用治疗小儿病毒性心肌炎效果显著[57]，可以合用
维生素B_1、维生素B_6	丹参中的鞣质易与联用药产生沉淀，影响疗效[43]，避免合用
氢氧化铝、氨茶碱、碳酸氢钠	主药中当归、川芎与联用药合用可发生中和反应，使联用药的药效降低或消失，避免合用

尼莫地平

【功效应用】本品用于急性脑血管病恢复期的血液循环改善，为轻、中度原发性高血压的优选药。

【临床评价】①本品与氟桂利嗪均可预防偏头痛发作，而氟桂利嗪改善血管痉挛效果更加确切[343]。②本品明显提高高血压脑出血的颅内血肿吸收,加快神经功能恢复[379]。③本品可提高蛛网膜下腔出血的治愈率,有效率90.57%[380]。

联用药	相互作用机制及结果
普萘洛尔	两药合用有引起严重心肌梗死事件报道[2],避免合用
苯巴比妥、卡马西平、苯妥英钠	联用药可抑制肝药酶,使尼莫地平的血药浓度增高,提高药效[2],谨慎合用,必要时减少尼莫地平用量
尼群地平、硝苯地平	主药与联用药合用易引起血压骤降或过低,而致脑供血不足,加重脑缺血程度[2],谨慎合用
胺碘酮片	两药合用出现心动过缓和房室传导阻滞的风险增加[82],避免合用
钙离子通道阻滞剂(维拉帕米、地尔硫䓬)	两药合用可增强钙离子通道的阻滞作用[83],谨慎合用,必要时调整药物用量
地高辛	两药合用可导致地高辛浓度增高[82],谨慎合用,必要时减少其用量
西咪替丁	西咪替丁可减缓尼莫地平的代谢,增加其血药浓度[83],谨慎合用,必要时减少其用量

尼群地平(钙拮抗剂)

【功效应用】本品为一线降压药,用于冠心病及各型高血压,尤为老年患者适宜。

【临床评价】①本品联用卡托普利治疗原发性高血压效果好[381]。②本品可以有效降压,且降低心肌耗氧量,保护心肌,治疗高血压冠心病临床疗效显著,不良反应少,作用温和,疗效持久,总有效率94.30%[382]。

联用药	相互作用机制及结果
β受体阻滞剂(普萘洛尔)	两药合用降压作用增强,并可减弱尼群地平降压后所致心动过速[2]的副作用,提倡合用,但需注意防止血压过低
血管紧张素转换酶抑制剂卡托普利(ACEI)	两药合用可增强降压作用[2],谨慎合用,必要时调整用药剂量
长效硝酸甘油、硝酸异山梨酯(消心痛)	两药合用可导致对药物的耐受性增加[61],可以合用
地高辛	两药合用可增加地高辛的血药浓度,平均增加45%[61],避免合用
西咪替丁	西咪替丁可改变尼群地平的首关效应[61],谨慎合用,必要时减少尼群地平的用量

尿毒清颗粒

【功效应用】通腑降浊、健脾利湿、活血化瘀。主含大黄、黄芪、桑白皮、苦参、白芍、何首乌等。用于慢性肾功能衰竭、早期氮质血症,改善肾性贫血。

【临床评价】本品与西药结合治疗慢性肾功能衰竭(CRF),能改善肾功能和延缓 CRF 进展，总有效率 60.17%[383,384]。

联用药	相互作用机制及结果
多西环素	主药中白芍与联用药合用易形成络合物，影响吸收，避免合用
新霉素、土霉素	联用药可影响大黄的作用[45]，避免合用
磺胺类药	主药中大黄与联用药合用可导致肝内磺胺积累，严重者导致中毒性肝炎[17]，避免合用
大环内酯类药物	主药中白芍、丹参易使联用药析出结晶而致结晶尿、血尿[24]，避免合用
呋喃妥因、利福平、消炎痛	主药中白芍与联用药合用会加重对肾脏的毒性反应，避免合用
灰黄霉素、制霉菌素、林可霉素、麻黄素、奎宁、利血平	主药中大黄与联用药合用易产生沉淀，影响吸收[16,17,19,22]，避免合用
小檗碱	小檗碱可增强主药苦参的抗菌作用[48]，合用时适度减少其用量
异烟肼	主药中大黄可使异烟肼分解失效，避免合用
水杨酸衍生物（阿司匹林）	主药中丹参与阿司匹林合用治疗冠心病有协同效果[74]；何首乌与联用药合用作用增强，毒性增加[8]，谨慎合用
可待因、吗啡、苯巴比妥	主药中大黄、苦参可增强联用药的呼吸抑制作用[25,31]，谨慎合用
氯丙嗪、眠尔通	主药中丹参可显著增强联用药的中枢抑制作用[57]，合用应减少其用量

续表

联用药	相互作用机制及结果
左旋多巴、毛果芸香碱	主药中大黄与联用药合用增加对消化道黏膜损害[19],避免合用
硝酸甘油、硝酸异山梨酯	主药中何首乌与联用药合用可发生氧化还原反应,降低其疗效[18],避免合用
利尿药	主药中何首乌的抗利尿作用与联用药有药理性拮抗,避免合用
乳酸心可定、双嘧达莫(潘生丁)	主药中丹参与联用药合用能增加冠脉血流量,降血脂,降低血压,减轻心脏负荷[13],提倡合用
地高辛	主药中大黄、苦参与地高辛合用药效累加,毒性增强[52];白芍可增强地高辛作用和毒性,谨慎合用
氨茶碱、阿托品	主药中苦参与联用药合用易引起联用药中毒[25],避免合用
胃复安	主药中白芍与胃复安合用可产生药理性拮抗[47],禁忌合用
三硅酸镁、胃得乐、甲氰咪胍、雷尼替丁	主药中丹参与联用药合用易形成络合物,影响药物疗效[20, 35, 38],避免合用
华法林	主药中丹参与联用药合用有防止动脉粥样硬化的作用;同时易发生出血倾向[5, 51],谨慎合用,必要时应调整剂量
降糖药	主药中大黄、苦参可升高血糖;何首乌与联用药合用可出现药理性拮抗作用[4];黄芪可增加降糖药降糖效果,防止糖尿病并发症[29],谨慎合用

续表

联用药	相互作用机制及结果
环磷酰胺、5-氟尿嘧啶、喜树碱钠、争光霉素	主药中丹参与联用药合用不宜于肿瘤的控制[20]，避免合用
化疗药（巯嘌呤、维A酸、甲氨蝶呤）	主药中黄芪可减少化疗药引起的白细胞减少等不良反应[46]，提倡合用
含金属离子药（氢氧化铝、琥珀酸亚铁、硫酸亚铁、葡萄糖酸钙、枸橼酸铋钾等）	主药中桑白皮与联用药合用易形成络合物，影响吸收，降低疗效，避免合用
磷酸盐（磷酸氢化喹啉）、硫酸盐（D-860）	主药中白芍与联用药合用易产生沉淀，降低疗效，避免合用
维生素C、烟酸、谷氨酸	主药中大黄、苦参易引起联用药分解，药效降低，避免合用
维生素B_2	维生素B_2可降低大黄的抗菌作用[4]，不提倡合用
维生素B_1、维生素B_6	丹参中的鞣质易与联用药产生沉淀，影响疗效[43]，避免合用
维生素C	主药中丹参与维生素C合用治疗小儿病毒性心肌炎效果显著[57]，提倡合用
酶制剂（多酶片、胃酶、胰酶）	主药中大黄与酶制剂可形成氢键缔合物，避免合用

联用药	相互作用机制及结果
碳酸氢钠	主药中白芍与联用药合用可发生中和反应,使联用药的药效降低或消失;蒽醌类药物大黄在碱性环境中容易被氧化[19],避免合用

脑安颗粒

【功效应用】 活血化瘀、益气通络。主含川芎、当归、红花、人参、冰片。用于脑血栓、血管性头痛。

【临床评价】 本品治疗老年性脑梗死的效果显著,治愈率高,无不良反应,总有效率92.00%[649]。

联用药	相互作用机制及结果
阿莫西林	主药中当归可增加阿莫西林过敏的发生概率[23],不提倡合用
红霉素	主药中当归、川芎可减弱红霉素的杀菌作用,避免合用
多西环素、异烟肼	主药中川芎、当归与联用药合用易形成络合物,降低溶解度,影响吸收,降低疗效,避免合用
磺胺类药物	主药中川芎、当归与联用药合用易使联用药析出结晶而致结晶尿、血尿[24],避免合用
呋喃妥因、利福平、消炎痛	主药中川芎、当归与联用药合用会加重对肾脏的毒性,避免合用

续表

联用药	相互作用机制及结果
阿司匹林	主药中人参与阿司匹林合用作用增强,毒性增加,谨慎合用
可待因、吗啡、苯巴比妥、咪达唑仑	主药中人参可增强联用药的呼吸抑制作用[22,68],谨慎合用
尼莫地平	主药中川芎可增加尼莫地平的生物利用度[5],可以合用,必要时应适度减少其用量
利尿药	主药中人参的抗利尿作用与联用药有药理性拮抗[77],禁忌合用
地高辛	主药中当归、川芎可增强地高辛作用和毒性[18,52];红花可导致地高辛药效降低[52];人参与联用药合用药效累加,毒性增强[52],避免合用
多索茶碱	主药中川芎、当归可降低多索茶碱的生物利用度,影响疗效[5],不提倡合用
抗凝药物(华法林)	主药中川芎与联用药合用可增加出血倾向[28],人参可减弱华法林的抗凝作用[5],避免合用
双香豆素、保泰松	主药中当归与联用药合用可导致出血倾向[15],谨慎合用
糖皮质激素(地塞米松)	主药中人参可减少联用药的副作用[62],可以合用
降糖药(阿卡波糖、二甲双胍)	主药人参的糖皮质激素样作用可升高血糖,降低联用药效果[4],避免合用

续表

联用药	相互作用机制及结果
化疗药（环磷酰胺、巯嘌呤、维A酸、甲氨蝶呤）	主药中当归、人参可减少化疗药引起的白细胞减少等不良反应[46]，提倡合用
维生素C、烟酸、谷氨酸、胃酶合剂、胰酶	主药中人参易使联用药分解而降低药效[51]，避免合用
磷酸盐（磷酸氢化喹啉）、硫酸盐（硫酸亚铁、D-860）	主药中当归、川芎与联用药合用易产生沉淀，降低疗效，避免合用
氢氧化铝、碳酸氢钠	主药中川芎、当归与联用药合用可发生中和反应，使联用药的药效降低或消失，避免合用
酸性药物（对氨基水杨酸钠、胃蛋白酶等）	主药人参中皂苷遇酸（联用药）易失效[18]，避免合用

牛黄上清丸

【功效应用】清热泻火、散风止痛。主含牛黄、薄荷、川芎、栀子、黄连、黄柏、黄芩、大黄、赤芍、当归、地黄、桔梗、甘草、石膏、冰片等。用于头痛眩晕、急性咽炎、口舌生疮、牙龈肿痛、便秘等。

【临床评价】本品治疗轻型阿弗他溃疡总有效率73.61%，略低于黄连上清丸的83.33%[642]。

联用药	相互作用机制及结果
抗生素（头孢拉定、环丙沙星等）	主药中黄连、黄芩可增强抗生素的疗效，减少其毒副作用[14]，提倡合用
阿莫西林	主药中黄芩可增加阿莫西林对耐药金黄色葡萄球菌的抗菌作用[57]；当归可增加阿莫西林过敏的发生概率[23]，谨慎合用
红霉素	主药中当归、川芎可减弱红霉素的杀菌作用，避免合用
多西环素、异烟肼、利福平、左旋多巴、大环内酯类抗生素	主药中石膏、川芎、当归与联用药合用易形成络合物，降低溶解度，影响吸收，降低疗效[20,24]，避免合用
磺胺类药物	主药中川芎、当归易使联用药析出结晶而致结晶尿、血尿[24]；大黄与联用药合用可导致肝内磺胺积累，严重者导致中毒性肝炎[17]，避免合用
左氧氟沙星	主药中黄芩可降低左氧氟沙星的肾脏排泄[54]，合用应延长其给药间隔时间
呋喃妥因	主药中甘草与呋喃妥因合用可降低胃肠道反应[16]，提倡合用
消炎痛	主药中当归、川芎与消炎痛合用会加重对肾脏的毒性，避免合用
灰黄霉素	主药中黄芩可提高联用药的疗效[13]，提倡合用
新霉素、土霉素	联用药可影响大黄的作用[45]，避免合用

续表

联用药	相互作用机制及结果
奎宁、麻黄素	主药中甘草与联用药合用易产生沉淀，影响吸收，避免合用
痢特灵	主药中黄柏、黄连与痢特灵合用治疗痢疾、细菌性腹泻有协同作用[46]，提倡合用
阿司匹林	主药中地黄与阿司匹林合用有协同作用，既能发汗退热，又能清热生津[48]；甘草与联用药合用可能导致消化道溃疡[11]，谨慎合用
水合氯醛、乌拉坦、吗啡、苯巴比妥（镇静催眠药）	主药中牛黄可加强联用药的中枢神经抑制作用[26]，谨慎合用
可待因	主药中大黄可增强联用药的呼吸抑制作用[31]，谨慎合用
毛果芸香碱	主药中大黄与联用药合用增加对消化道黏膜损害[19]，避免合用
麦角胺咖啡因、苯丙胺	主药中黄连、黄柏与联用药合用产生药理性拮抗[23]，避免合用
硝酸甘油、硝酸异山梨酯	主药中薄荷与联用药合用可发生氧化还原反应，降低联用药疗效[18]，避免合用
尼莫地平	主药中川芎可增加尼莫地平的生物利用度[5]，可以合用，必要时适度减少其用量
乳酸心可定、双嘧达莫（潘生丁）	主药中赤芍与联用药合用能增加冠脉血流量，降血脂，降低血压，减轻心脏负荷[13,57]，提倡合用
利尿药	主药中甘草与联用药合用可发生药源性毒性[8,18]，避免合用

续表

联用药	相互作用机制及结果
地高辛	主药中黄连、黄柏、黄芩与联用药合用易发生洋地黄中毒[52]；栀子可导致地高辛药效降低[52]；大黄、当归、川芎、石膏可增强地高辛作用和毒性[18,52]；甘草中糖皮质激素的保钠排钾作用，会引起心脏对地高辛敏感性增高，可能导致其中毒[11]，避免合用
阿托品	主药中黄连、黄柏可增加联用药的毒性[47]，避免合用
氨茶碱	主药中桔梗与联用药合用增强止咳平喘疗效[48]，谨慎合用
多索茶碱	主药中川芎、当归可降低多索茶碱的生物利用度，影响疗效[5]，不提倡合用
谷丙胺	主药中甘草与联用药合用治疗胃、十二指肠溃疡，有利于病变局部的调节[236]，提倡合用
乳酶生（含乳酸菌）	主药中黄柏、黄连可导致乳酶生的作用降低或丧失[14,47]，避免合用
抗凝药物（华法林）	主药中川芎与联用药合用可增加出血倾向[28]，避免合用
双香豆素、保泰松	主药中当归与联用药合用可导致出血倾向[15]，谨慎合用
泼尼松、氢化可的松	主药中甘草的糖皮质激素作用可降低联用药的清除速率，增加血药浓度[18]，谨慎合用，必要时减少联用药用量
强的松龙片	主药中石膏与联用药合用生成难溶物质，显著降低强的松龙生物利用度，避免合用

续表

联用药	相互作用机制及结果
降糖药（阿卡波糖、二甲双胍）	主药中黄连可增强降糖药的作用和毒性[58]；黄芩与联用药可产生药理性拮抗[27]；大黄可影响血糖；甘草的糖皮质激素样作用可升高血糖，降低联用药的降糖作用[4, 13, 18]，避免合用
环孢素	主药中黄连（含小檗碱）可抑制肝药酶活性，提高环孢素血药浓度[62]，增强药效，可以合用
甲氨蝶呤	主药中甘草可减少联用药的胆汁排泄，增强其药效，可以合用
化疗药（环磷酰胺、巯嘌呤、维A酸）	主药中当归可减少化疗药引起的白细胞减少等不良反应[46]，提倡合用
含金属离子药物	主药中黄芩可改变联用药理化性质，降低其疗效[13]，避免合用
碘离子制剂	主药中黄柏、黄连与联用药合用易产生沉淀[18]，避免合用
酶制剂（多酶片、胃酶、胰酶）	主药中大黄与酶制剂可形成氢键缔合物，避免合用
维生素 B_{12}	主药中黄芩可延长联用药在肠道内停留时间，有利于吸收，提高疗效[42]，提倡合用
维生素 B_6	主药中大黄与联用药合用易形成络合物，影响疗效[24]，避免合用
维生素 B_2	维生素 B_2 可降低大黄的抗菌作用[4]，不提倡合用

续表

联用药	相互作用机制及结果
维生素C	主药中石膏可导致维生素C氧化失效,避免合用
烟酸、谷氨酸	主药中大黄可使联用药分解而降低药效,避免合用
磷酸盐(磷酸氢化喹啉)、硫酸盐(硫酸亚铁、D-860)	主药中川芎、当归、石膏与联用药合用易产生沉淀,降低疗效,避免合用
维生素B_1、制霉菌素、林可霉素、奎宁、利血平	主药中大黄与联用药合用易产生沉淀,影响吸收[16, 17, 19, 22],避免合用
碳酸氢钠	主药中黄连、黄柏、川芎、当归与联用药合用可发生中和反应,使联用药的药效降低或消失;蒽醌类药物大黄在碱性环境中容易被氧化[19],避免合用
酸性药物(对氨基水杨酸钠、胃蛋白酶)	主药中桔梗、甘草与联用药合用易发生水解反应,导致皂苷失效[18, 51],避免合用
内消瘰疬丸、乳癖消颗粒(均含海藻)	主药中甘草与联用药中海藻属"十八反",禁忌合用

诺迪康胶囊

【功效应用】益气活血、通脉止痛。主含红景天。用于气虚血瘀所致胸痹,症见胸闷、刺痛或隐痛、心悸气短、神疲乏力、少气懒言、头晕目眩、冠心病心绞痛等。

【临床评价】①本品治疗高脂血症安全有效[386]。②本品治疗冠心病心绞痛临床疗效确切，安全可靠，有效率91.00%[387]。③本品治疗慢性疲劳综合征心脾两虚证具有较好临床效果，总有效率为92.72%[388]。④本品可改善糖尿病足下肢血管症状，疗效确切[389]。

联用药	相互作用机制及结果
复方丹参滴丸、天王补心丸、益心舒颗粒、参松养心胶囊	主药与联用药中丹参成分合用增加心肌供血，改善冠心病患者症状，可以合用

诺氟沙星（氟哌酸）

【功效应用】本品适用于敏感菌所致的尿路感染、淋病、前列腺炎等。

【临床评价】①本品联合三金片治疗女性尿路感染疗效显著，总有效率92.10%[645]。②本品联合藿香正气丸治疗急性胃肠炎疗效显著，总有效率97.50%[650]。

联用药	相互作用机制及结果
氯霉素、利福平、伊曲康唑	联用药可使诺氟沙星作用完全消失[2]，禁忌合用
呋喃唑酮肠溶片（痢特灵）	两药合用可产生药理性拮抗[61]，禁忌合用
布洛芬	两药合用有引起惊厥的危险[2]，谨慎合用

续表

联用药	相互作用机制及结果
胺碘酮、普罗帕酮、氯丙嗪、阿米替林片（三环类抗抑郁药）	主药与联用药合用有增加心律失常的危险[2]，禁忌合用
丙磺舒	丙磺舒可减少诺氟沙星自肾小管分泌约50%，导致其血药浓度升高，毒性增加[82]，避免合用
茶碱	诺氟沙星可抑制茶碱代谢，升高茶碱血药浓度，毒性反应增加[2]，谨慎合用
H_2受体阻断剂（雷尼替丁），抗胆碱药（阿托品、丙胺太林），含钙、铝、镁的药物	联用药可降低胃酸，减少诺氟沙星的吸收[2]，避免合用
华法林	两药合用有出血危险[2]，谨慎合用
环孢素	两药合用时，环孢素血药浓度升高，谨慎合用，必要时调整环孢素用量
碳酸氢钠	联用药可碱化尿液，减少诺氟沙星在尿中溶解度，导致结晶尿，增加肾毒性[82]，不提倡合用

普萘洛尔（心得安）

【功效应用】 本品适用于窦性心动过速，如甲亢、房室性早搏。注意：哮喘、过敏性鼻炎禁用。

【临床评价】 口服普萘洛尔治疗婴幼儿增生期血管瘤疗效明显，用药安全，总有效率97.00%[348, 394]。

联用药	相互作用机制及结果
环丙沙星	两药合用可增加普萘洛尔血药浓度，引起低血压和心动过缓[61]，谨慎合用，应监测心功能，必要时减少其用量
利福平	利福平可诱导肝药酶，加速普萘洛尔的代谢[83]，谨慎合用，必要时缩短其给药间隔时间
利托那韦、氟西汀	联用药可升高普萘洛尔的血药浓度，毒性反应增加[61, 115]，谨慎合用，必要时应减少其用量
吲哚美辛	吲哚美辛可减弱普萘洛尔的降压作用[81]，谨慎合用，必要时增加其用量

续表

联用药	相互作用机制及结果
氯丙嗪	两药合用,血药浓度都升高,作用和毒性均增强[61],谨慎合用,必要时减少两药的用量
单胺氧化酶抑制剂(帕吉林)	两药合用可致极度低血压[115],避免合用
氟伏沙明	氟伏沙明可抑制普萘洛尔代谢,导致心动过缓和低血压[61],谨慎合用,应监测心率、血压,必要时减少其用量
乙醇(藿香正气水)	乙醇可减缓普萘洛尔的吸收率[82],服药期间避免服用含酒精的饮料或药物
氟桂利嗪、米贝地尔、苄普地尔	主药与联用药合用可引起严重低血压或心力储备降低[61],避免合用
可乐定	可以合用,需要停药时,应先停用普萘洛尔,数天后再逐步停用可乐定[82]
硫酸奎尼丁片	两药合用治疗心律失常有益,联用剂量减少,不良反应减轻[81],提倡合用
普罗帕酮	普罗帕酮可增加普萘洛尔的血药浓度,引起卧位血压明显降低[61],谨慎合用,必要时减少普萘洛尔用量
胺碘酮	两药合用可出现明显的心动过缓和窦性停搏[61],禁忌合用
丙吡胺、氟卡尼	主药与联用药合用可引起心动过缓[61],谨慎合用,应监测心功能,必要时调整药物用量
地尔硫䓬、维拉帕米	主药与联用药合用可能引起低血压[61]、左室衰竭和房室传导阻滞,避免合用

续表

联用药	相互作用机制及结果
肼屈嗪	两药合用可增加普萘洛尔的生物利用度[61],谨慎合用,必要时减少其用量
利多卡因	两药合用,利多卡因的清除减慢[81],谨慎合用,必要时延长其给药间隔时间
硝酸甘油、硝酸异山梨酯(消心痛)	两药合用治疗心绞痛可提高疗效,并互相抵消不良反应,但普萘洛尔可导致冠脉血流量减少[2],谨慎合用
地高辛	两药合用可导致地高辛血药浓度升高,房室传导时间延长[61],谨慎合用,必要时减少地高辛用量
茶碱	两药合用可使普萘洛尔清除减少[82],谨慎合用,必要时减少其用量
西咪替丁、甲氧氯普胺(胃复安)	联用药可提高普萘洛尔的血药浓度,导致其作用和毒性均增强,谨慎合用[83],必要时减少其用量
呋塞米	呋塞米可使普萘洛尔血药浓度升高,作用增强[83],谨慎合用,必要时减少其用量
氢氯噻嗪	两药合用可引起血糖、甘油三酯及尿酸水平提高[61],谨慎合用,尤其糖尿病和高血脂患者应避免合用
降糖药(格列苯脲)	普萘洛尔可延长降糖药对胰岛素的作用[115],谨慎合用,必要时需调节降糖药剂量或换用心脏选择性β受体阻滞剂

排石颗粒

【功效应用】清热利水、通淋排石。主含石韦、滑石、瞿麦、甘草等。用于泌尿系结石。

【临床评价】本品联用坦索罗辛用于辅助排出体外碎石术后的输尿管结石,减少肾绞痛发作,疗效肯定[390,391]。

联用药	相互作用机制及结果
多西环素	主药中滑石与联用药合用易形成络合物,影响吸收[11],谨慎合用(间隔3小时以上则影响不大)
呋喃妥因	主药中甘草与联用药合用可降低胃肠道反应[16],提倡合用
利福平	主药中石韦的升白细胞作用可以减轻利福平的副作用[29],提倡合用
奎宁、麻黄素、阿托品	主药中甘草与联用药合用易产生沉淀,影响吸收,避免合用
阿司匹林	主药中甘草与阿司匹林可能导致消化道溃疡,甚至引起消化道出血[11],避免合用
左旋多巴、异烟肼	主药中滑石与联用药合用易形成络合物,影响吸收[13],避免合用
利尿药	主药中甘草与联用药合用可发生药源性毒性[8,18],避免合用
地高辛	主药甘草中糖皮质激素的保钠排钾作用,会引起心脏对地高辛敏感性增高,导致其中毒[11],避免合用

续表

联用药	相互作用机制及结果
氨茶碱	主药中甘草可促进氨茶碱的代谢,降低其作用[18],谨慎合用,必要时增加其用量
谷丙胺	主药中甘草与联用药合用治疗胃、十二指肠溃疡,有利于病变局部的调节[36],提倡合用
强的松龙片	主药中滑石与强的松龙片合用易生成难溶物质,显著降低联用药的生物利用度,避免合用
泼尼松、氢化可的松	主药中甘草的糖皮质激素样作用可降低泼尼松清除速率,增加血药浓度[18],谨慎合用,必要时减少联用药用量
降糖药(阿卡波糖、二甲双胍)	主药中甘草的糖皮质激素样作用可升高血糖,降低联用药效果[4, 13, 18],避免合用
环孢素	主药中甘草可诱导肝药酶而降低联用药的临床疗效,避免合用
甲氨蝶呤	主药中甘草可减少联用药的胆汁排泄,增强其药效,可以合用
维生素C	主药中滑石易使维生素C氧化而降效,避免合用
酸性药物(对氨基水杨酸钠、胃蛋白酶等)	主药中甘草与联用药合用可发生水解反应,导致甘草中皂苷失效[18],避免合用
内消瘰疬丸、乳癖消颗粒(均含海藻)	主药中甘草与联用药中海藻属"十八反",禁忌合用

哌唑嗪（脉宁平）

【功效应用】本品用于轻、中度高血压。建议卧床给药。

【临床评价】①本品联用酒石酸美托洛尔、硝苯地平缓释片治疗血液透析患者高血压，疗效安全、显著，2周总有效率97.80%[392]。②本品治疗肾性高血压，总有效率94.80%[393]。

联用药	相互作用机制及结果
吲哚美辛（消炎痛）	两药合用可使哌唑嗪降压作用减弱[81]，谨慎合用，必要时增加哌唑嗪用量
氯丙嗪、阿米替林	三药合用可引起急性焦虑[83]，避免合用
钙离子通道阻滞剂（硝苯地平）	两药合用降压作用加强[83]，可以合用，必要时减少用量
胍乙啶	两药合用可能导致明显的体位性低血压，甚至晕厥[81]，避免合用
普萘洛尔	两药合用可增强哌唑嗪导致体位性低血压的作用[83]，谨慎合用
维拉帕米	两药合用可使哌唑嗪血药浓度升高86%[83]，避免合用
地高辛	两药合用可使地高辛血药浓度升高43%~60%[83]，避免合用
氢氯噻嗪	两药合用使降压作用加强，水钠潴留可能减轻[61]，提倡合用
西地那非（伟哥）	两药合用有可能导致明显的低血压[81]，避免合用

喷托维林(咳必清)

【功效应用】本品用于上呼吸道感染引起的无痰干咳和小儿百日咳,效果尤好。

【临床评价】据临床报道,本品出现的不良反应有瘙痒、口干、皮肤干燥、便秘[428];也有出现小儿精神症状及阿托品化的体征[429]。

联用药	相互作用机制及结果
奋乃静、异戊巴比妥、阿伐斯汀、安他唑啉	主药与联用药合用可增加中枢神经系统和呼吸系统的抑制作用[61],不提倡合用

平消胶囊

【功效应用】活血化瘀、止痛散结。主含郁金、仙鹤草、五灵脂、白矾、硝石、马钱子等。治疗各种肿瘤。

【临床评价】①本品可以配合化疗治疗消化系恶性肿瘤,提高疗效,减轻毒副反应[430]。②本品对浆细胞性乳腺炎有显著的治疗作用,总有效率89.80%[431]。③本品对治疗乳腺增生并子宫肌瘤疗效明显,不良反应小,长期服用无毒副反应总有效率95.00%[432]。

联用药	相互作用机制及结果
大环内酯类药(红霉素、阿奇霉素)	联用药与平消胶囊中金属离子(白矾、硝石)可形成螯合物,影响吸收[69],避免合用

续表

联用药	相互作用机制及结果
异烟肼	主药中仙鹤草易使异烟肼分解失效,避免合用
麦角胺咖啡因、苯丙胺	主药中马钱子与联用药合用产生药理性拮抗[25],禁忌合用
乳酸心可定	主药中郁金与乳酸心可定合用可增加冠脉血流量,扩张血管[16],提倡合用
地高辛	主药中郁金可导致地高辛药效降低[52],避免合用
氨茶碱、阿托品	主药中马钱子可使联用药毒性增加[16],避免合用
抗凝药物（华法林）	主药中仙鹤草含维生素K,可降低抗凝药作用[19],避免合用
含金属离子药（硫酸亚铁、硫酸镁、氢氧化铝）、酶制剂（多胃酶、胰酶）	主药中马钱子与联用药合用易产生沉淀,影响吸收,避免合用
碳酸氢钠碘离子制剂（甲状腺素片）	主药中马钱子与联用药合用影响药物溶解度,妨碍吸收,降低疗效,避免合用
维生素B_6、维生素B_1、多西环素、灰黄霉素、制霉菌素、林可霉素、麻黄素、黄连素、奎宁、利血平	仙鹤草中的鞣质与联用药易产生沉淀,影响吸收[16, 17, 19, 22],避免合用
麻黄碱	主药中马钱子与联用药合用可能导致中毒[25],禁忌合用

续表

联用药	相互作用机制及结果
苏合香丸（含丁香）	主药中郁金与联用药中丁香属"十九畏"
理中丸、生脉饮、小儿肺咳颗粒、参苓白术散、参芪降糖颗粒、麝香保心丸、血栓心脉宁胶囊、参松养心胶囊、益心舒颗粒、通心络胶囊、脑安颗粒、肾炎康复片、乌鸡白凤丸	主药中五灵脂与联用药中人参属"十九畏"

泼尼松片（强的松，肾上腺素糖皮质激素）

【功效应用】本品可治疗过敏性和自身免疫性疾病、各种急性严重细菌感染等。

【临床评价】①本品联合扶正养荣胶囊治疗自身免疫性溶血性贫血疗效确切，有效率94.30%[416]。②本品联合益肾汤治疗原发性肾病综合征疗效较好，可有效改善患者的肾功能，减轻临床症状，总有效率80.00%[483]。

联用药	相互作用机制及结果
大环内酯类抗生素（红霉素）、氟康唑	联用药可使泼尼松血药浓度升高，作用和毒性均增强[93]，谨慎合用，必要时减少其用量
甲硝唑	泼尼松可使甲硝唑代谢加速，作用减弱[81]，避免合用

续表

联用药	相互作用机制及结果
利福平、苯巴比妥、苯妥英钠	联用药可加速泼尼松代谢,血药浓度降低,疗效减弱[93],谨慎合用
吲哚美辛	两药合用更易发生胃溃疡[61],不提倡合用
氯丙嗪	两药合用泼尼松的吸收增加,血药浓度升高[81],建议分开服用,间隔时间尽可能长
氟地西泮	两药合用泼尼松的治疗作用减弱[81],不提倡合用
地高辛	两药合用更易发生洋地黄中毒[61],避免合用
氢氧化铝	氢氧化铝可降低泼尼松的生物利用度[81],谨慎合用,必要时增加其用量
氢氯噻嗪	两药合用易发生低血钾[61],谨慎合用
二甲双胍	泼尼松可减弱降糖药的作用[61],不提倡合用
环孢素	主药与免疫抑制剂合用可使溃疡及出血概率增加[61],不提倡合用

葡萄糖酸钙

【功效应用】本品用于钙缺乏、急性低血钙和低血钙抽搐、荨麻疹、急性湿疹、皮炎等。

【临床评价】本品的应用可能促进妊娠率的提高,万汶的应用降低了卵巢过度刺激综合征(OHSS)的高反应血液浓缩状态[433]。

联用药	相互作用机制及结果
多西环素、苯妥英钠	主药与联用药合用可在胃肠道内结合成难以吸收的化合物[81]，不提倡合用，必须合用时应间隔2~3小时服用
乙醇（藿香正气水）、咖啡	大量饮用乙醇或咖啡可抑制口服钙剂的吸收[82]，服用钙剂期间避免服用含乙醇或咖啡的饮料或药物
钙离子通道阻滞剂（硝苯地平）	两药合用可使血钙升高到正常以上[82]，谨慎合用
维拉帕米	两药合用可产生药理性拮抗[81]，禁忌合用（维拉帕米中毒时可用钙盐治疗）
氢氧化铝	两药合用导致铝的吸收增多[82]，不提倡合用
氢氯噻嗪	两药合用可增加肾脏对钙的重吸收，导致高钙血症[61]，谨慎合用，必要时减少钙剂用量
雄激素、避孕药、维生素D	联用药可增加钙的吸收[82]，可以合用
硫酸亚铁、碳酸氢钠、可待因、枸橼酸铋钾	主药与联用药合用可产生不溶性沉淀，作用减弱[61]，禁忌合用
氯化钾	主药与含钾药合用可能导致心律失常[82]，避免合用

普罗帕酮（心律平）

【功效应用】本品为广谱高效抗心律失常药，一般不宜与其他抗心律失常药合用,以避免心脏抑制。

【临床评价】①本品和胺碘酮治疗急性心肌梗死并发心房颤动均有良好的效果和较高的安全性,胺碘酮效果优于普罗帕酮[434]。②普罗帕酮联合索他洛尔治疗小儿房性心动过速安全、有效[480]。

联用药	相互作用机制及结果
利福平、苯巴比妥	联用药可加速普罗帕酮的代谢,降低其血药浓度[96],谨慎合用,必要时缩短其给药间隔时间
氟西汀	两药合用可导致普罗帕酮的血药浓度升高,作用和毒性均增强[81],避免合用
降压药(卡托普利、尼莫地平等)	两药合用降压作用增强[2],可以合用
维拉帕米、普鲁卡因胺、胺碘酮、奎尼丁	联用药可增加普罗帕酮的不良反应[2],避免合用
安博律定(阿普林定)	两药合用普罗帕酮的血药浓度下降[83],不提倡合用
地高辛	两药合用可使地高辛血药浓度升高31.57%[83],避免合用,必要时减少其用量
西咪替丁	两药合用可升高普罗帕酮的血药浓度[61],谨慎合用
华法林	两药合用可升高华法林血药浓度[2],谨慎合用,必要时减少其用量

帕罗西汀(赛乐特)

【功效应用】本品用于治疗抑郁症。

【临床评价】①本品联合解郁丸治疗卒中后抑郁症疗效优于单纯西药，总有效率90.00%[420]。②本品与马普替林治疗产后抑郁症疗效相当，但本品起效更快，不良反应更小[426]。③本品和坦度螺酮均能有效治疗广泛性焦虑症，两者疗效相当；本品起效快，后者不良反应轻微[427]。

联用药	相互作用机制及结果
五羟色胺再摄取抑制剂（氟西汀）、单胺氧化酶抑制剂（吗氯贝胺）	帕罗西汀禁止与任何其他选择性五羟色胺再抑制剂或单胺氧化酶抑制剂合用[61]
碳酸锂、曲马多	主药与联用药合用可导致五羟色胺综合征、高血压、高热、肌阵挛、抽搐、谵妄、休克等[96]，避免合用
匹莫齐特	两药合用增加匹莫齐特的血药浓度，导致Q-T间期延长和严重心律失常[61]，避免合用
苯妥英钠、苯巴比妥、赛庚啶	联用药可降低帕罗西汀的疗效[96]，不提倡合用
乙醇（藿香正气水）	乙醇可加强帕罗西汀的中枢抑制作用[96]，服药期间避免服用含有乙醇的饮料或药物
抗抑郁药（阿米替林）、抗精神病药（氯丙嗪）、β受体阻滞剂（普萘洛尔）、Ⅰc类抗心律失常药（普罗帕酮）	帕罗西汀可抑制肝药酶，升高联用药的血药浓度[93]，不良反应增加，谨慎合用，必要时减少联用药用量

续表

联用药	相互作用机制及结果
地高辛	地高辛可延缓帕罗西汀的吸收[61],谨慎合用
西咪替丁	西咪替丁可导致帕罗西汀稳态血药浓度升高[61],谨慎合用,必要时减少其用量
华法林	两药合用可增强抗凝药的作用,谨慎合用[82],必要时减少抗凝药用量

杞菊地黄丸

【功效应用】滋肾养肝。主含枸杞子、菊花、熟地黄、山茱萸、山药、泽泻等。用于原发性高血压、老年白内障初期、视神经萎缩、干眼症。

【临床评价】①杞菊地黄丸联用加味逍遥丸辅助针灸治疗失眠疗效良好，总有效率97.66%[435]。②本品治疗高血压合并胰岛素抵抗可降低血压并减少胰岛素抵抗[436]。③本品对慢性肾盂肾炎患者疗效确切，减少复发率，改善肾功能，增强机体免疫力，安全可靠，总有效率95.30%[437]。

联用药	相互作用机制及结果
红霉素	主药中酸性药物山茱萸可减弱红霉素的杀菌作用[62]，避免合用
多西环素、异烟肼、克林霉素	山茱萸中的鞣质影响联用药吸收[22]，避免合用
磺胺类药物	主药中山茱萸易使联用药析出结晶而致结晶尿、血尿[24]，避免合用

续表

联用药	相互作用机制及结果
呋喃妥因、阿司匹林、消炎痛	主药中山茱萸可增加联用药在肾脏的重吸收,加重对肾脏毒性[62],避免合用
利福平	主药中山茱萸的升白细胞作用可以减轻利福平的副作用[29],同时加重肾脏毒性,谨慎合用
硝酸甘油、硝酸异山梨酯	主药中山药与联用药合用可发生氧化还原反应,降低联用药疗效[18],避免合用
保钾利尿(安体舒通、氨苯蝶啶)	主药与联用药合用易导致高血钾[13],谨慎合用
氢氧化铝、氨茶碱	主药中山茱萸与联用药可发生中和反应,药效降低[62],避免合用

气滞胃痛颗粒

【功效应用】疏肝理气、和胃止痛。主含柴胡、延胡索、白芍、甘草等。用于功能性消化不良、急性胃炎、慢性胃炎、胃节律紊乱综合征。

【临床评价】①本品同奥美拉唑三联疗法是治疗幽门螺杆菌相关性消化性溃疡的有效办法[438]。②本品治疗餐后不适综合征型功能性消化不良安全有效[439]。③本品治疗肠易激综合征具有一定疗效,总有效率95.00%[440]。

联用药	相互作用机制及结果
多西环素、异烟肼	主药中白芍与联用药合用易形成络合物,影响吸收,避免合用

续表

联用药	相互作用机制及结果
磺胺类药物、大环内酯类药物	主药中白芍易使联用药析出结晶而致结晶尿、血尿[24],避免合用
利福平、消炎痛	主药中白芍与联用药合用会加重对肾脏的毒性,避免合用
呋喃妥因	主药中甘草与联用药合用可降低胃肠道反应[16],提倡合用
奎宁、麻黄素	主药中甘草与联用药合用易产生沉淀,影响吸收,避免合用
阿司匹林	主药中甘草与联用药合用可能导致消化道溃疡,甚至引起消化道出血[11],避免合用
镇静催眠药	主药中柴胡可提高联用药的镇静催眠效果,减少对其依赖性[70],可以合用
氯丙嗪	主药中延胡索与联用药合用可发生震颤麻痹[28],禁忌合用
抗癫痫药(苯妥英钠、卡马西平)	主药中柴胡可提高抗癫痫药作用,同时减少副作用[46],提倡合用
麦角胺咖啡因、苯丙胺	主药中延胡索与联用药合用产生药理性拮抗[18],禁忌合用
利尿药	主药中甘草与联用药合用可发生药源性毒性[8,18],避免合用
地高辛	主药中白芍可增强地高辛作用和毒性;甘草中糖皮质激素的保钠排钾作用,会引起心脏对地高辛敏感性增高,可能导致其中毒[11],避免合用

续表

联用药	相互作用机制及结果
氨茶碱	主药中延胡索可使联用药毒性增加,避免合用
胃复安	主药中白芍与胃复安合用可产生药理性拮抗[47],禁忌合用
谷丙胺	主药中甘草与联用药合用治疗胃、十二指肠溃疡,有利于病变局部的调节[36],提倡合用
泼尼松、氢化可的松	主药中甘草的糖皮质激素样作用可降低泼尼松清除速率,增加血药浓度[18],谨慎合用,必要时减少联用药用量
降糖药(二甲双胍、阿卡波糖)	主药中甘草的糖皮质激素样作用可升高血糖,降低联用药效果[4, 13, 18],避免合用
环孢素	主药中甘草可诱导肝药酶而降低联用药的临床疗效,避免合用
甲氨蝶呤	主药中甘草可减少联用药的胆汁排泄,增强其药效,可以合用
阿托品	主药中延胡索与联用药合用有协同止痛效果[16],提倡合用
酶制剂、碘离子制剂(甲状腺素片)	主药中延胡索与联用药合用易产生沉淀,影响吸收[22],避免合用
磷酸盐(磷酸氢化喹啉、可待因)、硫酸盐(硫酸亚铁、D-860)	主药中白芍与联用药合用易产生沉淀,降低疗效,避免合用

联用药	相互作用机制及结果
含金属离子药：钙制剂、亚铁制剂、枸橼酸铋钾	主药中柴胡与联用药合用可形成络合物，影响吸收[24,68]；延胡索与联用药合用易产生沉淀，影响吸收，避免合用
维生素 C	主药中柴胡极易使联用药水解失效，影响吸收[51]，避免合用
氢氧化铝、碳酸氢钠	主药中白芍与联用药合用可发生中和反应，使联用药的药效降低或消失；延胡索影响联用药溶解度，妨碍吸收，降低疗效，避免合用
酸性药物（对氨基水杨酸钠、胃蛋白酶等）	主药中甘草与联用药合用可发生水解反应，导致甘草中皂苷失效[18]，避免合用
内消瘰疬丸、乳癖消颗粒（均含海藻）	主药中甘草与联用药中海藻属"十八反"，禁忌合用

强力枇杷露

【功效应用】养阴敛肺、止咳祛痰。主含枇杷叶、百部、桑白皮、桔梗、薄荷。用于支气管炎咳嗽。

【临床评价】①本品和牛黄蛇胆川贝液均有祛痰、止咳平喘作用，强力枇杷胶囊还有一定的抗炎、抗菌作用，且毒副作用低，综合效能优于后者[441]。②本品联合西药治疗慢性支气管炎疗效显著，总有效率92.50%[482]。

联用药	相互作用机制及结果
硝酸甘油、硝酸异山梨酯	主药中薄荷与联用药合用可发生氧化还原反应,降低联用药疗效[18],避免合用
氨茶碱	主药中桔梗与联用药合用增强止咳平喘疗效[48],提倡合用
镇咳药、镇静药	主药中枇杷叶与联用药合用可增加呼吸中枢的抑制作用[17],谨慎合用
阿托品、麻黄碱、吗啡、毛果芸香碱	主药中百部与联用药合用,两药中生物碱作用增强导致中毒[25],避免合用
含金属离子药（胃舒平、硫糖铝、次碳酸铋、三硅酸镁、硫酸亚铁、葡萄糖酸钙、乳酸钙、碳酸钙等）	主药中桑白皮与联用药合用易形成络合物,影响吸收,降低疗效,避免合用
酸性药物（阿司匹林、对氨基水杨酸钠、胃蛋白酶、维生素C等）	主药中桔梗与联用药合用易发生水解反应,导致皂苷失效[18, 51],避免合用

羟基脲

【功效应用】本品主要用于慢性粒细胞白血病,尤其是对白消安耐药的病例,对黑色素瘤、肾癌等也有效。

【临床评价】①羟基脲联合干扰素治疗慢性粒细胞性白血病缓解率达 73.30%,生存率明显提高[417]。②本品与丹参冻干粉注射剂合用治疗原发性血小板增多症,能更好地控制血容量,降低血液黏稠度，减少和预防血栓等合并症，且无明显毒副反应[442]。③本品联合化疗，治疗高白细胞急性白血病缓解率达68.00%[443]。

联用药	相互作用机制及结果
去羟肌苷	两药合用可使去羟肌苷的血药浓度升高3倍，毒性增加[81]，避免合用
苯巴比妥、地西泮	主药与联用药合用加强中枢抑制作用[61]，谨慎合用，必要时减少药物用量
抗痛风药（秋水仙碱、丙磺舒、别嘌醇）	羟基脲可升高血尿酸浓度[61]，降低联用药效果，合用须调整联用药用量

青蒿素片

【功效应用】本品适用于各种类型疟疾的症状控制，最大缺点是复发率高。

【临床评价】①疟疾治愈率97%；青蒿素的复方制剂蒿甲醚是青蒿素的衍生物，已被联合国列为抗疟疾首选药，蒿甲醚注射液较双氢青蒿素片效果强6~10倍，且不良反应少[419]。②青蒿素及其衍生物对肝癌、肺癌、胃癌、结直肠癌、卵巢癌等肿瘤细胞具有抑制增殖或杀伤作用[651]。

联用药	相互作用机制及结果
甲氧苄啶	两药合用可协同增效，治疗间日疟可提高治愈率，降低复发率，提倡合用

氢化可的松片（皮质醇，短效糖皮质激素）

【功效应用】本品用于抢救中毒性感染、过敏性疾病、结缔组织病、支气管哮喘。

【临床评价】云南白药联合氢化可的松灌肠治疗溃疡性结肠炎疗效好[484]。

联用药	相互作用机制及结果
两性霉素 B	两药合用可导致低钾血症[61]，谨慎合用，同时监测血钾变化
异烟肼	氢化可的松可增加异烟肼在肝脏的代谢，降低异烟肼疗效[61]，不提倡合用
阿司匹林	两药合用时阿司匹林的血药浓度降低[61]，谨慎合用，必要时增加其用量
对乙酰氨基酚	主药可增强对乙酰氨基酚的肝毒性[61]，不提倡合用
非甾体类抗炎药（吲哚美辛、布洛芬）	联用药能加强氢化可的松的抗炎作用，但可加剧致溃疡的不良反应[96]，谨慎合用
三环类抗抑郁药（阿米替林）	联用药可使氢化可的松引起的精神症状加重[61]，不提倡合用
碳酸酐酶抑制剂（乙酰唑胺）	两药合用除可导致低钾血症外，长期合用，还易发生低血钙和骨质疏松[61]，不提倡合用
美西律	氢化可的松可促进美西律在体内代谢，降低血药浓度[61]，谨慎合用，必要时增加其用量

续表

联用药	相互作用机制及结果
地高辛	两药合用可增加地高辛毒性及心律失常的发生率[61]，避免合用
呋塞米	两药合用减弱利尿药作用，并可致严重低血钾，避免合用
降糖药（二甲双胍、阿卡波糖）	两药合用可引起糖尿病患者血糖升高[61]，谨慎合用，必要时增加降糖药用量
甲状腺素片	两药合用可使氢化可的松代谢清除增加[61]，谨慎合用，必要时调整用药剂量
米非司酮	米非司酮可增强氢化可的松的治疗作用和不良反应[115]，谨慎合用
蛋白质同化激素：去氢甲基睾丸素（美雄酮）	两药合用可增加水肿发生概率，使痤疮加重[61]，不提倡合用
口服避孕药、雌二醇	主药与联用药合用时，两药作用和不良反应均增强[61]，不提倡合用
阿托品	两药长期合用可致眼内压增高[61]，避免长期合用
环孢素	两药合用可增加感染的危险性，并可能诱发淋巴瘤或其他淋巴细胞增生性疾病[61]，避免合用

氢氯噻嗪（双克）

【功效应用】本品可利尿和降压，单独使用治疗轻度高血压或与其他抗高血压药治疗中、重度高血压。

【临床评价】本品联合厄贝沙坦治疗高血压总有效率为93.30%，比单用苯磺酸左旋氨氯地平更有效[406]。

联用药	相互作用机制及结果
甲氧苄啶	两药合用发生低血钠的概率增加[81]，谨慎合用
非甾体类消炎药（吲哚美辛）	两药合用，氢氯噻嗪的利尿作用减弱[2]，避免合用
抗痛风药（别嘌醇）、降糖药（二甲双胍）	主药可升高血尿酸及血糖水平[2]，降低联用药的作用，谨慎合用，必要时调整联用药用量
碳酸锂	两药合用可减少肾脏对锂的清除，增加肾毒性[2]，不提倡合用
氯丙嗪	两药合用可导致严重的低血压或休克[96]，避免合用
血管紧张素转换酶抑制剂（卡托普利、依那普利）	主药与联用药合用作用增强，不良反应增加[96]，谨慎合用
二氮嗪	两药合用可使血糖升高[82]，谨慎合用
氟卡尼、酮色林、三氧化二砷、索他洛尔、左醋美沙朵	氢氯噻嗪与联用药合用可引发低钾或低镁血症，从而诱发室性心律失常或Q-T间期延长，避免合用
降压药（硝苯地平、尼莫地平）	两药合用可协同降压，但个别药物不良反应增加[2]，提倡合用
地高辛	氢氯噻嗪引起的低血钾可增强地高辛毒性[2]，谨慎合用，必要时减少地高辛用量

续表

联用药	相互作用机制及结果
胺碘酮	两药合用可引起低钾血症[2],谨慎合用
普萘洛尔	两药合用可增强对血脂、血尿酸和血糖的影响[96],避免合用
考来烯胺	考来烯胺可阻碍氢氯噻嗪的吸收[2],建议在服用考来烯胺1小时前或4小时后服用氢氯噻嗪
乌洛托品	两药合用时乌洛托品转化为甲醛受抑制[2],疗效降低,不提倡合用
华法林	由于利尿后机体血浆容量下降,血中凝血因子水平升高,两药合用导致抗凝药效果减弱[2],谨慎合用,必要时增加抗凝药用量
氢化可的松、雌激素	联用药可降低氢氯噻嗪利尿作用,增加电解质紊乱的发生概率[2],不提倡合用
拟交感药(他克林)	两药合用,氢氯噻嗪的利尿作用减弱[83],谨慎合用,必要时增加其用量
溴丙胺太林片	两药合用可明显增加氢氯噻嗪的胃肠道吸收[82],谨慎合用,必要时减少其用量
金刚烷胺	两药合用可产生肾毒性[96],避免合用
盐酸利托君	两药合用可导致明显的低血钾[81],谨慎合用,必要时补钾
碳酸氢钠	两药合用发生低氯性碱中毒概率增加[2],不提倡合用
维生素D	两药合用需注意高钙血症的发生[82],谨慎合用
芬氟拉明片	两药合用降压作用比单用氢氯噻嗪更明显[81],可以合用

清开灵颗粒

【功效应用】清热解毒、镇静安神。主含珍珠、栀子、板蓝根、金银花等。用于上呼吸道感染、病毒性感冒、急性化脓性扁桃体炎、急性支气管炎、高热等。

【临床评价】①本品、蒲地蓝消炎口服液联合干扰素治疗手足口病疗效显著，总有效率98.30%，优于常规治疗方法[444]。②本品治疗上呼吸道感染性疾病总有效率90.00%[445]。

联用药	相互作用机制及结果
抗生素（头孢拉定、环丙沙星等）	主药中金银花、板蓝根可增强抗生素的疗效，减少其毒副作用[14]，提倡合用
阿莫西林	主药中板蓝根可增加阿莫西林的过敏概率[59]；金银花可增强阿莫西林对耐药金黄色葡萄球菌的抑制作用[36]，谨慎合用
多西环素、异烟肼	主药中金银花可增加多西环素排泄，降低药效；珍珠与联用药合用易形成络合物，影响吸收[68]，避免合用
红霉素	主药中金银花可减弱红霉素的杀菌作用[12]，避免合用
磺胺类药物	主药中板蓝根可增强磺胺药的抗菌作用；金银花中绿原酸易使磺胺类药物析出结晶而致结晶尿、血尿、尿闭等[42]，避免合用
呋喃妥因、利福平、消炎痛	主药中金银花可加重联用药对肾脏的毒性，避免合用

续表

联用药	相互作用机制及结果
抗病毒性肝炎药物（联苯双酯）	主药中板蓝根与联用药治疗病毒性肝炎时有协同作用[18]，提倡合用
氯丙嗪	主药中珍珠可降低氯丙嗪对肝脏的损害，改善肝功能[16]，提倡合用
地高辛	主药中珍珠可增强地高辛作用和毒性[18]；金银花、栀子导致地高辛药效降低[52]，避免合用
甲氧氯普胺（胃复安）	主药中金银花与联用药合用产生药理性拮抗[27]，避免合用
乳酶生（含乳酸菌）	主药中金银花可导致肠道内乳酸菌灭活[14, 47]，避免合用
磷酸盐（磷酸氢化喹啉、可待因）、硫酸盐（硫酸亚铁、D-860）	主药中珍珠与联用药合用易产生沉淀，降低疗效，避免合用
维生素C、维生素E、维生素B_1	主药中金银花与联用药合用可影响联用药疗效，避免合用
氢氧化铝、氨茶碱、碳酸氢钠	主药中金银花与联用药合用可发生中和反应，使其药效降低或失效，避免合用

清热解毒颗粒

【功效应用】清热解毒。主含黄连、玄参、金银花、地黄、大青叶、知母、石膏。用于流感、上呼吸道感染、流行性脑脊髓膜炎、肺炎等。

【临床评价】①本品配合尚赫凝胶治疗面部激素依赖性皮炎疗效确切，总有效率86.67%[446]。②本品治疗风热感冒疗效好，总有效率84.44%[447]。③本品治疗小儿病毒性上呼吸道感染、发热具有良好疗效，总有效率98.11%[448]。

联用药	相互作用机制及结果
抗生素（头孢拉定、环丙沙星等）	主药中金银花、黄连可增强抗生素疗效，减少其毒副作用[14]，提倡合用
阿莫西林	主药中金银花可增强阿莫西林对耐药金黄色葡萄球菌的抑制作用[36]，提倡合用
多西环素	主药中金银花可增加多西环素排泄，降低药效，不提倡合用
异烟肼、左旋多巴、大环内酯类抗生素（红霉素）	主药中石膏与联用药合用易形成络合物，降低溶解度，影响吸收，降低疗效[12, 20, 24]，避免合用
磺胺类药物	主药金银花中绿原酸易使磺胺类药物析出结晶而致结晶尿、血尿、尿闭等，避免合用
呋喃妥因、利福平、消炎痛	主药中金银花可加重联用药对肾脏的毒性，避免合用
痢特灵	主药中黄连与联用药合用治疗痢疾、细菌性腹泻有协同作用[46]，提倡合用
治疗病毒性肝炎的药物（联苯双酯、拉米夫定等）	主药中大青叶与联用药治疗病毒性肝炎起协同作用[27]，提倡合用
阿司匹林	主药中玄参、地黄、知母与联用药合用有协同作用，既能发汗退热，又能清热生津[48]，提倡合用

续表

联用药	相互作用机制及结果
麦角胺咖啡因、苯丙胺	主药中黄连与联用药合用产生药理性拮抗[23]，避免合用
地高辛	主药中黄连与联用药合用易发生洋地黄中毒[52]；金银花可导致地高辛药效降低[52]；玄参与联用药合用可能出现心动过缓甚至脉搏停搏等中毒症状[25]；石膏可增强地高辛作用和毒性[18]，避免合用
阿托品	主药中黄连可增加联用药的毒性[47]，避免合用
甲氧氯普胺（胃复安）	主药中金银花与联用药合用产生药理性拮抗[24]，避免合用
乳酶生（含乳酸菌）	主药中金银花、黄连可导致肠道内乳酸菌灭活[14,47]，避免合用
华法林	主药中黄连可增强联用药的作用和毒性，谨慎合用
强的松龙片	主药中石膏与联用药合用生成难溶物质，显著降低强的松龙生物利用度，避免合用
降糖药	主药中黄连可增强降糖药的作用和毒性[58]；玄参可增加降糖药降糖效果，减少并发症[29]，谨慎合用
环孢素	主药中黄连（含小檗碱）可抑制肝药酶活性，提高环孢素血药浓度，增强药效，提倡合用

续表

联用药	相互作用机制及结果
磷酸盐（磷酸氢化喹啉、可待因）、硫酸盐（硫酸亚铁、D-860）	主药中石膏与联用药合用易产生沉淀，降低疗效，避免合用
重金属药（硫酸镁、氢氧化铝、碘离子制剂）、酶制剂	主药中黄连与联用药合用易产生沉淀[18]，避免合用
维生素C、维生素B_1、维生素E、氯丙嗪	主药中金银花可影响联用药疗效；石膏与联用药合用可导致维生素C氧化失效，避免合用
碳酸氢钠、氨茶碱	主药中黄连与联用药合用影响溶解度，妨碍吸收；金银花与联用药合用可发生中和反应，使其药效降低或失效，避免合用

秋水仙碱

【功效应用】本品抗痛风、抗癌，用于急性痛风性关节炎、皮肤癌、乳腺癌、白血病等。

【临床评价】①本品联合季德胜蛇药片治疗老年急性痛风性关节炎疗效显著，安全可靠，总有效率96.15%[449]。②秋水仙碱具有抑制胶原合成、分泌及抗炎作用，对椎间盘突出症有一定治疗作用，总有效率94.00%[450]。③有报道临床急性痛风患者常规服用秋水仙碱的早期出现严重腹痛、腹泻。④秋水仙碱的治疗窗较窄，治疗剂量与中毒剂量非常接近，致死量为0.8mg/kg，据报道有服用7mg死亡的病例[451]。

联用药	相互作用机制及结果
大环内酯类抗生素（红霉素）	两药合用增加秋水仙碱中毒的危险[93]，不提倡合用
中枢神经系统抑制药（安定）	两药合用，中枢神经抑制作用增强[2]，谨慎合用
他汀类（辛伐他汀）、吉非贝齐	两药合用可增加横纹肌溶解的风险[93]，不提倡合用
维生素 B_{12}	两药合用导致可逆性维生素 B_{12} 吸收不良[2]，避免合用

巯嘌呤

【功效应用】本品用于绒毛膜上皮癌、恶性葡萄胎、急性淋巴细胞白血病等。

【临床评价】巯嘌呤或硫唑嘌呤治疗炎性肠病，对患者的生育力影响小，可能增加自发流产和早产的风险[421]。

联用药	相互作用机制及结果
甲氧苄氨嘧啶、复方新诺明	联用药可加重巯嘌呤的骨髓抑制[93]，避免合用
别嘌醇	别嘌醇抑制巯嘌呤的代谢，作用和毒性均增强[93]，避免合用
环磷酰胺	两药合用可增加巯嘌呤的作用和毒性[2]，谨慎合用，必要时减少巯嘌呤用量
苯巴比妥、利福平	两药合用增加肝毒性[2]，避免合用

去痛片（氨基比林咖啡因片）

【功效应用】 解热镇痛。主含氨基比林、非那西丁、咖啡因、苯巴比妥。

【临床评价】 ①有报道去痛片有轻度的成瘾戒断症状[454]。②人工流产术中口服去痛片镇痛效果明显[455]。

联用药	相互作用机制及结果
异烟肼、甲丙氨酯	联用药可提高去痛片中咖啡因的血药浓度55%，谨慎合用
对乙酰氨基酚	联用药同去痛片中苯巴比妥发生作用，引起肝毒性，避免合用
丙戊酸钠	去痛片中苯巴比妥与联用药合用增加肝毒性，避免合用
离子拮抗剂（尼莫地平、心痛定）	去痛片中苯巴比妥可增强联用药的降压作用，谨慎合用
美西律（慢心律）	联用药可抑制去痛片中咖啡因的代谢，避免合用
硫酸奎尼丁片、地高辛、双香豆素片、氢化可的松片、甲睾酮片、结合雌激素片、毓婷卡马西平、乙琥胺	去痛片中苯巴比妥可使联用药的代谢加速，药效降低，避免合用
西咪替丁（甲氰咪胍）	联用药可使去痛片中咖啡因作用和毒性均增加，谨慎合用
口服避孕药（毓婷、复方长效左炔诺孕酮）	联用药同去痛片中非那西丁、氨基比林发生作用，致突破性出血的发生率增加[81]，避免合用

联用药	相互作用机制及结果
环磷酰胺	去痛片中苯巴比妥可使联用药在体内的代谢活化作用增强,谨慎合用

曲马多缓释片

【功效应用】本品为吗啡类强效镇痛药,用于中、重度急慢性疼痛。

【临床评价】①本品具有明显的缓释镇痛作用,对中、重度疼痛有良好的止痛效果,不良反应少,总有效率96.80%[452]。②本品联合护理干预能有效缓解骨折患者术后疼痛,总满意率87.50%[453]。

联用药	相互作用机制及结果
中枢神经抑制药(安定)	两药合用导致曲马多的作用和毒性均增加[83],谨慎合用
卡马西平	卡马西平可减弱曲马多的作用[83],不提倡合用
苯乙肼	两药合用曲马多的血药浓度升高,副作用增加[81],谨慎合用
选择性5-HT再摄取抑制剂(氟西汀、帕罗西汀)	两药合用可致血清素激活作用增加(血清素综合征)[2],避免合用
地高辛	曲马多可增加地高辛的毒性[83],谨慎合用,必要时减少其用量
华法林	曲马多可加强华法林的抗凝作用,导出血倾向[83],避免合用

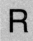

乳酶生(表飞鸣)

【功效应用】本品用于消化不良、腹胀及小儿饮食失调所引起的腹泻、绿便等。

【临床评价】①乳酶生与糖蛋白酶比例为7∶3时治疗小儿腹泻疗效最高,总有效率为80.00%[418]。②乳酶生胶囊联合咪康唑栓治疗外阴阴道假丝酵母菌病有显著疗效,临床治愈率85.20%[423]。

联用药	相互作用机制及结果
抗生素(红霉素)、氢氧化铝	联用药可减弱乳酶生的疗效,建议间隔3小时以上服用
枸橼酸铋钾	联用药可抑制、吸附或杀灭活肠球菌[61],避免合用

S

速效救心丸[84]

【功效应用】行气活血、祛瘀止痛。主含川芎、冰片、蟾酥等；用于气滞血瘀型冠心病，总有效率97.8%。本品为治疗心绞痛的一线用药[110]。

【临床评价】①用于肺心病急性发作40例，显效31例，有效8例，无效1例，总有效率97.5%。②用于胆绞痛60例，显效21例，有效28例，无效11例，总有效率81.7%[24]。③速效救心丸联合氯吡格雷治疗冠脉综合征，其临床疗效心电图改善程度均优于单用氯吡格雷[521]。④速效救心丸在缓解冠心病心绞痛症状及心电图改善方面优于消心痛[653]。

联用药	相互作用机制及结果
红霉素	川芎中阿魏酸可减弱红霉素的杀菌作用，不提倡合用[673]
多西环素、异烟肼	主药中川芎与联用药合用易形成络合物，降低溶解度，影响吸收，降低疗效，避免合用
磺胺类	主药中川芎与联用药合用易使联用药析出结晶而致结晶尿、血尿[24]，避免合用

续表

联用药	相互作用机制及结果
呋喃妥因、利福平、消炎痛	主药中川芎与联用药合用会加重对肾脏的毒性，避免合用
尼莫地平	主药中川芎可增加尼莫地平的生物利用度[5]，合用应适度减少其用量
地高辛	主药中川芎可增强地高辛作用和毒性；蟾酥有类地高辛作用，合用可导致洋地黄中毒[5]，谨慎合用，必要时减少其用量
多索茶碱	主药中川芎可降低多索茶碱的生物利用度，影响疗效[5]，不提倡合用
抗凝药物（华法林）	主药中川芎与联用药合用可增加出血倾向[28]，避免合用
磷酸盐（磷酸氢化喹啉、可待因）、硫酸盐（硫酸亚铁、D-860）	主药中川芎与联用药合用易产生沉淀，降低疗效，避免合用
氢氧化铝、氨茶碱	主药中川芎与联用药合用可发生中和反应，使联用药的药效降低或消失，避免合用

三金片

【功效应用】清热解毒、利湿通淋。用于肾盂肾炎、膀胱炎、尿路感染及小便短赤、尿急频数。

【临床评价】①本品联合阿奇霉素治疗非淋性尿道炎（NGU）优于单用阿奇霉素，有效率82.02%[404]。②本品对更年期妇女尿路感染有较好的疗效,可明显缓解症状,减少复发,并改善患者机体免疫功能,总有效率为96.00%[457]。

联用药	相互作用机制及结果
甲磺酸培氟沙星	两药合用治疗女性膀胱炎有协同作用[89],提倡合用

三九胃泰颗粒

【功效应用】清热燥湿、行气活血、柔肝止痛。主含木香、黄芩、地黄、白芍等。用于胃炎。

【临床评价】慢性浅表性胃炎患者使用三九胃泰颗粒联合奥美拉唑治疗6周,总有效率95.70%[458,459]。

联用药	相互作用机制及结果
抗生素(头孢拉定、环丙沙星等)	主药中黄芩可增强抗生素的疗效,减少其毒副作用[14],提倡合用
阿莫西林	主药中黄芩可增加阿莫西林对耐药金黄色葡萄球菌的抗菌作用[57],提倡合用
多西环素、异烟肼	主药中白芍与联用药合用易形成络合物,影响吸收,避免合用
磺胺类药物、大环内酯类药物	主药中白芍易使联用药析出结晶而致结晶尿、血尿[24],避免合用
左氧氟沙星	主药中黄芩可降低左氧氟沙星的肾脏排泄[54],合用应延长其给药间隔

续表

联用药	相互作用机制及结果
呋喃妥因、消炎痛	主药中白芍与联用药合用会加重对肾脏的毒性，避免合用
灰黄霉素	主药中黄芩可延长联用药在肠道内停留时间，有利于吸收，提高疗效[42]，提倡合用
利福平	主药中黄芩可提高联用药的疗效[13]，提倡合用
阿司匹林	主药中地黄与联用药合用有协同作用，既能发汗退热，又能清热生津[48]，提倡合用
地高辛	主药中木香可使地高辛吸收增加，毒性增强[19]；黄芩与联用药合用易发生洋地黄中毒[42]；白芍可增强地高辛作用和毒性，避免合用
氨茶碱	主药中白芍与联用药合用可发生中和反应，使联用药的药效降低或消失，避免合用
胃复安	主药中白芍与胃复安合用可产生药理性拮抗[46]，禁忌合用
乳酶生	主药中黄芩可导致乳酶生的作用降低或丧失[14]，避免合用
降糖药（二甲双胍、阿卡波糖）	主药中黄芩与联用药可产生药理性拮抗[27]，避免合用
含金属离子药物	主药中黄芩可改变联用药理化性质，降低其疗效[13]，避免合用

续表

联用药	相互作用机制及结果
磷酸盐（磷酸氢化喹啉、可待因）、硫酸盐（D-860）	主药中白芍与联用药合用易产生沉淀，降低疗效，避免合用
维生素 B_{12}	主药中木香可使维生素 B_{12} 吸收增加[19]，可以合用

山莨菪碱（654-2）

【功效应用】本品用于感染性休克、眩晕病、平滑肌痉挛所致的绞痛、早期偏头痛、视神经萎缩。

【临床评价】在对小儿支气管肺炎临床治疗中，山莨菪碱结合传统辅助治疗，疗效显著[460]。

联用药	相互作用机制及结果
甲氧氯普胺（胃复安）、多潘立酮	主药与联用药有药理性拮抗，禁忌合用
维生素 B_2	654-2 使维生素 B_2 在吸收部位滞留延长，吸收增加，谨慎合用，必要时减少维生素 B_2 用量

少腹逐瘀丸

【功效应用】温经活血、散寒止痛。主含当归、五灵脂、赤芍、延胡索、川芎等。用于月经不调、痛经、产后腹痛、行经小腹冷痛、经血紫暗、功能性子宫出血等。

【临床评价】①本品联合孕三烯酮胶囊（内美通）能够有效地缩小子宫肌瘤，缓解因子宫肌瘤所引起的痛经，治疗总有效率86.00%[424]。②本品治疗寒凝血瘀的痛经，显效率96.00%[461]。

联用药	相互作用机制及结果
阿莫西林	主药中当归可增加阿莫西林过敏的发生概率[23]，不提倡合用
红霉素	主药中当归、川芎可减弱红霉素的杀菌作用，避免合用
多西环素、异烟肼	主药中川芎、当归与联用药合用易形成络合物，降低溶解度，影响吸收，降低疗效，避免合用
磺胺类	主药中川芎、当归易使联用药析出结晶而致结晶尿、血尿[24]，避免合用
呋喃妥因、利福平、消炎痛	主药中川芎、当归与联用药合用会加重对肾脏的毒性，避免合用
麦角胺咖啡因、苯丙胺	主药中延胡索与联用药合用产生药理性拮抗[18]，禁忌合用
氯丙嗪	主药中延胡索与联用药合用可发生震颤麻痹[28]，禁忌合用
乳酸心可定、双嘧达莫（潘生丁）	主药中赤芍与联用药合用能增加冠脉血流量，降血脂，降低血压，减轻心脏负荷[13,57]，提倡合用
尼莫地平	主药中川芎可增加尼莫地平的生物利用度[5]，可以合用，必要时适度减少其用量

续表

联用药	相互作用机制及结果
地高辛	主药中当归、川芎可增强地高辛作用和毒性[18,52];延胡索可导致洋地黄中毒[38],禁忌合用
多索茶碱	主药中川芎、当归可降低多索茶碱的生物利用度,影响疗效[5],不提倡合用
华法林、阿司匹林、双香豆素、保泰松	主药中川芎、当归与联用药合用可增加出血倾向[15,28],避免合用
化疗药(环磷酰胺、巯嘌呤、维A酸、甲氨蝶呤)	主药中当归可减少化疗药引起的白细胞减少等不良反应[46],提倡合用
阿托品、氨茶碱	主药中延胡索可使联用药毒性增加,避免合用
磷酸盐(磷酸氢化喹啉、可待因)、硫酸盐(硫酸亚铁、D-860)	主药中川芎、当归与联用药合用易产生沉淀,降低疗效,避免合用
含金属离子药(琥珀酸亚铁)、碘离子制剂、酶制剂	主药中延胡索与联用药合用易产生沉淀,影响吸收[22],避免合用
氢氧化铝、碳酸氢钠	主药中当归、川芎与联用药合用可发生中和反应,使联用药的药效降低或消失;延胡索与联用药合用影响药物溶解度,妨碍吸收,降低疗效,避免合用

蛇胆川贝液

【功效应用】祛风止咳、除痰散结。主含贝母、苦杏仁、薄荷等。用于咽喉炎、慢性支气管炎、肺炎。

【临床评价】本品应用中，有报道可出现过敏反应，主要表现为荨麻疹样药疹、红斑型药疹、水肿性紫癜型药疹[462]。

联用药	相互作用机制及结果
阿司匹林	主药中贝母可升高胃内 pH，改变联用药解离，影响吸收，谨慎合用，必要时两药间隔服用
可待因、吗啡、苯巴比妥	主药中苦杏仁可增强联用药的呼吸抑制作用[16,70]，谨慎合用
麦角胺咖啡因、苯丙胺	主药中贝母与联用药合用产生药理性拮抗[27]，禁忌合用
硝酸甘油、硝酸异山梨酯	主药中薄荷与联用药合用可发生氧化还原反应，降低联用药疗效[18]，避免合用
地高辛	主药中苦杏仁可使地高辛作用和毒性均增强，谨慎合用
镇咳药、镇静药、氯氮平、甲喹酮	主药中苦杏仁与联用药合用，增加呼吸中枢的抑制作用[17,18,19]，谨慎合用
阿托品、氨茶碱	主药中贝母可使联用药作用增强，毒性增加[68]，谨慎合用
降糖药	主药中苦杏仁、贝母可升高血糖，谨慎合用

联用药	相互作用机制及结果
含金属离子药（硫酸亚铁、硫酸镁、氢氧化铝）、碘离子制剂	主药中贝母与联用药合用易产生沉淀[30]，避免合用
维生素C、烟酸、谷氨酸、胃酶合剂、胰酶	主药中苦杏仁与联用药合用易分解而降低药效[30]，避免合用
碳酸氢钠等碱性较强的西药	主药中贝母与联用药合用影响贝母溶解度，妨碍吸收，药效降低，避免合用

麝香保心丹

【功效应用】芳香温通、益气强心。主含人参、牛黄、苏合香、蟾酥、冰片等。用于冠心病心绞痛、心衰、高血压等。

【临床评价】①长期服用本品（至少6个月）可明显减少心绞痛事件，减少硝酸酯类药物用量[415]。②本品能改善血脂与全血黏度，对冠心病心绞痛的症状疗效较好，总有效率87.00%[463]。③本品与复方丹参滴丸在调节血脂和改善心肌缺血治疗冠心病的临床疗效基本相同[464]。

联用药	相互作用机制及结果
利福平	主药中冰片作为"药引"可改善联用药吸收，提高疗效[54]，提倡合用

续表

联用药	相互作用机制及结果
水杨酸衍生物（阿司匹林）	主药中人参可导致联用药作用增强，毒性增加，谨慎合用
可待因、吗啡、苯巴比妥、咪达唑仑	主药中人参可增强联用药的呼吸抑制作用[22, 68]，谨慎合用
心律平、奎尼丁	主药与联用药合用可能导致心搏骤停[47]，禁忌合用
利尿药	主药中人参的抗利尿作用与联用药有药理性拮抗[77]，避免合用
地高辛、心律平、奎尼丁	主药中蟾酥增加联用药毒性，有猝死的风险[52]，禁忌合用
华法林	主药中人参可减弱华法林的抗凝作用[5]，谨慎合用
糖皮质激素（地塞米松）	主药中人参可减少联用药的副作用[62]，可以合用
降糖药（二甲双胍、阿卡波糖）	主药人参的糖皮质激素样作用可升高血糖，降低联用药效果[4]，避免合用
化疗药（环磷酰胺、巯嘌呤维A酸、甲氨蝶呤）	主药中人参可减少化疗药引起的白细胞减少等不良反应[46]，提倡合用
维生素C、烟酸、谷氨酸、胃酶合剂、胰酶	主药中人参易使联用药分解而降低药效[51]，避免合用
酸性药物（对氨基水杨酸钠、胃蛋白酶等）	人参中的皂苷遇酸（联用药）易失效[18]，避免合用
小金丸、少腹逐瘀丸、平消胶囊（均含五灵脂）	主药中人参与联用药中五灵脂属"十九畏"

肾炎康复片

【功效应用】 益气养阴、补肾健脾。主含人参、地黄、山药、益母草、丹参、泽泻、白茅根、桔梗等。主治慢性肾小球肾炎。

【临床评价】 ①本品联合氯沙坦钾较单用氯沙坦钾能更有效地降低慢性肾炎患者蛋白尿,并具有免疫调节作用[395]。②本品与贝那普利联合治疗慢性肾小球肾炎患者疗效显著,总有效率83.55%[465]。③本品治疗小儿紫癜性肾炎血尿蛋白尿具有良好的临床疗效,安全,无明显毒副作用,总有效率90.70%[466]。

联用药	相互作用机制及结果
抗生素(头孢拉定、环丙沙星等)	主药中白花蛇舌草可增强抗生素的疗效,减少其毒副作用[14],提倡合用
磺胺类药	主药中大黄与联用药合用可导致肝内磺胺积累,严重者导致中毒性肝炎[17],避免合用
大环内酯类药物	主药中丹参易使联用药析出结晶而致结晶尿、血尿[24],避免合用
异烟肼	主药中大黄可使异烟肼分解失效,避免合用
阿司匹林	主药中丹参与联用药合用治疗冠心病有协同效果[74],谨慎合用
新霉素、土霉素	联用药可影响大黄的作用[45],避免合用
可待因、吗啡、苯巴比妥	主药中大黄可增强联用药的呼吸抑制作用[31],谨慎合用
氯丙嗪、眠尔通	主药中丹参可显著增强联用药的中枢抑制作用[57],谨慎合用,必要时减少其用量

续表

联用药	相互作用机制及结果
左旋多巴、毛果芸香碱	主药中大黄与联用药合用,增加对消化道黏膜损害[19],避免合用
硝酸甘油、硝酸异山梨酯	主药中山药与联用药合用可发生氧化还原反应,降低联用药疗效[18],避免合用
乳酸心可定、双嘧达莫(潘生丁)	主药中丹参与联用药合用能增加冠脉血流量,降血脂,降低血压,减轻心脏负荷[13],提倡合用
地高辛	主药中大黄与联用药合用药效累加,毒性增强[52];益母草、泽泻、白茅根可导致地高辛药效降低[19, 52],避免合用
氨茶碱	主药中桔梗与联用药合用增强止咳平喘疗效[48],提倡合用
抗酸药(胃舒平)、麻黄碱、三硅酸镁、胃得乐、甲氰咪胍、雷尼替丁	主药中丹参与联用药合用易形成络合物,降低疗效[20, 35, 38],避免合用
保钾利尿药(安体舒通、氨苯蝶啶)	主药中白茅根、泽泻与联用药合用易导致高血钾[13],谨慎合用
华法林	主药中丹参与联用药合用有防止动脉粥样硬化的作用;同时易发生出血倾向[5, 51],谨慎合用,必要时应调整用药剂量
降糖药(阿卡波糖、二甲双胍)	主药中大黄可影响血糖,谨慎合用
环磷酰胺、喜树碱钠	主药中丹参与联用药合用不宜于肿瘤的控制[20],避免合用

联用药	相互作用机制及结果
酶制剂(多酶片、胃酶、胰酶)	主药中大黄与酶制剂可形成氢键缔合物,避免合用
维生素C、烟酸、谷氨酸	主药中大黄可使联用药分解而降低药效,避免合用
维生素B_2	维生素B_2可降低大黄的抗菌作用[4],不提倡合用
维生素B_1、维生素B_6	丹参中的鞣质易与联用药产生沉淀,影响疗效[24、43],避免合用
灰黄霉素、制霉菌素、麻黄素、阿托品、利血平	主药中大黄与联用药合用易产生沉淀,影响吸收[16、17、19、22],避免合用
酸性药物(对氨基水杨酸钠、胃蛋白酶)	主药中桔梗与联用药合用易发生水解反应,导致皂苷失效[18、51],避免合用
碱性药物(碳酸氢钠、消炎痛)	蒽醌类药物大黄在碱性环境中容易被氧化[19],避免合用
小金丸、少腹逐瘀丸、平消胶囊(均含五灵脂)	主药中人参与联用药中五灵脂属"十九畏"

生脉饮

【功效应用】益气养阴、复脉固脱。主含人参、麦冬、五味子。主治心阳暴脱、昏厥、休克[84、111]。

【临床评价】①治疗缺血性心肌病60例,显效40例,有效19

例,无效 1 例,总有效率 98.33%[129]。②治疗慢性心力衰竭,特别是心功能Ⅱ、Ⅲ级者疗效好[109]。

联用药	相互作用机制及结果
红霉素	主药中五味子可减弱红霉素的杀菌作用,同时两药均有肝毒性,合用加重肝损伤[12, 16],避免合用
多西环素、利福平	主药五味子中鞣酸与联用药合用肝脏毒性增加[17],避免合用
磺胺类药(磺胺嘧啶、复方新诺明)	主药五味子中有机酸易使磺胺类药在肾小管析出结晶,引起肾毒性;其中鞣质影响磺胺的排泄,增加肝脏毒性[17],避免合用
呋喃妥因、消炎痛	主药五味子中有机酸能增强联用药在肾脏的重吸收,增加肾脏毒性[16, 17],避免合用
奎宁、麻黄素、阿托品	主药中麦冬与联用药合用易产生沉淀,影响药物吸收,避免合用
水杨酸衍生物(阿司匹林)	主药中麦冬与联用药合用易引起消化道黏膜损伤;人参与联用药合用作用增强,毒性增加,谨慎合用
可待因、吗啡、苯巴比妥、咪达唑仑	主药中人参可增强联用药的呼吸抑制作用[22, 68],谨慎合用
依那普利、螺内酯	联用药与生脉饮合用治疗心衰、抗休克有协同作用[109],提倡合用
利尿药	主药中人参的抗利尿作用与联用药有药理性拮抗[77],禁忌合用

续表

联用药	相互作用机制及结果
排钾利尿药(氢氯噻嗪、呋塞米)	主药中麦冬与联用药合用易导致低血钾,不提倡合用
地高辛	主药五味子中鞣酸与地高辛生成鞣酸沉淀物,不易吸收[19];麦冬可增加地高辛对心脏的毒性;人参与联用药合用药效累加,毒性增强[52],谨慎合用
华法林	主药中人参可减弱华法林的抗凝作用[5],谨慎合用,必要时增加华法林用量
糖皮质激素(地塞米松)	主药中人参可减少联用药的副作用,提倡合用
降糖药(降糖灵、D-860、二甲双胍、消渴丸等)	主药中人参的糖皮质激素样作用可升高血糖,降低联用药效果[4];麦冬与联用药合用有药理性拮抗[27],禁忌合用
化疗药(巯嘌呤、维A酸、甲氨蝶呤)	主药中人参可减少化疗药引起的白细胞减少等不良反应[46],提倡合用
环磷酰胺	主药中麦冬可显著对抗环磷酰胺所致的白细胞下降,提倡合用
维生素C、烟酸、谷氨酸、胃酶合剂、胰酶	主药中人参易使联用药分解而降低药效[51],避免合用
对氨基水杨酸钠、胃蛋白酶	人参中的皂苷遇酸(联用药)易失效[18],避免合用
氢氧化铝、氨茶碱、	主药中五味子与联用药合用可发生中和反应,使联用药的药效降低或消失[11,19],避免合用

续表

联用药	相互作用机制及结果
小金丸、少腹逐瘀丸、平消胶囊（均含五灵脂）	主药中人参与联用药中五灵脂属"十九畏"

参苓白术散

【功效应用】健脾胃，益肺气。主含甘草、桔梗、人参、山药、薏苡仁、莲子、砂仁等。用于脾胃虚弱、食少便溏、气短咳嗽、体倦乏力、慢性结肠炎、肠易激综合征等。

【临床评价】①本品加减治疗妇科恶性肿瘤化疗后白细胞下降疗效显著，可明显提高患者生活质量[407]。②本品联合多酶片治疗小儿厌食症安全有效，总有效率为90.70%[408]。③参苓白术散加减对小儿秋季腹泻的治疗效果优于单用思密达[409]。

联用药	相互作用机制及结果
呋喃妥因	主药中甘草与呋喃妥因合用可降低胃肠道反应[16]，提倡合用
奎宁、麻黄素、阿托品	主药中甘草与联用药合用易产生沉淀，影响吸收，避免合用
阿司匹林	主药中甘草与联用药合用可能导致消化道溃疡，甚至引起消化道出血[11]；人参可导致联用药作用增强，毒性增加，避免合用
可待因、吗啡、苯巴比妥、咪达唑仑	主药中人参可增强联用药的呼吸抑制作用[22, 68]，谨慎合用

续表

联用药	相互作用机制及结果
利尿药	主药中人参的抗利尿作用与联用药有药理性拮抗[77]；甘草与联用药合用可发生药源性毒性[8, 18]，禁忌合用
地高辛	主药甘草中糖皮质激素的保钠排钾作用，引起心脏对地高辛敏感性增高，可能导致其中毒[11]；人参与联用药合用药效累加，毒性增强[52]，谨慎合用
氨茶碱	主药中甘草可促进氨茶碱的代谢，作用降低[11]；桔梗与联用药合用增强止咳平喘疗效[48]，提倡合用
谷丙胺	主药中甘草与联用药合用治疗胃、十二指肠溃疡，有利于病变局部的调节[36]，提倡合用
华法林	主药中人参可减弱华法林的抗凝作用[5]，谨慎合用，必要时增加其用量
糖皮质激素（地塞米松、泼尼松）	主药中人参可减少联用药的副作用；甘草的糖皮质激素作用可降低联用药的清除速率，增加血药浓度[18]，可以合用
降糖药（阿卡波糖、二甲双胍）	主药中甘草、人参的糖皮质激素样作用可升高血糖，降低联用药效[4, 13, 18]，避免合用
环孢素	主药中甘草可诱导肝药酶而降低联用药的临床疗效，避免合用
甲氨蝶呤	主药中甘草可减少联用药的胆汁排泄，增强其药效，可以合用
化疗药（环磷酰胺、巯嘌呤、维A酸）	主药中人参可减少化疗药引起的白细胞减少等不良反应[46]，提倡合用

续表

联用药	相互作用机制及结果
维生素C、烟酸、谷氨酸、胃酶合剂、胰酶	主药中人参易使联用药分解而降低药效[51]，避免合用
酸性药物（对氨基水杨酸钠、胃蛋白酶）	主药中桔梗、甘草、人参与联用药合用易发生水解反应，导致皂苷失效[18, 51]，避免合用
小金丸、少腹逐瘀丸、平消胶囊（均含五灵脂）	主药中人参与联用药中五灵脂属"十九畏"
内消瘰疬丸、乳癖消颗粒（均含海藻）	主药中甘草与联用药中海藻属"十八反"，禁忌合用

参芪降糖颗粒

【功效应用】益气养阴、滋脾补肾。主含人参、五味子、黄芪、山药、地黄、麦冬、泽泻等。主治消渴症，用于2型糖尿病。

【临床评价】①本品可提高胰岛素的敏感性，联合二甲双胍治疗2型糖尿病，比单纯应用二甲双胍有更好的疗效[410]。②本品、银杏叶胶囊联合甲钴胺及α-硫辛酸治疗糖尿病周围神经病变，疗效优于单用西药治疗[411]。

联用药	相互作用机制及结果
红霉素	酸性药五味子可减弱红霉素的杀菌作用，同时两药均有肝毒性，合用加重肝损伤[12, 16]，避免合用

续表

联用药	相互作用机制及结果
多西环素、利福平	主药五味子中鞣酸与联用药合用肝脏毒性增加[17]，避免合用
磺胺类药	主药五味子中有机酸易使磺胺类药在肾小管析出结晶，引起肾毒性；其中鞣质影响磺胺的排泄，增加肝脏毒性[17]，避免合用
呋喃妥因、利福平、消炎痛	主药五味子中有机酸能增强联用药在肾脏的重吸收，增加肾脏毒性[16,17]，避免合用
奎宁、麻黄素、阿托品	主药中麦冬与联用药合用易产生沉淀，影响药物吸收，避免合用
阿司匹林	主药中地黄与联用药合用有协同作用，既能发汗退热，又能清热生津[48]；麦冬与联用药合用易引起消化道黏膜损伤；人参与联用药合用作用增强，毒性增加，谨慎合用
可待因、吗啡、苯巴比妥、咪达唑仑	主药中人参可增强联用药的呼吸抑制作用[22,68]，谨慎合用
硝酸甘油、硝酸异山梨酯	主药中山药与联用药合用可发生氧化还原反应，降低联用药疗效[18]，避免合用
呋塞米、吲达帕胺	主药中人参的抗利尿作用与联用药有药理性拮抗[77]，禁忌合用
地高辛	主药中人参与联用药合用药效累加，毒性增强[52]；麦冬与联用药合用对心脏毒性增加；泽泻可导致地高辛药效降低[52]；五味子中鞣酸与地高辛生成鞣酸沉淀物，不易吸收[19]，避免合用

续表

联用药	相互作用机制及结果
氢氯噻嗪	主药中麦冬与联用药合用易导致低血钾,不提倡合用
保钾利尿药(安体舒通、氨苯蝶啶)	主药中泽泻与联用药合用易导致高血钾[13],谨慎合用
华法林	主药中人参可减弱华法林的抗凝作用[5],谨慎合用,必要时增加其用量
糖皮质激素(地塞米松、泼尼松)	主药中人参可减少联用药的副作用[62],提倡合用
降糖药(二甲双胍、阿卡波糖)	主药中人参的糖皮质激素样作用可升高血糖,降低联用药效果[4];黄芪可增加降糖药降糖效果,防止糖尿病并发症[29];麦冬与联用药合用有药理性拮抗[27],谨慎合用
化疗药(环磷酰胺、巯嘌呤、维A酸、甲氨蝶呤)	主药中人参、黄芪可减少化疗药引起的白细胞减少等不良反应[46],提倡合用
氢氧化铝、碳酸氢钠	主药中五味子与联用药合用可发生中和反应,使联用药的药效降低或消失[11,19],避免合用
维生素C、烟酸、谷氨酸、胃酶合剂、胰酶	主药中人参易使联用药分解而降低药效[51],避免合用
酸性药物(对氨基水杨酸钠、胃蛋白酶等)	人参中的皂苷遇酸(联用药)易失效[18],避免合用
小金丸、少腹逐瘀丸、平消胶囊(均含五灵脂)	主药中人参与联用药中五灵脂属"十九畏"

参松养心胶囊

【功效应用】 益气养阴、活血通络、清心安神。主含人参、麦冬、山茱萸、丹参、酸枣仁、桑寄生、赤芍、黄连、五味子、龙骨等。用于冠心病、室性早搏、心悸不安、气短乏力、失眠多梦、盗汗、神倦懒言等。

【临床评价】 ①本品治疗缓慢型心律失常安全，总有效率76.81%。②本品对不同病因的室性早搏有明显疗效[412,413]。③本品不仅能改善心脏神经症患者的临床症状，而且能改善患者的房性早搏、室性早搏、非特异性ST-T改变、心动过速、心动过缓等心律失常[414]。

联用药	相互作用机制及结果
抗生素（头孢拉定、环丙沙星等）	主药中黄连可增强抗生素的疗效，减少其毒副作用[14]，提倡合用
红霉素	主药中山茱萸可减弱红霉素的杀菌作用，同时两药均有肝毒性，合用加重肝损伤[12,16]，避免合用
多西环素、异烟肼、左旋多巴、大环内酯类抗生素	主药中龙骨与联用药合用易形成络合物，影响吸收，降低疗效[20,24]，避免合用
克林霉素	主药山茱萸中鞣质影响联用药吸收[22]，避免合用
磺胺类药物	主药山茱萸、五味子中有机酸易使磺胺类药在肾小管析出结晶，引起肾毒性；其中鞣质影响磺胺的排泄，增加肝脏毒性[17,24]，避免合用

续表

联用药	相互作用机制及结果
呋喃妥因、消炎痛	主药中五味子、山茱萸能增强联用药在肾脏的重吸收,增加肾脏毒性[16,17],避免合用
先锋霉素 I、先锋霉素 II、乌洛托品、奎宁新生霉素、氯喹、新斯的明	主药中龙骨可使联用药血药浓度降低,疗效减弱,不提倡合用
奎宁、麻黄素、阿托品	主药中麦冬与联用药合用易产生沉淀,影响药物吸收,避免合用
利福平	主药中山茱萸的升白细胞作用可以减轻利福平的副作用[29],同时加重肾脏毒性;五味子中鞣酸与利福平合用肝脏毒性增加[17],谨慎合用
痢特灵	主药中黄连与联用药合用治疗痢疾、细菌性腹泻有协同作用[46],提倡合用
阿司匹林	主药中人参与联用药合用作用增强,毒性增加;麦冬与联用药合用易引起消化道黏膜损伤;丹参与联用药合用治疗冠心病有协同效果[74],谨慎合用
保泰松、维生素 B_1、胃蛋白酶	主药中龙骨与联用药合用可引起酸碱中和,降低疗效[15,18],避免合用
异戊巴比妥	主药中酸枣仁可延长巴比妥的睡眠时间[53],合用时需减少其用量
氯丙嗪、眠尔通、苯巴比妥	主药中丹参可显著增强联用药的中枢抑制作用[57],合用时应减少其用量
麦角胺咖啡因、苯丙胺	主药中黄连与联用药合用产生药理性拮抗[23],避免合用

续表

联用药	相互作用机制及结果
可待因、吗啡、咪达唑仑	主药中人参可增强联用药的呼吸抑制[22, 68]，谨慎合用
乳酸心可定、双嘧达莫（潘生丁）	主药中丹参、赤芍与联用药合用能增加冠脉血流量，降血脂，降低血压，减轻心脏负荷[13, 57]，提倡合用
奎尼丁	主药中龙骨可使奎尼丁排出减少，血药浓度增加而引起中毒，避免合用
心得安、利眠宁、硫酸亚铁、苯妥英钠	主药中龙骨可影响联用药吸收，疗效降低，避免合用
心律平、美西律	主药与联用药作用叠加，毒性增加[73]，避免合用
利尿药	主药中人参的抗利尿作用与联用药有药理性拮抗[77]，禁忌合用
地高辛	主药中人参与联用药合用药效累加，毒性增强[52]；麦冬与联用药合用对心脏毒性增加；黄连与联用药合用易发生洋地黄中毒[52]；五味子中鞣酸与地高辛生成鞣酸沉淀物，不易吸收[19]；龙骨可增强地高辛作用和毒性[17]；桑寄生中钾可与联用药竞争心肌膜受体，导致其药效降低[52]，避免合用
胃舒平、麻黄碱、三硅酸镁、胃得乐、甲氰咪胍、雷尼替丁	主药中丹参与联用药合用易形成络合物，影响吸收，降低疗效[20, 35, 38]，避免合用
乳酶生（含乳酸菌）	主药中黄连可导致肠道内乳酸菌灭活[14, 47]，避免合用

续表

联用药	相互作用机制及结果
排钾利尿药（氢氯噻嗪）	主药中麦冬与联用药合用易导致低血钾，不提倡合用
华法林	主药中黄连可增强联用药的作用和毒性；丹参与联用药合用有防止动脉粥样硬化的作用；人参可减弱华法林的抗凝作用[5]，同时易发生出血倾向[5,51]，合用应调整剂量
糖皮质激素（地塞米松、泼尼松）	主药中人参可减少联用药的副作用[62]，提倡合用
强的松龙片	主药中龙骨与联用药合用易生成难溶物质，显著降低后者生物利用度，避免合用
降糖药（阿卡波糖、二甲双胍）	主药中黄连可增强降糖药的作用和毒性[58]；人参的糖皮质激素样作用可升高血糖，降低联用药效果[4]；麦冬多糖与降糖药发生拮抗[27]，避免合用
环孢素	主药中黄连（含小檗碱）可抑制肝药酶活性，提高环孢素血药浓度，增强药效，提倡合用
化疗药（环磷酰胺、巯嘌呤、维A酸、甲氨蝶呤）	主药中人参可减少化疗药引起的白细胞减少等不良反应[46]，提倡合用
喜树碱钠	主药中麦冬可显著对抗喜树碱所致的白细胞下降；丹参与联用药合用不宜于肿瘤的控制[20]，谨慎合用
磷酸盐（磷酸氢化喹啉）、硫酸盐（D-860）	主药中龙骨与联用药合用易产生沉淀，降低疗效，避免合用

续表

联用药	相互作用机制及结果
含金属药(硫酸镁、枸橼酸铋钾)、碘离子制剂、酶制剂	主药中黄连与联用药合用易产生沉淀[18],避免合用
维生素C	丹参与联用药合用治疗小儿病毒性心肌炎效果显著[57],提倡合用
烟酸、谷氨酸、胃酶合剂、胰酶	主药中人参易使联用药分解而降低药效[51],避免合用
维生素B_6	主药丹参中鞣质易与联用药产生沉淀,影响疗效[43],避免合用
酸性药物(对氨基水杨酸钠、胃蛋白酶等)	主药人参中皂苷遇酸(联用药)易失效[18],避免合用
氨茶碱、碳酸氢钠	主药中五味子、山茱萸与联用药合用可发生中和反应,使联用药的药效降低或消失[11, 19];黄连与联用药合用影响溶解度,妨碍吸收,避免合用
小金丸、少腹逐瘀丸、平消胶囊(均含五灵脂)	主药中人参与联用药中五灵脂属"十九畏"

生血宝合剂

【功效应用】滋补肝肾、益气生血。主含何首乌、女贞子、白芍、黄芪。用于放化疗所致白细胞减少。

【临床评价】①本品与化疗配合应用可以减低化疗的血液学毒

性，防治化疗所致的白细胞低下[467]。②本品可以有效改善恶性肿瘤化疗后气血两虚证候，总有效率为90.00%[468]。

联用药	相互作用机制及结果
红霉素	主药中女贞子可减弱红霉素的杀菌作用[12]，避免合用
多西环素、异烟肼	主药中女贞子可增加多西环素排泄，药效降低[11]；白芍与联用药合用易形成络合物，影响吸收，谨慎合用
磺胺类药物、大环内酯类药物	主药中白芍、女贞子易使联用药析出结晶而致结晶尿、血尿[16,24]，避免合用
利福平	主药中女贞子的升白细胞作用可以减轻利福平的副作用[29]，同时加重肾脏毒性，谨慎合用
呋喃妥因、消炎痛	主药中女贞子与联用药合用会加重对肾脏的毒性[29]，避免合用
阿司匹林	主药中何首乌与联用药合用作用增强，毒性增加[8]，谨慎合用
地高辛	主药中女贞子、白芍可导致地高辛药效降低[52]；白芍可增强地高辛作用和毒性，谨慎合用
降糖药（阿卡波糖、二甲双胍）	主药中黄芪可增加降糖药降糖效果，防止糖尿病并发症[29]；何首乌与联用药合用可出现药理性拮抗作用[4]，禁忌合用
硝酸甘油、硝酸异山梨酯	主药中何首乌与联用药合用可发生氧化还原反应，降低联用药疗效[18]，避免合用

续表

联用药	相互作用机制及结果
甲氧氯普胺（胃复安）	主药中白芍与联用药合用可产生药理性拮抗[47]，禁忌合用
利尿药	主药何首乌的抗利尿作用与联用药有药理性拮抗，避免合用
氢氧化铝、氨茶碱、碳酸氢钠	主药中女贞子、白芍与联用药合用可发生中和反应，可使联用药的药效降低或消失[11,19]，避免合用
化疗药（环磷酰胺、巯嘌呤、维A酸、甲氨蝶呤）	主药中女贞子、黄芪可减少化疗药引起的白细胞减少等不良反应[46]，提倡合用
磷酸盐（磷酸氢化喹啉、可待因）、硫酸盐（硫酸亚铁、D-860）	主药中白芍与联用药合用易产生沉淀，降低疗效，避免合用

十滴水

【功效应用】健胃、祛暑。主含大黄、小茴香、肉桂。常用于中暑所致的头晕、恶心、肠胃不适。

【临床评价】①用于先兆中暑、轻症中暑之暑热遏表、秽浊内蕴证，总有效率100%，24小时临床痊愈率达85.00%[77]。②用于中暑所导致的各种症状，治疗小儿痱子30例，均在用药4～5天有效率达100%，治愈率达76.60%[130]。

联用药	相互作用机制及结果
磺胺类药（复方新诺明、磺胺嘧啶等）	主药中大黄与联用药合用可导致肝内磺胺积累，严重者导致中毒性肝炎[17]，避免合用
新霉素、土霉素	联用药可影响大黄的作用[45]，避免合用
异烟肼	主药中大黄可使异烟肼分解失效，避免合用
可待因、吗啡、苯巴比妥	主药中大黄可增强联用药的呼吸抑制[31]，谨慎合用
左旋多巴、毛果芸香碱	主药中大黄与联用药合用增加消化道黏膜损害[19]，避免合用
地高辛	主药大黄中鞣制与地高辛可形成不溶性沉淀，影响吸收，降低疗效[52]，谨慎合用
降糖药	主药中大黄可影响血糖，谨慎合用
酶制剂（多酶片、胃酶、胰酶）	主药中大黄与酶制剂可形成氢键缔合物，避免合用
维生素 B_2	主药中大黄与维生素 B_2 合用可降低大黄的抗菌作用[4]，不提倡合用
维生素 B_1、多西环素、红霉素、灰黄霉素、制霉菌素、林可霉素片、利福平、麻黄素、阿托品、黄连素、奎宁、利血平、亚铁盐、碳酸氢钠、胃舒平、维生素 B_6	主药中大黄与联用药合用易产生沉淀，影响吸收[16, 17, 19, 22, 24]，避免合用

续表

联用药	相互作用机制及结果
维生素C、烟酸、谷氨酸	主药中大黄可使联用药分解而降低药效,避免合用
碱性药物	蒽醌类药物大黄在碱性环境中容易被氧化[19],避免合用

石杉碱甲(双益平)

【功效应用】本品用于中老年良性记忆障碍及各型痴呆、记忆认知功能及情绪行为障碍。

【临床评价】①石杉碱甲治疗12周时能改善血管性痴呆患者的认知功能,治疗52周能延缓其认知功能下降速度,并与常规给药剂量呈正相关,且可以提高患者的生活自理能力[469]。②本品对轻、中度阿尔茨海默症有较好疗效,且副作用少,安全性高[470]。

联用药	相互作用机制及结果
山莨菪碱654-2、阿托品	两药合用可逆转654-2的中枢抗胆碱作用[96],避免合用

疏风解毒胶囊

【功效应用】疏风清热、解毒利咽。主含虎杖、板蓝根、柴胡、芦根、甘草等。用于急性上呼吸道感染、发热、恶风、咽痛、头痛、鼻塞、流浊涕、咳嗽等。

【临床评价】①本品治疗病毒性上呼吸道感染发热（风热证）疗效确切，总有效率90.77%[471]。②本品对治疗急性咽炎风热证疗效确切，且不良反应少，总有效率86.67%[472]。

联用药	相互作用机制及结果
抗生素（头孢拉定等）	主药中板蓝根与抗生素有协同作用，增强抗菌效果[14]，提倡合用
阿莫西林	主药中板蓝根可增加阿莫西林的过敏概率[59]，谨慎合用
磺胺类药物	主药中虎杖与联用药合用导致肝内磺胺积累，严重者导致中毒性肝炎[17]；板蓝根可增强磺胺药的抗菌作用[42]，避免合用
呋喃妥因	主药中甘草与联用药合用可降低胃肠道反应[16]，提倡合用
异烟肼	主药中虎杖易使异烟肼分解失效，避免合用
奎宁、麻黄素、阿托品	主药中甘草与联用药合用易产生沉淀，影响吸收，避免合用
抗病毒性肝炎药物（联苯双酯）	主药中板蓝根与联用药治疗病毒性肝炎时有协同作用[27]，提倡合用
阿司匹林	主药中甘草与联用药合用可能导致消化道溃疡，甚至引起消化道出血[11]，避免合用
镇静催眠药	主药中柴胡可提高联用药的镇静催眠效果，减少对其依赖性[70]，可以合用
抗癫痫药	主药柴胡与联用药合用可提高抗癫痫药作用，同时减少副作用[46]，可以合用

续表

联用药	相互作用机制及结果
利尿药	主药中甘草与联用药合用可发生药源性毒性[8,18]，避免合用
地高辛	甘草中糖皮质激素的保钠排钾作用，会引起心脏对地高辛敏感性增高，可能导致其中毒[11]，避免合用
氨茶碱	主药中甘草可促进氨茶碱的代谢，作用降低[18]，谨慎合用，必要时增加联用药用量
谷丙胺	主药中甘草与联用药合用治疗胃、十二指肠溃疡，有利于病变局部的调节[36]，提倡合用
泼尼松、氢化可的松	主药中甘草的糖皮质激素作用可降低联用药的清除速率，增加血药浓度[18]，谨慎合用，必要时减少联用药用量
降糖药（阿卡波糖、二甲双胍）	主药中甘草的糖皮质激素样作用可升高血糖，降低联用药效果[4,13,18]，避免合用
环孢素	主药中甘草可诱导肝药酶而降低联用药的临床疗效，避免合用
甲氨蝶呤	主药中甘草可减少联用药的胆汁排泄，增强其药效，可以合用
金属离子的药（钙制剂、如氢氧化铝、亚铁制剂、枸橼酸铋钾等）	主药中柴胡与联用药合用可形成络合物，影响吸收[24,68]，避免合用
酶制剂（多酶片、胃酶、胰酶）	主药虎杖中鞣质与酶制剂形成氢键缔合物，避免合用

续表

联用药	相互作用机制及结果
维生素 C	主药中柴胡极易使联用药水解失效,影响吸收[51],避免合用
维生素 B_1、灰黄霉素、制霉菌素、林可霉素、可待因、利血平、碳酸氢钠	主药中虎杖易使联用药产生沉淀,影响吸收,降低疗效[16, 17, 19, 22],避免合用
酸性药物(对氨基水杨酸钠、胃蛋白酶等)	主药中甘草与联用药合用可发生水解反应,导致甘草中皂苷失效[18],避免合用
内消瘰疬丸、乳癖消颗粒(均含海藻)	主药中甘草与联用药中海藻属"十八反",禁忌合用

双黄连合剂

【功效应用】疏风解表、清热解毒。主含金银花、黄芩等。主要用于流行性感冒和肺炎。

【临床评价】①治疗小儿急性上呼吸道感染 27 例,显效 25 例,有效 2 例,有效率 100%[118]。②口服液治疗细菌性呼吸道感染 25 例,痊愈 15 例,显效 7 例,有效 3 例,总有效率 88.00%[119]。

联用药	相互作用机制及结果
抗生素(头孢拉定、环丙沙星等)	主药中黄芩、金银花可增强抗生素疗效,减少其毒副作用[14],提倡合用
阿莫西林	主药中金银花、黄芩可增强阿莫西林对耐药金黄色葡萄球菌的抑制作用[36, 57],提倡合用

续表

联用药	相互作用机制及结果
红霉素	主药中金银花可减弱红霉素的杀菌作用[12]，避免合用
多西环素	主药中金银花可增加多西环素排泄，降低药效，不提倡合用
磺胺类药物（复方新诺明、磺胺嘧啶）	主药中金银花的绿原酸易使磺胺类药物析出结晶而致结晶尿、尿血、尿闭等，避免合用
左氧氟沙星	主药中黄芩可降低左氧氟沙星的肾脏排泄[54]，合用应延长其给药间隔时间
呋喃妥因、利福平、消炎痛	主药中金银花可加重联用药对肾脏的毒性，避免合用
地高辛	主药中金银花可导致地高辛药效降低[52]；黄芩与联用药合用易发生洋地黄中毒[52]，避免合用
甲氧氯普胺（胃复安）	主药中金银花与联用药合用产生药理性拮抗[27]，避免合用
乳酶生	主药中黄芩、金银花可导致乳酶生的作用降低或丧失[14]，避免合用
含金属离子药物	主药中黄芩可改变联用药理化性质，降低其疗效[13]，避免合用
降糖药（阿卡波糖、二甲双胍）	主药中黄芩与联用药可产生药理性拮抗[27]，避免合用
维生素C、维生素E维生素B_1、氯丙嗪	主药中金银花与联用药合用可影响联用药疗效，避免合用

续表

联用药	相互作用机制及结果
维生素 B_{12}、灰黄霉素	主药中黄芩可延长联用药在肠道内停留时间，有利于吸收，提高疗效[13,42]，提倡合用
碳酸氢钠	主药中金银花与联用药合用可发生中和反应，使其药效降低或失效，避免合用

双氯芬酸钠（英太青）

【功效应用】本品用于镇痛、抗炎，其解热作用比阿司匹林强 26～50 倍[114]。

【临床评价】①本品治疗骨关节炎有效率为 76.67%[194]。②本品联用吗啡即释片口服给药治疗骨转移癌疼痛，完全缓解率为 74.40%[396]。

联用药	相互作用机制及结果
阿司匹林	阿司匹林可降低英太青的生物利用度[96]，避免合用
非甾体类抗炎（吲哚美辛）、乙醇（藿香正气水）	两药合用增加胃肠道不良反应，并有致溃疡的危险[96]，避免合用，服药期间避免服用含有乙醇的饮料或药物
对乙酰氨基酚	两药长期合用可增加对肾脏的毒副作用[96]，避免长期合用
丙磺舒	丙磺舒可降低双氯芬酸钠的代谢，增加血药浓度，毒性增加，谨慎合用，必要时减少其用量

续表

联用药	相互作用机制及结果
抗高血压药（卡托普利、哌唑嗪）	两药合用可减弱降压药的降压效果[61]，不提倡合用
维拉帕米、硝苯地平	联用药可导致双氯芬酸钠的血药浓度升高[61]，谨慎合用，必要时减少其用量
地高辛	主药可增高地高辛血药浓度[61]，谨慎合用，必要时注意调整地高辛用量
呋塞米	两药合用导致呋塞米的排钠降压作用减弱[61]，不提倡合用
保钾利尿药（氨苯蝶啶、螺内酯）	两药合用会引起高血钾症[61]，避免合用
华法林	两药合用增加出血风险[96]，避免合用
降糖药（二甲双胍、阿卡波糖）	英太青可降低降糖药的作用，使血糖升高，谨慎合用，必要时增加其用量
甲氨蝶呤	两药合用可降低甲氨蝶呤的排泄，增高血药浓度，甚至达到中毒水平[61]，谨慎合用，必要时减少甲氨蝶呤用量

双嘧达莫（潘生丁）

【功效应用】本品可抗血小板聚集。有"冠脉窃血"的副作用，现少用于心血管疾病的治疗。

【临床评价】①大量临床资料表明，本品联合西咪替丁可有效地治疗某些病毒性疾病，如病毒性感冒、水痘、流行性腮腺炎等[473]。

②本品和小剂量糖皮质激素联合应用可有效预防儿童过敏性紫癜肾损害，改善患者预后，无不良反应[474]。

联用药	相互作用机制及结果
阿司匹林	两药合用有协同抗血小板作用[2]，提倡合用
吲哚美辛、氯吡格雷、双香豆素、华法林、丙戊酸钠	双嘧达莫与联用药合用易导致出血[61,96]，谨慎合用，必要时减少用量

双歧杆菌三联活菌散

【功效应用】本品用于肠道菌群失调引起的腹泻和腹胀。

【临床评价】①本品联用蒙脱石散治疗小儿腹泻有良好的疗效，且无明显副作用，总有效率88.00%[397]。②本品联合柳氮磺吡啶治疗溃疡性结肠炎能恢复机体免疫控制能力，提高临床疗效，总有效率89.00%[422]。

联用药	相互作用机制及结果
阿莫西林、氨苄西林、克林霉素、头孢菌素、抗酸药（雷尼替丁）	联用药可减弱主药的疗效[2]，应分开服用
铋剂、药用炭、藿香正气水	联用药可抑制、吸附或杀灭活菌[2]，避免合用

四神丸

【功效应用】温肾散寒、涩肠止泻。主含盐补骨脂、五味子等。用于五更泻、慢性结肠炎。

【临床评价】①本品合用附子理中丸治疗腹泻型肠易激综合征临床疗效显著,总有效率95.20%[335]。②艾灸治疗与四神丸结合可明显改善脾肾阳虚的泄泻症状,总有效率100%[405]。

联用药	相互作用机制及结果
红霉素	主药中五味子可减弱红霉素的杀菌作用,同时两药合用加重肝损伤[12,16],避免合用
多西环素	主药五味子中鞣酸与联用药合用肝脏毒性增加[17],避免合用
磺胺类药	主药五味子中有机酸易使磺胺类药在肾小管析出结晶,引起肾毒性;其中鞣质影响磺胺的排泄,增加肝脏毒性[17],避免合用
利福平	主药中补骨脂的升白细胞作用可以减轻利福平的副作用[29],提倡合用
呋喃妥因、消炎痛	主药五味子中有机酸能增强联用药在肾脏的重吸收,增加肾脏毒性[16,17],避免合用
地高辛	主药五味子中鞣酸与地高辛生成鞣酸沉淀物,不易吸收[19],不提倡合用
氢氧化铝、碳酸氢钠	主药中五味子与联用药合用可发生中和反应,使联用药药效降低或消失[11,19],避免合用

松龄血脉康胶囊

【功效应用】平肝潜阳、镇心安神。主含葛根、珍珠等。用于高血压、高血脂、冠心病、失眠。

【临床评价】①本品治疗高血压病，降压显效率为60.87%，有效率为81.52%[475]。②本品可显著降低血脂，改善脑部血流和患者神经功能，促进肢体功能恢复[476]。③本品对中老年高血压性视网膜病变有较好的防治作用[477]。

联用药	相互作用机制及结果
多西环素、异烟肼	主药中珍珠与联用药合用易形成络合物，影响吸收，避免合用
氯丙嗪	主药中珍珠不仅可降低氯丙嗪对肝脏的损害，还可改善肝功能[10]，提倡合用
对乙酰氨基酚（扑热息痛）、阿米替林、普罗帕酮	主药中葛根可诱导肝药酶活性，加速联用药代谢，导致其药效降低[62]，避免合用
抗高血压药	主药中葛根与联用药合用对脑血栓、高血压有较好治疗效果[27]，提倡合用
地高辛	主药中珍珠可增强地高辛作用和毒性[18]，谨慎合用
达美康（格列齐特）	主药中葛根与达美康合用增加降糖效果，防止糖尿病并发症[29]，提倡合用
抗胆碱酯酶药（溴吡斯的明）	主药中葛根与联用药合用治疗重症肌无力，有协同作用

联用药	相互作用机制及结果
磷酸盐（磷酸氢化喹啉、可待因）、硫酸盐（硫酸亚铁、D-860）	主药中珍珠与联用药合用易产生沉淀，降低疗效，避免合用
维生素 C、维生素 E、维生素 B_1	主药中葛根可影响联用药疗效，避免合用

赛庚啶

【功效应用】本品可对抗体内组胺对血管、支气管平滑肌的作用，用于荨麻疹、过敏性及接触性皮炎、过敏性哮喘。

【临床评价】①赛庚啶属于 5- 羟色胺受体拮抗剂，其预防偏头痛发作缘于对中缝核 5- 羟色胺能神经元的抑制作用，其有效率为 88.00%[425]。②本品联合润肤祛风活血汤治疗老年皮肤瘙痒症安全有效，总有效率 97.78%[456]。

联用药	相互作用机制及结果
奋乃静、乙醇（藿香正气水）	主药可增强联用药的中枢抑制作用[96]，谨慎合用，必要时调整用量，服药期间避免服用含有酒精的饮料或药物
氯丙嗪、舒托必利	两药合用可增加室性心律失常的危险，严重者可致尖端扭转型心律失常[96]，避免合用
单胺氧化酶抑制剂（吗氯贝胺、苯乙肼）	联用药可致赛庚啶的作用和毒性均增强[96]，避免合用

续表

联用药	相互作用机制及结果
吗啡	赛庚啶可降低吗啡的镇痛作用[82]，不提倡合用
阿托品	两药合用可使阿托品样不良反应增加[82]，谨慎合用

缩泉胶囊

【功效应用】补肾缩尿。主含山药、益智仁等。用于遗尿、多涎症、神经性尿频等。

【临床评价】①本品是中西医结合调治夜尿频数较理想的药，治疗总有效率82.90%[478]。②本品联合西药治疗肾阳亏虚型慢性前列腺炎疗效满意，总有效率86.67%[479]。

联用药	相互作用机制及结果
硝酸甘油、硝酸异山梨酯	主药中山药与联用药合用可发生氧化还原反应，降低联用药疗效[18]，避免合用
地高辛	主药益智仁中钾可与联用药竞争心肌膜受体，导致其药效降低[52]，避免合用

头孢拉定（先锋霉素Ⅵ）

【功效应用】本品适用于敏感菌所致的急性咽炎、支气管炎、肺炎等呼吸道感染。

【临床评价】2012年和2013年呼吸道感染患者应用头孢克洛（第二代头孢菌素）药物敏感性及病原菌清除率优于头孢拉定[520]。

联用药	相互作用机制及结果
复方新诺明、丙磺舒、保泰松、阿司匹林、消炎痛	联用药可减少头孢拉定从肾脏的排泄，升高其血药浓度，毒性增加[83]，避免合用
林可霉素、氨茶碱、苯海拉明、维生素B族、多西环素、维生素C、葡萄糖酸钙	联用药与主药合用可导致毒副作用增强[83]，避免合用
苯妥英钠	头孢拉定可延缓苯妥英钠在肾小管的排泄，使其作用时间延长[61]，谨慎合用，必要时延长其给药间隔时间

续表

联用药	相互作用机制及结果
呋塞米、依他尼酸、布美他尼	联用药与主药合用可增加肾脏毒性[61]，不提倡合用
乙醇（藿香正气水）	头孢拉定与乙醇合用易发生双硫仑反应，出现面部潮红、视觉模糊、急性心衰、呼吸困难等，服药期间避免服用含有乙醇的饮料或药物

碳酸锂

【功效应用】本品有明显抑制躁狂症作用，可以改善精神分裂症的情感障碍。

【临床评价】①碳酸锂及奥卡西平联合非典型抗精神病药治疗躁狂发作，后组疗效优于前组，安全性良好[487]。②本品联合喹硫平较单用碳酸锂治疗双相障碍抑郁发作起效更快，不良反应相当，最终总体疗效相当[505]。

联用药	相互作用机制及结果
多西环素、甲硝唑、复方新诺明	两药合用可导致血锂浓度升高，引起锂中毒[81]，谨慎合用，必要时减少碳酸锂用量
吲哚美辛、比索洛尔、布洛芬	联用药与主药合用可降低碳酸锂清除率，使血锂浓度升高[2, 116]，谨慎合用，必要时减少碳酸锂用量
吡罗昔康、塞来昔布	两药合用导致血锂浓度过高而中毒[61, 81]，谨慎合用，必要时减少碳酸锂用量

续表

联用药	相互作用机制及结果
硫利达嗪	两药合用可出现谵妄、惊厥、脑病、心电图异常等神经中毒症状[81]，避免合用
吩噻嗪类（异丙嗪）	两药合用时，主药的胃肠道不良反应能使患者脱水，造成血锂浓度升高[2, 96]，避免合用
卡马西平	两药合用可出现神经毒性[81]，不提倡合用
苯妥英钠	两药合用可出现锂中毒症状[93]，谨慎合用，必要时减少碳酸锂用量
乙酰唑胺	两药合用尿锂排泄增加27%～31%[81]，谨慎合用，必要时增加碳酸锂用量
抗精神病药（奋乃静、氯丙嗪、利培酮）	除氯氮平外几乎所有的抗精神病药与锂盐合用均加重锥体外系综合征[2]，避免合用
氟西汀	两药合用后血锂浓度升高近1倍，出现锂中毒症状[81]，避免合用
氟哌啶醇	两药合用可引起各种脑症状，出现冷漠、发热、精神错乱、震颤等中枢中毒症状[93]，避免合用
麦角胺咖啡因、碳酸氢钠、茶碱、氨茶碱	联用药可增加碳酸锂的尿排出量，降低血药浓度和药效[61, 93]，谨慎合用，必要时调整碳酸锂用量
普萘洛尔	普萘洛尔可有效缓解锂盐所引起的震颤[81]，可以合用，注意其他不良反应的发生
血管紧张素转化酶抑制剂（卡托普利、依那普利）	两药合用血锂浓度升高，谨慎合用[93]，必要时减少碳酸锂用量

续表

联用药	相互作用机制及结果
利尿药（呋塞米、氢氯噻嗪、螺内酯）	两药合用可使锂的肾脏清除降低25%，增高血锂浓度，导致锂中毒[2]，谨慎合用，必要时减少碳酸锂用量
氯噻嗪	两药长期合用碳酸锂的心脏毒性和肾毒性增加[81]，不提倡合用
氨苯蝶啶	两药合用锂盐的排泄增加，作用减弱[81]，不提倡合用
巴氯芬	两药合用几天后，运动亢进症状明显加重，不提倡合用
碘化钠口服液	两药合用可促发甲状腺功能低下[61]，不提倡合用
马吲哚	两药合用可产生明显的锂中毒[81]，谨慎合用，必要时减少碳酸锂用量

碳酸氢钠片

【功效应用】缓解胃酸过多引起的胃痛、烧心、反酸等。

【临床评价】①大黄碳酸氢钠片治疗糖尿病便秘有较好的疗效[491]。②碳酸氢钠联合庆大霉素预防伊立替康所致腹泻有较好疗效[501]。③自拟痛风方联合西乐葆及碳酸氢钠治疗痛风性关节炎，可明显增强疗效，减少痛风复发和西药的副作用，降低血尿酸及血沉水平[518]。

联用药	相互作用机制及结果
多西环素、铁剂、华法林、H_2 受体拮抗剂（西咪替丁）、M 受体阻断剂（阿托品）	碳酸氢钠可升高胃内 pH，导致联用药吸收减少[61]，建议间隔服用
阿司匹林、乌洛托品、枸橼酸铋钾、维生素 C	主药与联用药可发生酸碱中和，导致药效降低或消失，禁忌合用
苯巴比妥	主药可增加苯巴比妥经肾脏的排泄[82]，不提倡合用
左旋多巴	两药合用增加左旋多巴的吸收[82]，谨慎合用，必要时减少其用量
奎尼丁	碳酸氢钠可减少奎尼丁经肾脏排泄量，易出现毒副作用[82]，避免合用
利尿药（呋塞米、氢氯噻嗪）	两药合用有导致低氯性碱中毒危险[61]，不提倡合用
雄激素	两药合用易发生水肿及高钠血症[82]，不提倡合用
食物（牛奶）	两药合用可发生乳碱综合征[82]，避免合用

特拉唑嗪片（降压宁）

【功效应用】本品用于治疗良性前列腺增生症，也可用于降压治疗。

【临床评价】①本品、前列安栓均能有效缓解前列腺炎症状，两者联合用药治疗的疗效优于单药治疗，总有效率 85.70%[506]。②特拉唑嗪与非那雄胺联合应用能够改善患者的排尿功能，对前列腺体积较大的患者更有效，好转率可达70.30%[507]。

联用药	相互作用机制及结果
吲哚美辛、雌二醇	联用药可导致主药的降压作用减弱[96]，谨慎合用
硝苯地平、普萘洛尔	主药与联用药合用可加强降压效果，但易致心率加快[82]，谨慎合用
卡托普利	两药合用可使特拉唑嗪的血药浓度升高[61]，谨慎合用
噻嗪类（氢氯噻嗪）、呋塞米	两药合用降压作用增强[96]，谨慎合用
他达拉非	两药合用可产生低血压[82]，谨慎合用

替硝唑

【功效应用】本品可治疗各种厌氧菌引起的败血症、呼吸道感染、腹腔盆腔感染。

【临床评价】①本品局部用药治疗牙周炎的临床疗效好，且不良反应少，安全有效，有效率92.86%[509]。②替硝唑口服治疗细菌性阴道病疗效佳，复发率低，副作用小，治愈率为91.10%，优于甲硝唑[510]。③在治疗盆腔炎时替硝唑疗效不及左奥硝唑和奥硝唑，但在药物的副作用上，左奥硝唑要优于奥硝唑及替硝唑[555]。

联用药	相互作用机制及结果
替硝唑与其他药物的相互作用参见甲硝唑	

替勃龙片（利维爱）

【功效应用】本品用于自然绝经和手术绝经所引起的各种症状。

【临床评价】本品联合保妇康栓治疗老年性阴道炎疗效显著，且安全性好，复发率低[508]。

联用药	相互作用机制及结果
利福平、苯巴比妥	联用药可诱导肝药酶，加强替勃龙代谢，降低其活性[2]，不提倡合用
保泰松	两药合用替勃龙的血药浓度降低，作用减弱[81]，不提倡合用

天王补心丹

【功效应用】滋阴清热、血安神。主含人参、玄参、丹参、桔梗、远志、当归、五味子、麦冬、酸枣仁、生地黄等。用于心阴不足、神经衰弱、神经官能症、心悸健忘、失眠多梦、大便干燥、甲亢等。

【临床评价】①本品治疗2型糖尿病（阴虚型）失眠症疗效确切，总有效率91.67%[511]。②本品治疗脑卒中后失眠疗效明显[512]。

联用药	相互作用机制及结果
阿莫西林	主药中当归与联用药合用会增加阿莫西林过敏的发生概率[23]，不提倡合用

续表

联用药	相互作用机制及结果
红霉素	主药中五味子可减弱红霉素的杀菌作用，两药合用加重肝损伤[12,16]；当归可减弱红霉素的杀菌作用，避免合用
多西环素、异烟肼	主药中当归与联用药合用易形成络合物，影响吸收；五味子中鞣酸与联用药合用肝脏毒性增加[17]，避免合用
磺胺类药物、大环内酯类药物	主药五味子中有机酸易使磺胺类药在肾小管析出结晶，引起肾毒性；其中鞣质影响磺胺的排泄，增加肝脏毒性[17]；丹参、当归易使联用药析出结晶而致结晶尿、血尿[24]，避免合用
呋喃妥因、利福平、消炎痛	主药中五味子、当归能增强联用药在肾脏的重吸收，增加肾脏毒性[16,17]，避免合用
奎宁、麻黄素、阿托品	主药中麦冬与联用药合用易产生沉淀，影响药物吸收，避免合用
阿司匹林	主药中玄参、地黄与联用药合用有协同作用，既能发汗退热，又能清热生津[48]；人参与联用药合用作用增强，毒性增加；丹参与联用药合用治疗冠心病有协同效果[74]；麦冬与联用药合用易引起消化道黏膜损伤，谨慎合用
可待因、吗啡、苯巴比妥、咪达唑仑	主药中人参可增强联用药的呼吸抑制作用[22,68]，谨慎合用
氯丙嗪、眠尔通	主药中丹参可显著增强联用药的中枢抑制作用[57]，合用时应减少其用量
异戊巴比妥	主药中酸枣仁可延长巴比妥的睡眠时间[53]，谨慎合用，必要时减少其用量

续表

联用药	相互作用机制及结果
乳酸心可定、双嘧达莫（潘生丁）	主药中丹参与联用药合用能增加冠脉血流量，降血脂，降低血压，减轻心脏负荷[13]，提倡合用
利尿药	主药中人参的抗利尿作用与联用药有药理性拮抗[77]，禁忌合用
地高辛	主药中当归可增强地高辛作用和毒性[18, 52]；人参与联用药合用药效累加，毒性增强[52]；玄参与联用药合用可能出现心动过缓甚至脉搏停搏等[25]；五味子中鞣酸与地高辛生成鞣酸沉淀物，不易吸收[19]；麦冬与联用药合用对心脏毒性增加，避免合用
氨茶碱	主药中桔梗与联用药合用增强止咳平喘疗效[48]，提倡合用
多索茶碱	主药中当归可降低多索茶碱的生物利用度，影响疗效[5]，不提倡合用
胃舒平、麻黄碱、雷尼替丁、三硅酸镁、胃得乐、甲氰咪胍	主药中丹参与联用药合用易形成络合物，影响吸收，降低疗效[20, 35, 38]，避免合用
氢氯噻嗪	主药中麦冬与联用药合用易导致低血钾，不提倡合用
华法林、双香豆素、保泰松	主药中人参可减弱华法林的抗凝作用[5]；丹参与联用药合用有防止动脉粥样硬化的作用，同时易发生出血倾向[5, 51]；当归与联用药合用可导致出血倾向[15]，谨慎合用

续表

联用药	相互作用机制及结果
糖皮质激素（地塞米松）	主药中人参可减少联用药的副作用，提倡合用
降糖药（阿卡波糖、二甲双胍）	主药中人参的糖皮质激素样作用可升高血糖，降低联用药效果[4]；玄参可增加降糖药降糖效果，减少并发症[29]；麦冬与联用药合用有药理性拮抗[27]，避免合用
环磷酰胺、喜树碱	主药中丹参与联用药合用不宜于肿瘤的控制[20]；麦冬可显著对抗环磷酰胺所致的白细胞下降，谨慎合用
化疗药（巯嘌呤、维A酸、甲氨蝶呤）	主药中当归、人参可减少化疗药引起的白细胞减少等不良反应[46]，提倡合用
磷酸盐（磷酸氢化喹啉）、硫酸盐（硫酸亚铁、D-860）	主药中当归与联用药合用易产生沉淀，降低疗效，避免合用
维生素C	丹参与联用药合用治疗小儿病毒性心肌炎效果显著[57]，提倡合用
烟酸、谷氨酸、胃酶合剂、胰酶	主药中人参易使联用药分解而降低药效[51]，避免合用
维生素B_1、维生素B_6	主药丹参中鞣质易与联用药产生沉淀，影响疗效[43]，避免合用
酸性药物（对氨基水杨酸钠、胃蛋白酶等）	主药中桔梗、人参、远志与联用药合用易发生水解反应，导致皂苷失效[18,51]，避免合用

联用药	相互作用机制及结果
碳酸氢钠	主药中五味子、当归与联用药合用可发生中和反应,使联用药的药效降低或消失[11, 19],避免合用
小金丸、少腹逐瘀丸、平消胶囊(均含五灵脂)	主药中人参与联用药中五灵脂属"十九畏"

通心络胶囊

【功效应用】益气活血、通络止痛。主含人参、赤芍、蜈蚣、酸枣仁、冰片等。用于冠心病、卒中。

【临床评价】①本品联合麝香保心丹治疗冠心病可有效改善患者临床症状,且不良反应少,有效率89.70%[513]。②在西医常规治疗基础上加用通心络胶囊治疗急性期缺血性中风,可提高其临床疗效,且安全可靠,总有效率89.58%[514]。

联用药	相互作用机制及结果
利福平	主药中冰片作为"药引"可改善联用药吸收率,提高疗效[54],提倡合用
阿司匹林	主药中人参可导致联用药作用增强,毒性增加,谨慎合用
可待因、吗啡、苯巴比妥、咪达唑仑	主药中人参可增强联用药的呼吸抑制作用[22],谨慎合用

续表

联用药	相互作用机制及结果
异戊巴比妥	主药中酸枣仁可延长巴比妥的睡眠时间[53]，可以合用，必要时减少其用量
利尿药	主药中人参的抗利尿作用与联用药有药理性拮抗[77]，禁忌合用
地高辛	主药中人参与联用药合用药效累加，毒性增强[52]，谨慎合用
左旋多巴、卡比多巴	主药与联用药合用治疗帕金森病有协同作用[2]，提倡合用
华法林	主药中人参可减弱华法林的抗凝作用[5]，谨慎合用
糖皮质激素（地塞米松、泼尼松）	主药中人参可减少联用药的副作用，提倡合用
降糖药（二甲双胍、阿卡波糖）	主药中人参的糖皮质激素样作用可升高血糖，降低联用药效果[4]，避免合用
化疗药（环磷酰胺、疏嘌呤、维A酸、甲氨蝶呤）	主药中人参可减少化疗药引起的白细胞减少等不良反应[46]，提倡合用
维生素C、烟酸、谷氨酸、胃酶合剂、胰酶	主药中人参易使联用药分解而降低药效[51]，避免合用
酸性药物（对氨基水杨酸钠、胃蛋白酶等）	主药人参中皂苷遇酸（联用药）易失效[18]，避免合用
小金丸、少腹逐瘀丸、平消胶囊（均含五灵脂）	主药中人参与联用药中五灵脂属"十九畏"

通宣理肺丸

【功效应用】解表散寒、宣肺止嗽。主含桔梗、麻黄、甘草、陈皮、半夏、茯苓、黄芩等。用于普通感冒、流行性感冒、急性及慢性支气管炎、发热恶寒、咳嗽、鼻塞流涕、头痛无汗、肢体酸痛等。

【临床评价】①通宣理肺丸合用玉屏风散治疗风寒诱发的过敏性鼻炎疗效好，总有效率91.43%[515]。②本品治疗外感风寒型感冒疗效好，总有效率91.90%[516]。③本品治疗小儿外感风寒引起的顽固性咳嗽疗效确切，总有效率为61.76%[517]。

联用药	相互作用机制及结果
抗生素（头孢拉定、环丙沙星等）	主药中黄芩可增强抗生素的疗效，减少其毒副作用[14]，提倡合用
阿莫西林	主药中麻黄与联用药合用治疗细菌性肺炎有协同作用[48]；黄芩可增加阿莫西林对耐药金黄色葡萄球菌的抗菌作用[57]，提倡合用
红霉素	主药半夏有抗胆碱作用，使联用药在胃内停留时间延长而降效，避免合用
多西环素	主药中陈皮与联用药合用易形成络合物，影响疗效，避免合用
磺胺类药物、大环内酯类药物	主药中陈皮易使联用药析出结晶而致结晶尿、血尿、尿闭等[24]，避免合用
左氧氟沙星	主药中黄芩可降低左氧氟沙星的肾脏排泄[54]，合用应延长其给药间隔时间

续表

联用药	相互作用机制及结果
呋喃妥因、利福平、消炎痛	主药中甘草与呋喃妥因合用可降低胃肠道反应[16];主药中陈皮可加重联用药对肾脏的毒性,谨慎合用
灰黄霉素	主药中黄芩、陈皮可提高联用药的疗效[13],提倡合用
奎宁、麻黄素、阿托品	主药中甘草与联用药合用易产生沉淀,影响吸收,避免合用
痢特灵	主药中麻黄与痢特灵合用可升高血压,出现高血压危象[2],禁忌合用
阿司匹林	主药中甘草、半夏与联用药可能导致消化道溃疡,甚至引起消化道出血[11, 19],避免合用
镇静催眠药	服用镇静催眠药治疗失眠期间应避免使用含麻黄药物[56, 16]
吗啡	主药中半夏可拮抗吗啡所致的呕吐等不良反应,提倡合用
氯氮平、甲喹酮	主药中苦杏仁可增强联用药的呼吸抑制作用[16, 19, 70],谨慎合用
单胺氧化酶抑制剂(优降宁)、痢特灵、甲基苄肼、闷可乐、环苯丙胺、异烟肼	联用药可加强主药中麻黄的拟交感作用,引起恶心、呕吐、腹痛、呼吸困难、运动失调,甚至高血压危象或脑出血[11, 20, 30],避免合用
利尿药	主药中甘草与联用药合用可发生药源性毒性[8, 18],避免合用

续表

联用药	相互作用机制及结果
复方降压片、降压灵、胍乙啶	主药中麻黄与联用药同服可产生明显的拮抗作用[7,17]，禁忌合用
利血平、甲基多巴	联用药可降低麻黄碱的作用[16,20]，不提倡合用
地高辛	主药中麻黄可增加联用药对心脏的毒性，引起心律失常[4]；黄芩与联用药合用可导致洋地黄中毒[18]；苦杏仁与联用药合用药效累加，毒性增强；陈皮可增强地高辛作用和毒性[52]；甘草中糖皮质激素的保钠排钾作用，会引起心脏对地高辛敏感性增高，可能导致其中毒[11]，避免合用
氨茶碱	主药中甘草可促进氨茶碱的代谢，作用降低[18]；桔梗、半夏与联用药合用增强止咳平喘疗效[48]；麻黄与联用药合用增加毒性2~3倍[20]，谨慎合用
镇咳药（甘草片、咳必清）	主药中苦杏仁与联用药合用可增加呼吸中枢的抑制作用[17,18]，谨慎合用
谷丙胺	主药中甘草与联用药合用治疗胃、十二指肠溃疡，有利于病变局部的调节[36]，提倡合用
乳酶生	主药中黄芩可导致乳酶生的作用降低或丧失[14]，避免合用
泼尼松、氢化可的松	主药中甘草的糖皮质激素作用可降低联用药的清除速率，增加血药浓度[18]，谨慎合用，必要时减少联用药用量

续表

联用药	相互作用机制及结果
甲硝唑	主药中麻黄与联用药合用易引起高血压[8],谨慎合用
降糖药(降糖灵、D-860等)	主药中黄芩与联用药可产生药理性拮抗[27];苦杏仁可升高血糖;甘草的糖皮质激素样作用可升高血糖,降低联用药效果[4, 13, 18],避免合用
环孢素	主药中甘草可诱导肝药酶而降低联用药的临床疗效,避免合用
甲氨蝶呤	主药中甘草可减少联用药的胆汁排泄,增强其药效,可以合用
喜树碱	主药中麻黄可增强喜树碱疗效,减少喜树碱不良反应[41],提倡合用
苯海拉明	主药中麻黄与联用药合用可产生药理性拮抗[41],避免合用
磷酸盐(磷酸氢化喹啉、可待因)、硫酸盐(硫酸亚铁、D-860)	主药中陈皮与联用药合用易产生沉淀,降低疗效,避免合用
含金属离子药物	主药中黄芩可改变联用药理化性质,降低其疗效[13],避免合用
酶制剂、碘制剂	主药中麻黄与联用药合用产生沉淀,影响吸收[18],避免合用
维生素C、烟酸、谷氨酸、胃酶合剂、胰酶	主药中苦杏仁易使联用药分解而降低药效[30],避免合用

续表

联用药	相互作用机制及结果
维生素B_{12}、灰黄霉素	主药中黄芩可延长联用药在肠道内停留时间,有利于吸收,提高疗效[42],提倡合用
对氨基水杨酸钠、胃蛋白酶	主药中桔梗、甘草与联用药合用易发生水解反应,导致皂苷失效[18,51],避免合用
碳酸氢钠	主药中陈皮与联用药合用可发生中和反应,使其药效降低或失效,避免合用

头孢氨苄（先锋霉素Ⅳ）

【功效应用】本品用于呼吸道感染、泌尿道感染、妇产科感染、皮肤及软组织感染、淋病等。

【临床评价】本品全身损害主要表现为过敏性休克、皮疹等,需预防其不良反应发生[485]。

联用药	相互作用机制及结果
多西环素	多西环素可减弱头孢的杀菌作用[81],避免合用
丙磺舒	丙磺舒可抑制头孢氨苄的代谢,使其血药浓度升高30%[2],谨慎合用
考来烯胺散（消胆胺）	考来烯胺可使头孢氨苄血药浓度降低[61],谨慎合用
强利尿药（呋塞米）、环孢素、抗肿瘤药（甲氨蝶呤）	主药与联用药合用可增加肾脏毒性[2],避免合用

联用药	相互作用机制及结果
华法林	两药合用增加出血风险[2]，不提倡合用

头孢呋辛酯（二代头孢）

【功效应用】本品用于溶血性链球菌、金黄色葡萄球菌及流感嗜血杆菌、大肠埃希菌等致病菌。

【临床评价】①本品与莫西沙星分别联用阿奇霉素治疗社区获得性肺炎的临床疗效、细菌清除率及安全性基本相同[497]。②本品用于治疗慢性鼻窦炎的疗效优于阿奇霉素，头孢呋辛应作为治疗鼻窦炎的首选药[519]。

联用药	相互作用机制及结果
洛赛克（奥美拉唑）、胃复康片、胃舒平（氢氧化铝）、雷尼替丁	联用药可减少头孢呋辛吸收[96]，不提倡合用
强利尿药（呋塞米）	两药合用时，若头孢超过常规用量，有肾脏损害的可能[61]，谨慎合用
其他相互作用参见头孢氨苄	

坦洛新（坦索罗辛）

【功效应用】本品用于治疗前列腺增生而致的轻、中度排尿症状。

【临床评价】①本品联合癃闭舒胶囊治疗良性前列腺增生症安全有效[399]。②本品联合普乐安片对良性前列腺增生症状的改善、患者生活质量的提高等具有良好的疗效[498]。③本品联合他达拉非治疗慢性前列腺炎伴性功能障碍疗效好，有效率为90.00%[504]。

联用药	相互作用机制及结果
非甾体类消炎药（阿司匹林）	联用药能减弱坦洛新的降压作用[82]，谨慎合用
β受体阻滞剂（普萘洛尔）、ACEI类药（卡托普利）、利尿药（呋塞米）、钙离子通道阻滞剂（硝苯地平）	主药与联用药合用，降压作用增强[82]，可以合用，注意监测血压，必要时减少药物用量
西咪替丁	西咪替丁可抑制坦洛新的代谢，升高血药浓度，导致毒性反应[2]，谨慎合用，必要时减少坦洛新用量

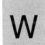

维 C 银翘片

【功效应用】疏风解表、清热解毒。主含淡竹叶、桔梗、甘草、对乙酰胺基酚、维生素 C、薄荷等。用于外感风热所致的流行性感冒,症见发热、头痛、咳嗽、口干、咽喉痛等。

【临床评价】①本品应规范使用,避免超剂量、长期连续使用,过敏体质须慎用,曾有两例死亡报道[522]。②本品治疗上呼吸道感染有效率 78.00%;连花清瘟胶囊有效率 94.40%[625]。

联用药	相互作用机制及结果
呋喃妥因	主药中甘草与联用药合用可降低胃肠道反应[16],提倡合用
奎宁、麻黄素、阿托品	主药中甘草与联用药合用易产生沉淀,影响吸收,避免合用
华法林	主药中对乙酰氨基酚可减少凝血因子在肝内的合成,有增强抗凝药的作用,谨慎合用,必要时减少华法林用量

续表

联用药	相互作用机制及结果
苯巴比妥、乙醇（藿香正气水）	主药中对乙酰氨基酚与肝酶诱导剂（特别是巴比妥类）联用有增加肝中毒的危险，不提倡合用，服药期间避免服用含有乙醇的饮料或药物
毓婷（左炔诺孕酮片）、复方长效左炔诺孕酮口服片	口服避孕药可以加速对乙酰氨基酚的肾脏代谢，从而降低本品的作用，不提倡合用
氯霉素	主药中对乙酰氨基酚可延长氯霉素的血浆半衰期，增加毒性，谨慎合用，必要时减少氯霉素用量
甲氧氯普胺（胃复安）	联用药可加速对主药中对乙酰氨基酚的吸收速率，谨慎合用
考来烯胺散	两药合用时，对乙酰氨基酚的胃肠吸收减少，作用可能减弱，谨慎合用
硝酸甘油、硝酸异山梨酯	主药中薄荷与联用药合用可发生氧化还原反应，降低联用药疗效[18]，避免合用
利尿药	主药中甘草与联用药合用可发生药源性毒性[8, 18]，避免合用
地高辛	主药中淡竹叶可导致地高辛作用降低[52]；甘草的糖皮质激素的保钠排钾作用，会引起心脏对地高辛敏感性增高，可能导致其中毒[11]，避免合用
氨茶碱	主药中桔梗与联用药合用增强止咳平喘疗效[48]；甘草可促进氨茶碱的代谢，作用降低[18]，谨慎合用

续表

联用药	相互作用机制及结果
谷丙胺	主药中甘草与联用药合用治疗胃、十二指肠溃疡,有利于病变局部的调节[36],提倡合用
泼尼松、氢化可的松	主药中甘草的糖皮质激素样作用可降低泼尼松清除速率,增加血药浓度[18],谨慎合用,必要时减少联用药用量
降糖药(降糖灵、D-860等)	主药中甘草的糖皮质激素样作用可升高血糖,降低联用药效果[4,13,18],避免合用
环孢素	主药中甘草可诱导肝药酶而降低联用药的临床疗效,避免合用
甲氨蝶呤	主药中甘草可减少联用药的胆汁排泄,增强其药效,可以合用
非甾体类消炎药(阿司匹林、布洛芬、吲哚美辛)	主药中对乙酰氨基酚与联用药合用,明显增加肾毒性,不提倡合用
酸性药物(阿司匹林、对氨基水杨酸钠、胃蛋白酶、维生素C等)	主药中桔梗、甘草与联用药合用易发生水解反应,导致皂苷失效[18,51],避免合用
内消瘰疬丸、乳癖消颗粒(均含海藻)	主药中甘草与联用药中海藻属"十八反",禁忌合用

维A酸

【功效应用】本品为抑制白血病细胞增殖的首选药物,还可治疗各种皮肤病。

【临床评价】口服异维A酸及红蓝光照射联合治疗中度痤疮疗效明显优于单用异维A酸,且不良反应轻微,总有效率为89.10%[494]。

联用药	相互作用机制及结果
多西环素	两药合用不良反应增加[61],避免合用
阿司匹林、乙醇(藿香正气水)	主药与联用药合用可加剧皮肤刺激或干燥[61],不提倡合用,服药期间避免服用含有乙醇的饮料或药物
地尔硫䓬、维拉帕米、西咪替丁、环孢素	联用药可增加主药的血药浓度,导致维A酸中毒[96],避免合用
维生素A	两药合用可产生维生素A过量的相似症状[82],避免合用

维生素B_1(焦硫酸硫胺素)

【功效应用】本品参与体内辅酶形成,维持正常糖代谢及神经、消化系统功能。

【临床评价】①大剂量维生素B_1治疗酒精中毒性脑病疗效确切,可改善患者认知功能,总有效率93.33%[635]。②本品联合氟桂利嗪、尼莫地平治疗儿童神经性头痛,疗效确切,安全可靠,总有效率90.00%[639]。

联用药	相互作用机制及结果
碳酸氢钠	维生素B_1在碱性环境下易发生分解,引起变质[61],建议分开服用

维生素 B_2（核黄素）

【功效应用】本品用于防治口角炎、唇干裂、舌炎、阴囊炎、角膜血管化、结膜炎、脂溢性皮炎等。

【临床评价】维生素 B_2 和白芍总苷胶囊治疗复发性阿弗他溃疡（RAU），后者具有较好的疗效，且不良反应轻微[488]。

联用药	相互作用机制及结果
丙磺舒、吩噻嗪类（氯丙嗪）、三环类抗抑郁药（阿米替林）、甲氧氯普胺（胃复安）	联用药可影响维生素 B_2 的吸收，谨慎合用[81]，必要时增加维生素 B_2 用量
乙醇（藿香正气水）	醇制剂可影响胃肠道对维生素 B_2 的吸收[81]，服药期间避免服用含有乙醇的饮料或药物
阿托品	两药合用可导致维生素 B_2 在胃肠道滞留延长，吸收增加[81]，谨慎合用，必要时减少维生素用量

维生素 B_6（磷酸吡哆醛）

【功效应用】本品用于妊娠、放射病及抗癌药所致的呕吐，防治异烟肼中毒。

【临床评价】维生素 B_6 联合维生素 B_2 治疗慢性咽炎临床疗效好，总有效率95.52%[655]。

联用药	相互作用机制及结果
氯霉素、环丝氨酸、异烟肼、乙硫异烟胺、烟酸、肼屈嗪、肾上腺皮质激素（地塞米松）、免疫抑制剂（环孢素）、环磷酰胺	维生素 B_6 可治疗由联用药引起的贫血或周围神经炎等不良反应[81]，提倡足量补充维生素 B_6
左旋多巴	维生素 B_6 可逆转左旋多巴的抗帕金森病作用[61]，禁忌合用
雌激素	谨慎合用，合用需要增加维生素 B_6 用量

维生素 C（抗坏血酸）

【功效应用】本品为天然抗氧化剂，参与氨基酸代谢，增强抵抗力，参与解毒功能，抗组胺。

【临床评价】本品局部注射治疗角膜炎、角膜溃疡，可有效提高患者治疗的总有效率[656]。

联用药	相互作用机制及结果
苯巴比妥	两药合用可导致维生素 C 的排泄加速，避免合用
碳酸氢钠	两药合用发生酸碱中和反应，禁忌合用

维拉帕米（异搏定）

【功效应用】本品用于治疗高血压、心绞痛、心律失常、脑血管病等，为阵发性室上速首选药。

【临床评价】①用于治疗阵发性室上性心动过速时，维拉帕米与普罗帕酮疗效相当，均能得到较好的转复率，但维拉帕米复律较快，而普罗帕酮安全性好[499]。②本品联合强的松是安全有效的丛集性头痛预防性药物，比单用本品效果好[523]。

联用药	相互作用机制及结果
利福平	利福平可诱导肝药酶，导致维拉帕米的血药浓度明显降低[81]，谨慎合用，必要时增加维拉帕米用量
苯妥英钠	两药合用，维拉帕米血药浓度降低，作用减弱[81]，谨慎合用，必要时增加维拉帕米用量
卡马西平、丙戊酸钠、氨茶碱、环孢素	维拉帕米可使联用药的血药浓度增加，作用和毒性均增强[82]，谨慎合用，必要时调整用药剂量
甲基多巴、奎尼丁	维拉帕米可减弱或抑制对血管α肾上腺素能反应，加重联用药的低血压反应[61]，谨慎合用，必要时减少用药剂量
丹曲林	两药合用可出现心肌抑制和明显的高钾血症[81]，避免合用
降压药（氯沙坦、卡托普利）	主药与其他降压药合用有协同作用，可以合用，但需监测血压
β受体阻滞剂（阿替洛尔、普萘洛尔、美托洛尔）	两药合用易引起低血压、心动过缓、传导阻滞、心肌收缩抑制[2, 115]，避免合用

续表

联用药	相互作用机制及结果
地高辛	两药合用时地高辛血药浓度升高70%[61]，避免合用
丙吡胺	丙吡胺可增强维拉帕米的负性肌力作用[61]，谨慎合用
西咪替丁	两药合用可提高维拉帕米的血药浓度，引起严重副作用[81]，避免合用
磺吡酮	磺吡酮使维拉帕米清除率增加2倍以上[81]，避免合用
葡萄糖酸钙	两者可产生药理性拮抗[81]，禁忌合用
葡萄柚（西柚）	与葡萄柚汁合用可升高维拉帕米的血药浓度[81]，从而引发心脏毒性，避免合用

尪痹颗粒

【功效应用】补肝肾、强筋骨，祛风湿、通经络。主含地黄、附子、桂枝、白芍、知母、红花等。用于久痹体虚、关节疼痛、僵硬畸形、屈伸不利及类风湿性关节炎。

【临床评价】本品治疗骨质疏松安全有效，总有效率87.18%[654]。

联用药	相互作用机制及结果
多西环素、异烟肼	主药中白芍与联用药合用易形成络合物，影响吸收，避免合用

续表

联用药	相互作用机制及结果
磺胺类药物、大环内酯类药物	主药中白芍易使联用药析出结晶而致结晶尿、血尿[24]，避免合用
呋喃妥因、利福平、消炎痛	主药中白芍与联用药合用会加重对肾脏的毒性，避免合用
阿司匹林	主药中地黄、知母与联用药合用有协同作用，既能发汗退热，又能清热生津[48]，提倡合用
可待因、吗啡、苯巴比妥	主药中附子可增强联用药的呼吸抑制作用[25]，谨慎合用
抗癫痫药	主药中桂枝与可提高抗癫痫药作用，减少其副作用[46]，提倡合用
地高辛	主药中附子联用药合用药效累加，毒性增强；白芍可增强地高辛作用和毒性；红花可导致地高辛药效降低[52]，避免合用
氨茶碱、阿托品、麦角胺咖啡因	联用药可增加主药附子中生物碱的利用度，导致中毒[16, 30]，谨慎合用
麻黄碱	主药附子与麻黄碱合用，两药中生物碱作用增强而导致中毒[25]，避免合用
胃复安	主药中白芍与胃复安有药理性拮抗[47]，禁忌合用
降糖药	主药中知母能增加降糖药的降糖效果，防止并发症[29, 58]，提倡合用

续表

联用药	相互作用机制及结果
酶制剂、含金属离子药、碘化物	主药中附子与联用药合用易产生沉淀[30]，避免合用
磷酸盐（磷酸氢化喹啉）、硫酸盐（硫酸亚铁、D-860）	主药中白芍与联用药合用易产生沉淀，降低疗效，避免合用
维生素C、烟酸、谷氨酸	主药中附子易使联用药分解而降低药效[30]，避免合用
碳酸氢钠	主药中白芍与联用药合用可发生中和反应，使联用药药效降低或消失，避免合用
蛇胆川贝液、橘红丸、养阴清肺丸、二母宁嗽丸、黄氏响声丸、小儿化毒散（贝母）；藿香正气、香砂养胃、通宣理肺、桂龙咳喘宁胶囊、香砂六君丸、柏子养心丸、保和丸、尿毒清颗粒（半夏）	主药中附子与联用药中半夏、贝母属"十八反"，禁忌合用

胃苏颗粒

【功效应用】疏肝理气、和胃止痛。主含陈皮、鸡内金等。用于慢性胃炎及消化性溃疡、消化不良。

【临床评价】本品加质子泵抑制剂（奥美拉唑）治疗功能性消化

不良疗效显著,无不良反应,总有效率86.90%[657]。

联用药	相互作用机制及结果
多西环素、异烟肼	主药中陈皮与联用药合用易形成络合物,影响疗效,避免合用
磺胺类药物、大环内酯类药物	主药陈皮易使联用药析出结晶而致结晶尿、血尿、尿闭等[24],避免合用
呋喃妥因、利福平、消炎痛	主药中陈皮可加重联用药对肾脏的毒性,避免合用
灰黄霉素	主药中陈皮可提高灰黄霉素疗效,提倡合用
地高辛	主药中陈皮可增强地高辛作用和毒性[52],避免合用
磷酸盐(磷酸氢化喹啉、可待因)、硫酸盐(硫酸亚铁、D-860)	主药中陈皮与联用药合用易产生沉淀,降低疗效,避免合用
氢氧化铝、氨茶碱、碳酸氢钠	主药中陈皮与联用药合用可发生中和反应,使其药效降低或失效,避免合用

稳心颗粒

【功效应用】益气养阴、活血化瘀。主含党参、黄精、三七等。用于房颤、心动过速、冠心病、心力衰竭等。

【临床评价】本品联合曲美他嗪治疗不稳定型心绞痛临床疗效确切,安全可靠,不良反应少,总有效率96.55%[502]。

联用药	相互作用机制及结果
硝酸甘油、硝酸异山梨酯	主药中黄精与联用药合用可发生氧化还原反应,降低联用药疗效[18],避免合用
乳酸心可定、双嘧达莫(潘生丁)	主药中三七与联用药合用能增加冠脉血流量,降血脂,降低血压,减轻心脏负荷[13,57],提倡合用
酸性药物(阿司匹林、对氨基水杨酸钠、胃蛋白酶、维生素C等)	主药中三七与联用药合用易发生水解反应,导致皂苷失效[18,51],避免合用

乌鸡白凤丸

【功效应用】补气养血、调经止带。主含鳖甲、牡蛎、人参、当归、白芍、甘草、地黄、川芎、柴胡、丹参、山药等。用于月经不调、功能性子宫出血。

【临床评价】本品联合卡铂及紫杉醇治疗复发性卵巢癌安全有效,总有效率72.90%[658]。

联用药	相互作用机制及结果
阿莫西林	主药中当归可增加阿莫西林过敏的发生概率[23],谨慎合用
红霉素	主药中当归、川芎可减弱红霉素的杀菌作用,避免合用

续表

联用药	相互作用机制及结果
多西环素、异烟肼	主药中川芎、当归、鳖甲、牡蛎与联用药合用易形成络合物[11],降低溶解度,影响吸收,降低疗效,避免合用
磺胺类药物、大环内酯类药物	主药中川芎、当归、丹参与联用药合用易使联用药析出结晶而致结晶尿、血尿[24];避免合用
呋喃妥因	主药中甘草与联用药合用可降低胃肠道反应[16],提倡合用
利福平、消炎痛	主药中川芎、当归与联用药合用会加重对肾脏的毒性,避免合用
奎宁、麻黄素、阿托品	主药中甘草与联用药合用易产生沉淀,影响吸收,避免合用
阿司匹林	主药中甘草与联用药合用可能导致消化道溃疡,甚至引起消化道出血[11];丹参与联用药合用治疗冠心病有协同效果[74];地黄与联用药合用有协同作用,既能发汗退热,又能清热生津[48];人参与联用药合用作用增强,毒性增加,谨慎合用
抗癫痫药	主药柴胡可提高抗癫痫药作用,减少副作用[46],提倡合用
镇静催眠药	主药柴胡可提高联用药的镇静催眠效果,减少对其依赖性[62,70],可以合用
氯丙嗪、眠尔通	主药中丹参可显著增强联用药的中枢抑制作用[57],合用应减少其用量

续表

联用药	相互作用机制及结果
可待因、吗啡、咪达唑仑	主药中人参可增强联用药的呼吸抑制作用[22,68]，谨慎合用
左旋多巴	主药中牡蛎与联用药合用易形成络合物，影响吸收[13,24,20]，避免合用
尼莫地平	主药中川芎可增加尼莫地平的生物利用度[5]，合用应适度减少其用量
乳酸心可定、双嘧达莫（潘生丁）	主药中丹参与联用药合用能增加冠脉血流量，降血脂，降低血压，减轻心脏负荷[13]，提倡合用
硝酸甘油、硝酸异山梨酯	主药中山药与联用药合用可发生氧化还原反应，降低联用药疗效[18]，避免合用
地高辛	主药中人参与联用药合用药效累加，毒性增强[52]；当归、鳖甲、川芎可增强地高辛作用和毒性[18,52]；牡蛎与联用药合用可导致洋地黄中毒[17]；甘草中糖皮质激素的保钠排钾作用，会引起心脏对地高辛敏感性增高，可能导致其中毒[11]，避免合用
多索茶碱	主药中川芎、当归可引起多索茶碱的生物利用度降低，影响疗效[5]，不提倡合用
氨茶碱	主药中甘草可促进氨茶碱的代谢，作用降低[18]，必要时增加氨茶碱用量
抗酸药（胃舒平）、麻黄碱、三硅酸镁、胃得乐、奥美拉唑、甲氰咪胍、雷尼替丁	主药中丹参与联用药合用易形成络合物，影响药物疗效[20,35,38]，避免合用

续表

联用药	相互作用机制及结果
谷丙胺	主药中甘草与联用药合用治疗胃、十二指肠溃疡，有利于病变局部的调节[36]，提倡合用
利尿药	主药中人参的抗利尿作用与联用药有药理性拮抗[77]；甘草与联用药合用可发生药源性毒性[8, 18]，禁忌合用
双香豆素、保泰松	主药中当归与联用药合用可导致出血倾向[15]，谨慎合用
华法林	主药丹参与联用药合用有防止动脉粥样硬化的作用；川芎易发生出血倾向；人参可减弱华法林的抗凝作用[5, 51]，避免合用
地塞米松	主药中人参可减少联用药的副作用，提倡合用
强的松龙片	主药中牡蛎与联用药合用易生成难溶物质，显著降低联用药生物利用度，避免合用
泼尼松、氢化可的松	主药中甘草的糖皮质激素作用可降低联用药的清除速率，增加血药浓度[18]，谨慎合用，必要时减少联用药用量
降糖药（阿卡波糖、二甲双胍）	主药中甘草、人参的糖皮质激素样作用可升高血糖，降低联用药效果[4, 13, 18]，避免合用
环孢素	主药中甘草可诱导肝药酶而降低联用药的临床疗效，避免合用
甲氨蝶呤	主药中甘草可减少联用药的胆汁排泄，增强其药效，可以合用

续表

联用药	相互作用机制及结果
化疗药（巯嘌呤、维 A 酸）	主药中人参、当归可减少化疗药引起的白细胞减少等不良反应[46]，提倡合用
环磷酰胺、喜树碱钠	主药中丹参与联用药合用不宜于肿瘤的控制[20]，避免合用
含金属离子药（钙制剂、亚铁制剂、枸橼酸铋钾）	主药中柴胡与联用药合用可形成络合物，影响吸收[24, 68]，避免合用
磷酸盐（磷酸氢化喹啉）、硫酸盐（硫酸亚铁、D-860）	主药中川芎、鳖甲、当归与联用药合用易产生沉淀，降低疗效，避免合用
胃酶合剂、胰酶、烟酸、谷氨酸	主药中人参易使联用药分解而降低药效[51]，避免合用
维生素 C	主药中牡蛎易使维生素 C 氧化而降效；柴胡极易使联用药水解影响吸收[51]；丹参与联用药合用治疗小儿病毒性心肌炎效果显著[57]，谨慎合用
维生素 B_1、维生素 B_6	主药丹参中鞣质易与联用药产生沉淀，影响疗效[43]，避免合用
碳酸氢钠	主药中川芎、当归与联用药合用可发生中和反应，使联用药的药效降低或消失，避免合用
对氨基水杨酸钠、胃蛋白酶	主药中牡蛎与联用药合用可引起酸碱中和；甘草、人参与联用药合用发生水解反应，降低疗效[18]，避免合用

续表

联用药	相互作用机制及结果
内消瘰疬丸、乳癖消颗粒（均含海藻）	主药中甘草与联用药中海藻属"十八反"，禁忌合用
小金丸、少腹逐瘀丸、平消胶囊（均含五灵脂）	主药中人参与联用药中五灵脂属"十九畏"

五苓胶囊

【功效应用】温阳化气、利湿行水。主含泽泻、猪苓、肉桂、白术等。用于急性肾炎、尿潴留、脑积水。

【临床评价】①本品由五苓散改变剂型而成，两药均对肾性水肿疗效明显，总有效率前者91.14%，后者88.57%[524]。②本品治疗抗精神病药引起的水肿有满意的疗效，总有效率80.00%[525]。③在局限性视网膜脱离的常规治疗中，加用五苓胶囊可以明显缩短疗程[554]。

联用药	相互作用机制及结果
地高辛	主药中泽泻可导致地高辛药效降低[52]，不提倡合用
保钾利尿药（安体舒通、氨苯蝶啶）	主药中泽泻与联用药合用易导致高血钾[13]，谨慎合用

西咪替丁(甲氰咪胍)

【功效应用】本品用于治疗十二指肠溃疡、胃溃疡等。

【临床评价】①研究证明,短期服用胃得宁、甲氰咪胍辅以颠茄片,能显著改善慢性浅表性胃炎的症状,可做临床优选用药[243]。②本品联合复方甘草酸苷为小儿过敏性紫癜的有效治疗方法,且较为安全,总有效率94.00%[526]。

联用药	相互作用机制及结果
多西环素	两药合用可导致多西环素溶解度降低,吸收减少,作用减弱[82],谨慎合用,必要时两药分开服用
伊曲康唑	伊曲康唑可抑制西咪替丁的肾脏排泄[81],谨慎合用,必要时减少西咪替丁用量
阿司匹林	两药合用时阿司匹林作用增强[2],谨慎合用,必要时调整其用量
苯妥英钠、美沙酮、卡马西平、普萘洛尔、美托洛尔、他克林	西咪替丁可升高联用药的血药浓度,有致过量危险[2, 82, 115],谨慎合用,必要时调整联用药用量

续表

联用药	相互作用机制及结果
吗氯贝胺、环孢素	西咪替丁可升高联用药的血药浓度[82]，谨慎合用
地西泮、麦角胺咖啡因、茶碱、奎尼丁、地高辛	西咪替丁可影响联用药的代谢，增加其血药浓度，以致作用和毒性均增强[2]，避免合用
阿片类药（吗啡）	两药合用在慢性肾衰患者中易产生呼吸抑制、精神错乱、定向力丧失等不良反应[2]，应减少阿片类药物用量
卡托普利	两药合用可能引起精神症状[2]，不提倡合用
硝苯地平	西咪替丁可抑制硝苯地平代谢，血药浓度升高，作用和毒性均增加[83]，避免合用
维拉帕米	两药合用可使联用药的绝对生物利用度提高26.3%～49.3%[2]，避免合用
普鲁卡因胺	西咪替丁可增加联用药的血药浓度，作用和毒性均增加[83]，谨慎合用，必要时减少其用量
利多卡因缓释滴丸	西咪替丁可使利多卡因清除率降低，半衰期明显延长，血药浓度升高，毒性增加，谨慎合用，必要时减少其用量
甲氧氯普胺（胃复安）、氯化镁	联用药可使西咪替丁的血药浓度降低，疗效减弱[2]，必须合用时应间隔1小时服用
硫糖铝	两药合用时硫糖铝疗效降低[2]，避免合用
华法林	两药合用可致出血倾向[2]，避免合用

续表

联用药	相互作用机制及结果
格列吡嗪	两药合用时格列吡嗪生物利用度增加，可导致血糖过低[83]，谨慎合用，并注意监测血糖，必要时减少其用量

仙灵骨葆胶囊

【功效应用】滋补肝肾、活血通络、强筋壮骨。主含丹参、知母、补骨脂、地黄等。用于骨质疏松症、骨折、骨关节炎、股骨头坏死及腰脊疼痛、足膝酸软、乏力等。

【临床评价】①本品治疗绝经后骨质疏松症具有良好的临床疗效，总有效率93.30%[527]。②本品在强直性脊柱炎（AS）治疗中疗效确切，总有效率92.60%[528]。

联用药	相互作用机制及结果
磺胺类药物、大环内酯类药物	主药中丹参易使联用药析出结晶而致结晶尿、血尿[24]，避免合用
利福平	主药中补骨脂的升白细胞作用可以减轻利福平的副作用[29]，提倡合用
阿司匹林	主药中地黄、知母与联用药合用有协同作用，既能发汗退热，又能清热生津[48]；丹参与联用药合用治疗冠心病有协同效果[74]，提倡合用
氯丙嗪、眠尔通、苯巴比妥	主药中丹参可显著增强联用药的中枢抑制作用[57]，谨慎合用，必要时减少其用量

续表

联用药	相互作用机制及结果
乳酸心可定、双嘧达莫（潘生丁）	主药中丹参与联用药合用能增加冠脉血流量，降血脂，降低血压，减轻心脏负荷[13]，提倡合用
三硅酸镁、胃得乐、甲氰咪胍、雷尼替丁、胃舒平、麻黄碱	主药中丹参与联用药合用易形成络合物，影响吸收，降低疗效[20, 35, 38]，避免合用
华法林	主药中丹参与联用药合用有防止动脉粥样硬化的作用；同时易发生出血倾向[5, 51]，谨慎合用
降糖药（阿卡波糖、二甲双胍）	主药中知母能增加降糖药的降糖效果，防止并发症[29, 58]，提倡合用
环磷酰胺、喜树碱钠	主药中丹参与联用药合用不宜于肿瘤的控制[20]，避免合用
维生素 B_1、维生素 B_6	主药丹参中鞣质易与联用药产生沉淀，影响疗效[43]，避免合用
维生素 C	主药中丹参与联用药合用治疗小儿病毒性心肌炎效果显著[57]，提倡合用

腺苷钴胺片（辅酶维生素 B_{12}）

【功效应用】本品用于巨幼红细胞性贫血、营养不良性贫血、妊娠期贫血等。

【临床评价】①临床结果证实，叶酸及维生素 B_{12} 用于表皮磨削＋负压吸疱自体表皮移植术后，克服了该手术的不足之处[489]。

②本品联合前列地尔治疗糖尿病周围神经病变疗效理想,改善率94.00%[500]。

联用药	相互作用机制及结果
氯霉素	氯霉素减少腺苷钴胺的吸收[2],不提倡合用
维生素C、维生素K、氯丙嗪	主药不宜与联用药混合于同一容器中[82],口服合用须谨慎
考来烯胺散	考来烯胺可与维生素B_{12}结合,减少其吸收[2],建议分开服用
铁剂(硫酸亚铁、琥珀酸亚铁)	经腺苷钴胺治疗后易发生缺铁[82],建议配合铁剂减少不良反应

香砂六君丸

【功效应用】益气健脾、和胃。主含木香、甘草、陈皮、半夏等。用于胃、十二指肠溃疡及胃炎等。

【临床评价】①本品对脾胃虚寒型十二指肠溃疡疗效好[529]。②本品可有效改善脾胃虚弱型糖尿病胃轻瘫患者的临床症状,促进患者胃排空率,治疗总有效率93.34%[531]。

联用药	相互作用机制及结果
红霉素	主药中半夏有抗胆碱作用,可使联用药在胃内停留时间延长而降低药效[68],不提倡合用
多西环素、异烟肼	主药中陈皮与联用药合用易形成络合物,影响疗效,避免合用

续表

联用药	相互作用机制及结果
磺胺类药物、大环内酯类药物	主药中陈皮易使联用药析出结晶而致结晶尿、血尿、尿闭等[24],避免合用
利福平、消炎痛	主药中陈皮可加重联用药对肾脏的毒性,避免合用
呋喃妥因	主药中甘草与联用药合用可降低胃肠道反应[16],提倡合用
灰黄霉素	主药中陈皮可提高灰黄霉素疗效,提倡合用
奎宁、麻黄素、阿托品	主药中甘草与联用药合用易产生沉淀,影响吸收,避免合用
阿司匹林	主药中甘草、半夏与联用药可能导致消化道溃疡,甚至引起消化道出血[11,19],避免合用
吗啡	主药中半夏可以拮抗吗啡所致的呕吐等不良反应,提倡合用
利尿药	主药中甘草与联用药合用可发生药源性毒性[8,18],避免合用
地高辛	主药中木香可使地高辛吸收增加,毒性增强[19];陈皮可增强地高辛作用和毒性[52];甘草中糖皮质激素的保钠排钾作用,引起心脏对地高辛敏感性增高,可能导致其中毒[11],避免合用
氨茶碱	主药中半夏与联用药合用可增强止咳平喘疗效[48];甘草可促进氨茶碱的代谢,作用降低[18],谨慎合用

续表

联用药	相互作用机制及结果
谷丙胺	主药中甘草与联用药合用治疗胃、十二指肠溃疡,有利于病变局部的调节[36],提倡合用
泼尼松、氢化可的松	主药中甘草的糖皮质激素作用可降低联用药的清除速率,增加血药浓度[18],谨慎合用,必要时减少联用药用量
降糖药(二甲双胍、阿卡波糖)	主药中甘草的糖皮质激素样作用可升高血糖,降低联用药效果[4, 13, 18],避免合用
环孢素	主药中甘草可诱导肝药酶而降低联用药的临床疗效,避免合用
甲氨蝶呤	主药中甘草可减少联用药的胆汁排泄,增强其药效,可以合用
磷酸盐(磷酸氢化喹啉、可待因)、硫酸盐(硫酸亚铁、D-860)	主药中陈皮与联用药合用易产生沉淀,降低疗效,避免合用
维生素 B_{12}	主药中木香可使维生素吸收增加[19],可以合用
氢氧化铝、碳酸氢钠	主药中陈皮与联用药合用可发生中和反应,使其药效降低或失效,避免合用
酸性药物(对氨基水杨酸钠、胃蛋白酶等)	主药中甘草与联用药合用可发生水解反应,导致甘草中皂苷失效[18],避免合用
内消瘰疬丸、乳癖消颗粒(均含海藻)	主药中甘草与联用药中海藻属"十八反",禁忌合用

香砂养胃丸

【功效应用】温中和胃。主含木香、陈皮、半夏、枳实、藿香、甘草等。用于胃炎、消化不良等。

【临床评价】①四联疗法联用香砂养胃丸治疗幽门螺杆菌相关性慢性胃炎伴消化不良患者有显著的临床疗效,缓解率为91.50%[503]。②香砂养胃丸治疗慢性胃炎安全性好、疗效可靠,总有效率87.50%[530]。

联用药	相互作用机制及结果
红霉素	主药中枳实可减弱红霉素的杀菌作用[12];半夏的抗胆碱作用可使联用药在胃内停留时间延长而降效[68],谨慎合用
多西环素、异烟肼	主药中枳实、陈皮与联用药合用易形成络合物,影响疗效,避免合用
康泰克	主药中枳实与联用药合用可能导致尿潴留[39],谨慎合用
磺胺类药物、大环内酯类药物	主药中陈皮、枳实易使联用药析出结晶而致结晶尿、血尿、尿闭等[24],避免合用
呋喃妥因、利福平、消炎痛	主药中枳实、陈皮可加重联用药对肾脏的毒性;甘草与呋喃妥因合用可降低胃肠道反应[16],谨慎合用
灰黄霉素	主药中陈皮可提高灰黄霉素疗效,提倡合用
奎宁、麻黄素、阿托品	主药中甘草与联用药合用易产生沉淀,影响吸收,避免合用

续表

联用药	相互作用机制及结果
阿司匹林	主药中甘草、半夏与联用药可能导致消化道溃疡，甚至引起消化道出血[11, 19]，避免合用
吗啡	主药中半夏可以拮抗吗啡所致的呕吐等不良反应，提倡合用
地高辛	甘草中糖皮质激素的保钠排钾作用，会引起心脏对地高辛敏感性增高，可能导致其中毒[11]；枳实、陈皮可增强地高辛作用和毒性[52]；木香可使地高辛吸收增加，毒性增强[19]，避免合用
氨茶碱	主药中半夏与联用药合用可增强止咳平喘疗效[48]；甘草可促进氨茶碱的代谢，作用降低[18]，谨慎合用
复方石菖蒲碱式硝酸铋、谷丙胺	主药中枳实、甘草与联用药合用治疗胃、十二指肠溃疡有协同作用[36, 48]，提倡合用
利尿药	主药中甘草与联用药合用可发生药源性毒性[8, 18]，避免合用
泼尼松、氢化可的松	主药中甘草的糖皮质激素样作用可降低联用药的清除速率，增加血药浓度[18]，谨慎合用，必要时减少联用药用量
降糖药（二甲双胍、阿卡波糖）	主药中甘草的糖皮质激素样作用可升高血糖，降低联用药效果[4, 13, 18]，避免合用
环孢素	主药中甘草可诱导肝药酶而降低联用药的临床疗效，避免合用
甲氨蝶呤	主药中甘草可减少联用药的胆汁排泄，增强其药效，可以合用

续表

联用药	相互作用机制及结果
酚妥拉明（α-受体阻滞剂）	主药中枳实可使联用药药效降低[39]，不提倡合用
磷酸盐（磷酸氢化喹啉、可待因）、硫酸盐（硫酸亚铁、D-860）	主药中陈皮、枳实与联用药合用易产生沉淀，降低疗效，避免合用
酸性药物（对氨基水杨酸钠、胃蛋白酶等）	主药中甘草与联用药合用可发生水解反应，导致甘草中皂苷失效[18]，避免合用
氢氧化铝、碳酸氢钠	主药中枳实、陈皮与联用药合用可发生中和反应，使其药效降低或失效，避免合用
维生素 B_{12}	主药中木香可使维生素 B_{12} 吸收增加[19]，可以合用
内消瘰疬丸、乳癖消颗粒（均含海藻）	主药中甘草与联用药中海藻属"十八反"，禁忌合用

消渴丸

【功效应用】滋肾养阴、益气生津。主含葛根、地黄、黄芪、五味子、山药、格列本脲。用于 2 型糖尿病。

【临床评价】消渴丸对 2 型糖尿病气阴两虚证候有明显改善作用，比单纯西药疗效更明显，总有效率 92.80%[532]。

联用药	相互作用机制及结果
红霉素	酸性药物五味子可减弱红霉素的杀菌作用，同时两药均有肝毒性，合用加重肝损伤[12,16]，避免合用
多西环素、利福平	主药五味子中鞣酸与联用药合用肝脏毒性增加[17]，避免合用
呋喃妥因、消炎痛	主药五味子中有机酸能增强联用药在肾脏的重吸收，增加肾脏毒性[16,17]，避免合用
阿司匹林	主药中地黄与阿司匹林合用有协同作用，既能发汗退热，又能清热生津[48]，提倡合用
对乙酰氨基酚（扑热息痛）、阿米替林、普罗帕酮	主药中葛根可诱导肝药酶活性，加速联用药代谢，导致其药效降低，避免合用
诺氟沙星	两药合用导致格列本脲的降糖作用增强，谨慎合用，必要时减少其用量
磺胺类药物	主药五味子中有机酸易使磺胺类药在肾小管析出结晶，引起肾毒性；其中鞣质影响磺胺的排泄，增加肝脏毒性[17]，避免合用
抗高血压药	主药中葛根与联用药合用对脑血栓、高血压有较好的治疗效果[27]，提倡合用
β受体阻滞剂（普萘洛尔、美托洛尔）	主药中格列本脲与联用药合用增加低血糖危险，掩盖低血糖症状，谨慎合用，注意监测血糖
硝酸甘油、硝酸异山梨酯	主药中山药与联用药合用可发生氧化还原反应，降低联用药疗效[18]，避免合用

续表

联用药	相互作用机制及结果
地高辛	主药五味子中鞣酸与地高辛生成鞣酸沉淀物，不易吸收[19]，不提倡合用
达美康（格列齐特）	主药中葛根、黄芪与联用药合用增加降糖效果，防止糖尿病并发症[29]，提倡合用
抗胆碱酯酶药（溴吡斯的明）	主药中葛根与联用药合用治疗重症肌无力有协同作用，提倡合用
化疗药（环磷酰胺、巯嘌呤、维A酸、甲氨蝶呤）	主药中黄芪可减少化疗药引起的白细胞减少等不良反应[46]，提倡合用
维生素C、维生素E、维生素B_1、氯丙嗪	主药中葛根可影响联用药疗效，避免合用
氢氧化铝、碳酸氢钠	主药中五味子与联用药合用可发生中和反应，使联用药的药效降低或消失[11,19]，避免合用
华法林、西咪替丁、氯霉素、氟康唑	联用药可延缓主药中格列本脲的代谢，增加降糖作用，谨慎合用，必要时减少其用量，服药期间避免服用含有乙醇的饮料或药物
双香豆素、非诺贝特	联用药与主药中格列本脲竞争蛋白结合，增加降糖作用，谨慎合用，必要时减少其用量
胍乙啶、吗氯贝胺、奎尼丁、丙磺舒、二甲双胍、保泰松	联用药自身有降糖作用，与主药中格列本脲合用可增加降糖效果，谨慎合用，适当减少降糖药用量，防止低血糖
氢化可的松、苯妥英钠、雌二醇	联用药可使主药中格列本脲降糖效果降低，谨慎合用，必要时增加降糖药用量

消炎利胆片

【功效应用】清热、祛湿、利胆。主含穿心莲、苦木等。用于胆囊炎、胆管炎、黄疸型肝炎。

【临床评价】①本品治疗胆囊切除术后胆道功能障碍疗效较好,总有效率92.00%[533]。②胆囊炎患者不宜长期、大剂量服用本品,对于有适应证患者,应小剂量、间断服用[534]。

联用药	相互作用机制及结果
抗生素（头孢拉定、环丙沙星等）	主药中穿心莲与联用药合用有协同效果[16],提倡合用
阿莫西林	主药中穿心莲会增加阿莫西林过敏的发生概率[23],谨慎合用
红霉素	红霉素可降低穿心莲的作用[30],避免合用
乳酶生（含乳酸菌）	主药中穿心莲与联用药合用可导致肠道内乳酸菌灭活[14, 47, 69],避免合用

消银颗粒

【功效应用】清热凉血、养血润燥、祛风止痒。主含地黄、赤芍、当归、苦参、金银花、玄参、大青叶、红花、防风、牛蒡子、蝉蜕等。用于皮疹、银屑病等。

【临床评价】①本品联合阿维A胶囊治疗寻常型银屑病疗效肯定,治疗有效率为84.00%[535]。②本品联合盐酸特比萘芬喷剂外用治疗溢脂性皮炎疗效显著，安全性好，复发率低，总有效率95.00%[536]。

联用药	相互作用机制及结果
抗生素（头孢拉定、环丙沙星等）	主药中金银花可增强抗生素的疗效，减少其毒副作用[14]，提倡合用
阿莫西林	主药中金银花、当归可增强阿莫西林对耐药金黄色葡萄球菌的抑制作用[36]，谨慎合用
红霉素	主药中当归、金银花可减弱红霉素的杀菌作用[12]，避免合用
异烟肼	主药中当归与联用药合用易形成络合物，影响吸收，避免合用
多西环素	主药中金银花可增加多西环素排泄，降低药效，不提倡合用
磺胺类药物	主药中当归、金银花易使联用药析出结晶而致结晶尿、血尿[24]，避免合用
呋喃妥因、利福平、消炎痛	主药中金银花、当归可加重联用药对肾脏的毒性，避免合用
甲氧苄啶	主药中苦参可增强甲氧苄啶的疗效[53]，提倡合用
治疗病毒性肝炎的药物（联苯双酯、拉米夫定等）	主药中大青叶与联用药治疗病毒性肝炎起协同作用[27]，提倡合用
小檗碱（黄连素）	联用药可增强苦参的抗菌作用[48]，可以合用

续表

联用药	相互作用机制及结果
阿司匹林	主药中地黄、玄参与联用药合用有协同作用，既能发汗退热，又能清热生津[48]，提倡合用
可待因、吗啡、苯巴比妥	主药中苦参可增强联用药的呼吸抑制作用[25]，谨慎合用
乳酸心可定、双嘧达莫（潘生丁）	主药中赤芍与联用药合用能增加冠脉血流量，降血脂，降低血压，减轻心脏负荷[13, 57]，提倡合用
地高辛	主药中红花、金银花可导致地高辛药效降低[52]；玄参与联用药合用可能出现心动过缓甚至脉搏停搏等中毒症状[25]；当归可增强地高辛作用和毒性[52]；苦参与联用药合用药效累加，毒性增强[52]，避免合用
多索茶碱	主药中当归可降低多索茶碱生物利用度，影响疗效[5]，不提倡合用
氨茶碱、阿托品	主药中苦参可引起联用药中毒[25]，避免合用
甲氧氯普胺（胃复安）	主药中金银花与联用药合用产生药理性拮抗[27]，避免合用
乳酶生合（含乳酸菌）	主药中金银花可导致肠道内乳酸菌灭活[14, 47]，避免合用
华法林、双香豆素、保泰松	主药中当归与联用药合用可导致出血倾向[15]，谨慎合用
降糖药	主药中玄参可增加降糖药降糖效果，减少并发症[29]；苦参可使血糖升高，谨慎合用

续表

联用药	相互作用机制及结果
化疗药（环磷酰胺、巯嘌呤、维A酸、甲氨蝶呤）	主药中当归可减少化疗药引起的白细胞减少等不良反应[46]，提倡合用
磷酸盐（磷酸氢化喹啉）、硫酸盐（硫酸亚铁、D-860）	主药中当归与联用药合用易产生沉淀，降低疗效，避免合用
维生素C、维生素E、维生素B_1、氯丙嗪	主药中金银花可影响联用药疗效，避免合用
烟酸、谷氨酸、胃酶合剂、胰酶	主药中苦参易引起联用药分解，药效降低，避免合用
氢氧化铝、碳酸氢钠	主药中当归、金银花与联用药合用可发生中和反应，使联用药药效降低或消失，避免合用

逍遥丸

【功效应用】疏肝健脾、养血调经。主含柴胡、当归、白芍、茯苓、炙甘草、薄荷等。用于月经不调、闭经、抑郁症、胸胁胀痛、头晕目眩、食欲减退等。

【临床评价】①本品与归脾丸合用既能调畅情志、改善睡眠，又能解除疲劳、提高记忆力，且长期应用无依赖性，副作用小[244]。②本品联合六味地黄丸对改善患者围绝经期综合征症候群的疗效肯定，且无明显不良反应，总有效率89.29%[537]。③本品联合帕罗西汀治疗抑郁症疗效肯定，优于单用帕罗西汀[538]。

联用药	相互作用机制及结果
阿莫西林	主药中当归可增加阿莫西林过敏的发生概率[23],不提倡合用
红霉素	主药中当归可减弱红霉素的杀菌作用,避免合用
多西环素、异烟肼	主药中当归、白芍与联用药合用易形成络合物,影响吸收,避免合用
磺胺类药物、大环内酯类药物	主药中白芍、当归易使联用药析出结晶而致结晶尿、血尿[24],避免合用
利福平、消炎痛	主药中白芍、当归与联用药合用会加重对肾脏的毒性,避免合用
呋喃妥因	主药中甘草与联用药合用可降低胃肠道反应[16],提倡合用
奎宁、麻黄素、阿托品	主药中甘草与联用药合用易产生沉淀,影响吸收,避免合用
阿司匹林	主药中甘草与联用药合用可能导致消化道溃疡,甚至引起消化道出血[11],避免合用
镇静催眠药	主药中柴胡可提高联用药的镇静催眠效果,减少对其依赖性[62, 70],可以合用
抗癫痫药	主药柴胡可提高抗癫痫药作用,同时减少副作用[46],可以合用
硝酸甘油、硝酸异山梨酯	主药中薄荷与联用药合用可发生氧化还原反应,降低联用药疗效[18],避免合用

续表

联用药	相互作用机制及结果
地高辛	主药中当归、白芍可增强地高辛作用和毒性[52]；甘草中糖皮质激素的保钠排钾作用，会引起心脏对地高辛敏感性增高，可能导致其中毒[11]，避免合用
氨茶碱	主药中甘草可促进氨茶碱的代谢，作用降低[18]，必要时增加氨茶碱用量
多索茶碱	主药中当归可降低多索茶碱的生物利用度，影响疗效[5]，不提倡合用
胃复安	主药中白芍与联用药合用可产生药理性拮抗[47]，禁忌合用
谷丙胺	主药中甘草与联用药合用治疗胃、十二指肠溃疡，有利于病变局部的调节[36]，提倡合用
利尿药	主药中甘草与联用药合用可发生药源性毒性[8,18]，避免合用
华法林、双香豆素、保泰松	主药中当归与联用药合用可导致出血倾向[15]，谨慎合用
泼尼松、氢化可的松	主药中甘草的糖皮质激素样作用可降低联用药的清除速率，增加血药浓度[18]，谨慎合用，必要时减少联用药用量
降糖药（二甲双胍、阿卡波糖）	主药中甘草的糖皮质激素样作用可升高血糖，降低联用药效果[4,13,18]，避免合用

续表

联用药	相互作用机制及结果
环孢素	主药中甘草可诱导肝药酶而降低联用药的临床疗效,避免合用
甲氨蝶呤	主药中甘草可减少联用药的胆汁排泄,增强其药效,可以合用
化疗药(环磷酰胺、硫嘌呤、维A酸)	主药中当归可减少化疗药引起的白细胞减少等不良反应[46],提倡合用
磷酸盐(磷酸氢化喹啉、可待因)、硫酸盐(硫酸亚铁、D-860)	主药中白芍、当归与联用药合用易产生沉淀,降低疗效,避免合用
含金属离子药(钙制剂、氢氧化铝、亚铁制剂、枸橼酸铋钾)	主药中柴胡与联用药合用可形成络合物,影响吸收[24,68],避免合用
维生素C	主药中柴胡极易使联用药水解失效影响吸收[51],避免合用
碳酸氢钠	主药中当归、白芍与联用药合用可发生中和反应,使联用药的药效降低或消失,避免合用
酸性药物(对氨基水杨酸钠、胃蛋白酶等)	主药中甘草与联用药合用可发生水解反应,导致甘草中皂苷失效[18],避免合用
内消瘰疬丸、乳癖消颗粒(均含海藻)	主药中甘草与联用药中海藻属"十八反",禁忌合用

硝苯地平(心痛定)

【功效应用】本品用于各种类型的高血压及心绞痛,对冠脉痉挛所致变异型心绞痛疗效最佳。

【临床评价】①本品与卡托普利联合治疗老年原发性高血压可发挥协同作用,疗效显著,不良反应少,优于单独用药[493]。②本品联合硫酸镁治疗妊娠高血压综合征疗效确切,并发症少[496]。

联用药	相互作用机制及结果
氟康唑、伊曲康唑	联用药可增加硝苯地平的血药浓度,加重不良反应[61],谨慎合用,必要时减少硝苯地平用量或停止合用
地拉韦啶、沙奎那韦、利托那韦	联用药可减少硝苯地平的代谢,升高血药浓度,增加不良反应[61],谨慎合用,必要时减少其用量
苯巴比妥	苯巴比妥可加速硝苯地平代谢,半衰期缩短[93],避免合用
苯妥英钠、硫酸奎尼丁、华法林、双香豆素	硝苯地平与联用药竞争血浆蛋白,使其血药游离浓度改变[2],不提倡合用
β受体阻断药(普萘洛尔)	两药合用导致血压过低,心功能抑制,心力衰竭[2],避免合用
硝酸异山梨酯(消心痛)	两药合用治疗心绞痛作用增强[2],可以合用,但须注意观察血压变化

续表

联用药	相互作用机制及结果
米贝地尔	两药合用引起严重低血压和心动过缓[61]，建议分开用药，至少间隔 5 天
地尔硫䓬	两药合用硝苯地平血药浓度增加 100%～200%，不良反应增加[61]，避免合用
胺碘酮	两药合用可进一步抑制窦性心律或加重房室传导阻滞[61]，谨慎合用，尤其病态窦房结综合征患者或不完全房室传导阻滞患者，应避免合用
地高辛	两药合用可增加地高辛血药浓度，导致洋地黄中毒[83]，避免合用
西咪替丁	西咪替丁可引起硝苯地平的血药浓度升高，作用和毒性均增强[93]，谨慎合用，必要时减少硝苯地平用量
毓婷（左炔诺孕酮片）、复方长效左炔诺孕酮口服片	口服避孕药可减少硝苯地平代谢物的形成[61]，不提倡合用
环孢素	环孢素可增加硝苯地平的血药浓度，导致不良反应增加，如头痛、外周水肿、低血压、心动过速等[61]，谨慎合用，必要时减少硝苯地平用量
镁剂	两药合用可引起显著的低血压和神经肌肉阻滞[115]，谨慎合用

硝酸甘油

【功效应用】本品常用于冠心病心绞痛的治疗及预防，也可用于降低血压或治疗充血性心力衰竭。

【临床评价】①本品为冠心病心绞痛的首选药物，舌下含服本品既能扩张冠脉又可轻微降低血压（舌下含服降压作用有待进一步研究）。②本品可替代硝普钠用于各种高血压危象（高血压急症），如高血压脑病、颅内出血、脑梗死、心肌梗死、急性左心衰肺水肿、急性主动脉夹层等的首选药，总有效率97.80%[539]。③本品的不良反应主要表现在心血管系统，如低血压、心力衰竭及个别出现过敏反应[540]。

联用药	相互作用机制及结果
阿司匹林	两药合用，硝酸甘油血药浓度升高，阿司匹林对血小板的抑制作用增强[61]，谨慎合用，必要时减少二者用量
吲哚美辛（消炎痛）	两药合用可降低冠状动脉血流量[61]，不提倡合用
三环类抗抑郁药（阿米替林）	硝酸甘油可加剧联用药的低血压和抗胆碱效应[61]，谨慎合用，必要时减少联用药用量
甲磺酸二氢麦角碱	硝酸甘油可使二氢麦角碱的血药浓度升高，降压作用加强[61]，谨慎合用，必要时减少其用量
乙醇（藿香正气水）	服用硝酸甘油期间，饮酒可导致血压过低[2]，建议服药期间避免服用含有乙醇的饮料或药物

续表

联用药	相互作用机制及结果
普萘洛尔	硝酸甘油和普萘洛尔合用有协同作用,并可抵消各自缺点,但普萘洛尔可导致冠脉血流量减少[2],谨慎合用,应注意低血压风险
降压药(卡托普利)	联用药可使硝酸甘油致直立性低血压作用增强[61],谨慎合用,注意监测血压变化,必要时调整药物用量
乙酰半胱氨酸	两药合用可使硝酸甘油扩张动脉效应增强,导致严重低血压[61],避免合用
阿托品	服用阿托品后,舌下含化硝酸甘油作用减弱[83],有心绞痛反复发作患者,避免使用抗胆碱药
西地那非(伟哥)	西地那非可增强硝酸盐类的降压效应,导致严重低血压[93],禁忌合用

硝酸异山梨酯(消心痛)

【功效应用】本品常用于冠心病心绞痛的预防、心肌梗死后心绞痛的治疗。

【临床评价】本品适合于血容量不足及对扩血管药物敏感的心绞痛老年患者[495]。

联用药	相互作用机制及结果
吲哚美辛	吲哚美辛可抑制硝酸异山梨酯的扩张血管作用[82],避免合用

续表

联用药	相互作用机制及结果
三环类抗抑郁药（阿米替林）	硝酸异山梨酯可加剧联用药的低血压和抗胆碱效应[61]，谨慎合用，必要时减少联用药用量
乙醇（藿香正气水）	醇制剂可加重硝酸异山梨酯的不良反应[61]，服药期间避免服用含有乙醇的饮料或药物
甲磺酸二氢麦角碱	硝酸异山梨酯可使二氢麦角碱的血药浓度升高，降压作用加强[61]，谨慎合用，必要时减少其用量
卡托普利	两药合用可显著提高硝酸异山梨酯抗心绞痛和抗心肌缺血能力[83]，提倡合用
普萘洛尔	硝酸异山梨酯可增强普萘洛尔预防静脉曲张出血的作用[83]，可以合用
降压药（依那普利、缬沙坦）	联用药可使主药导致的直立性低血压作用增强[61]，谨慎合用，应注意监测血压变化，必要时调整药物用量
乙酰半胱氨酸	两药合用增强消心痛的疗效，改善硝酸盐脂类药物的耐受问题[83]，提倡合用
西地那非	两药合用可引起严重的低血压[61]，禁忌合用

小檗碱（黄连素）

【功效应用】本品用于治疗胃肠炎、细菌性痢疾等肠道感染及眼结膜炎等。

【临床评价】本品治疗多囊卵巢综合征合并胰岛素抵抗的疗效显

著[659]。

联用药	相互作用机制及结果
抗生素（头孢拉定、环丙沙星等）	主药中黄连可增强抗生素的疗效，减少其毒副作用[14]，提倡合用
麦角胺咖啡因、苯丙胺	主药中黄连与联用药合用产生药理性拮抗[23]，避免合用
痢特灵	主药中黄连与联用药合用治疗痢疾、细菌性腹泻有协同作用[46]，提倡合用
地高辛	主药中黄连与联用药合用易发生洋地黄中毒[52]，避免合用
氨茶碱、阿托品	主药中黄连可增加联用药的毒性[47]，避免合用
乳酶生（含乳酸菌）	主药中黄连可导致肠道内乳酸菌灭活[14, 47]，避免合用
华法林	主药中黄连可增强华法林的作用和毒性[68]，谨慎合用
降糖药	主药中黄连可增强降糖药的作用和毒性[58]，谨慎合用
环孢素	主药中黄连（含小檗碱）可抑制肝药酶活性，提高环孢素血药浓度，增强药效，提倡合用
含金属离子药（硫酸亚铁、硫酸镁、氢氧化铝）、碘离子制剂、酶制剂	主药中黄连与联用药合用易产生沉淀[18]，避免合用

续表

联用药	相互作用机制及结果
碳酸氢钠、消炎痛	主药中黄连与联用药合用影响溶解度,妨碍吸收,避免合用
鞣质(五倍子)	两药合用结合生成难溶性鞣酸钙盐,降低疗效,避免合用

小儿肺咳颗粒

【功效应用】健脾益肺、止咳平喘。主含人参、陈皮、鸡内金、大黄、鳖甲、沙参、甘草、青蒿、麦冬、桂枝、附子、桑白皮、紫菀、黄芪等。用于小儿支气管炎、咳嗽、痰多稠黄等。

【临床评价】①本品治疗急性小儿支气管炎有显著效果,总有效率92.50%[541,542]。②本品联合抗菌药用于儿童细菌性肺炎恢复期治疗,较单用抗菌药治疗效果好,总有效率90.60%[543]。

联用药	相互作用机制及结果
多西环素	主药中鳖甲、陈皮与联用药合用易形成络合物,影响吸收,避免合用
磺胺类药	主药中大黄与联用药合用可导致肝内磺胺积累,严重者导致中毒性肝炎[17],避免合用
大环内酯类药物	主药中陈皮易使联用药析出结晶而致结晶尿、血尿、尿闭等[24],避免合用

续表

联用药	相互作用机制及结果
新霉素、土霉素	联用药可影响大黄的作用[45],避免合用
呋喃妥因	主药中甘草与联用药合用可降低胃肠道反应[16],提倡合用
利福平、消炎痛	主药中陈皮可加重联用药对肾脏的毒性,避免合用
异烟肼	主药中大黄可使异烟肼分解失效,避免合用
灰黄霉素	主药中陈皮可提高灰黄霉素疗效,提倡合用
奎宁、麻黄素、阿托品	主药中麦冬、甘草与联用药合用易产生沉淀,影响药物吸收,避免合用
阿司匹林	主药中麦冬、天南星与联用药合用易引起消化道黏膜损伤[19];沙参与联用药合用有协同作用,既能发汗退热,又能清热生津[48];甘草与联用药合用可能导致消化道溃疡,甚至引起消化道出血[11];人参与联用药合用作用增强,毒性增加,谨慎合用
可待因、吗啡、苯巴比妥、咪达唑仑	主药中人参、大黄、附子可增强联用药的呼吸抑制作用[22,31,68],谨慎合用

续表

联用药	相互作用机制及结果
抗癫痫药（卡马西平）	主药中桂枝与联用药合用提高抗癫痫药作用，减少后者的副作用[46]，提倡合用
左旋多巴、毛果芸香碱	主药中大黄与联用药合用增加对消化道黏膜损害[19]，避免合用
利尿药	主药中甘草与联用药合用可发生药源性毒性[8,18]，避免合用
地高辛	主药中人参、大黄与联用药合用药效累加，毒性增强[52]；鳖甲、陈皮可增强地高辛作用和毒性[18,52]；甘草中糖皮质激素的保钠排钾作用，会引起心脏对地高辛敏感性增高，可能导致其中毒[11]；麦冬与联用药合用对心脏毒性增加；附子与联用药合用药效累加，毒性增强，避免合用
麦角胺咖啡因	联用药可增加主药附子中生物碱的利用度，导致中毒[16,30]，谨慎合用
氨茶碱	主药中甘草可促进氨茶碱的代谢，作用降低[18]，谨慎合用，必要时增加氨茶碱用量
麻黄碱	主药中附子与联用药合用时，两药中生物碱作用增强，导致中毒[25]，避免合用

续表

联用药	相互作用机制及结果
谷丙胺	主药中甘草与联用药合用治疗胃、十二指肠溃疡,有利于病变局部的调节[36],提倡合用
华法林	主药中人参可减弱华法林的抗凝作用[5],谨慎合用,必要时增加其用量
地塞米松	主药中人参可减少联用药的副作用,提倡合用
泼尼松、氢化可的松	主药中甘草的糖皮质激素样作用可降低联用药的清除速率,增加血药浓度[18],谨慎合用,必要时减少联用药用量
降糖药(阿卡波糖、二甲双胍)	主药中人参、甘草的糖皮质激素样作用可升高血糖,降低联用药效果[4];大黄、附子可升高血糖;麦冬与联用药合用有药理性拮抗[27];黄芪可增加降糖药降糖效果,防止糖尿病并发症[29],避免合用
环孢素	主药中甘草可诱导肝药酶而降低联用药的临床疗效,避免合用
化疗药(环磷酰胺、巯嘌呤、维A酸、甲氨蝶呤)	主药中人参、麦冬、黄芪可减少化疗药引起的白细胞减少等不良反应[46];甘草可减少甲氨蝶呤的胆汁排泄,增强其药效,提倡合用

续表

联用药	相互作用机制及结果
磷酸盐（磷酸氢化喹啉）、硫酸盐（硫酸亚铁、D-860）	主药中陈皮、鳖甲与联用药合用易产生沉淀，降低疗效，避免合用
含金属离子药（胃舒平、硫糖铝、三硅酸镁、琥珀酸亚铁、葡萄糖酸钙、乳酸钙、碳酸钙）、碘化物	主药中桑白皮、附子与联用药合用易形成络合物，影响吸收[30]，降低疗效，避免合用
酶制剂（多酶片、胃酶、胰酶）	主药中大黄与酶制剂可形成氢键缔合物，避免合用
维生素 B_6	主药中大黄与联用药合用易形成络合物，影响疗效[24]，避免合用
维生素 C、烟酸、谷氨酸	主药中大黄可使联用药分解而降低药效，避免合用
维生素 B_1、灰黄霉素、制霉菌素、林可霉素片、黄连素、利血平	主药中大黄与联用药合用易产生沉淀，影响吸收[16,17,19,22]，避免合用
烟酸、谷氨酸	主药中人参、附子易使联用药分解而降低药效[30,51]，避免合用
维生素 B_2	维生素 B_2 可降低大黄的抗菌作用[4]，不提倡合用
碳酸氢钠	主药中陈皮与联用药合用可发生中和反应，使其药效降低或失效；蒽醌类药物大黄在碱性环境中容易被氧化[19]，避免合用

续表

联用药	相互作用机制及结果
酸性药物（对氨基水杨酸钠、胃蛋白酶等）	主药中人参、甘草的皂苷遇酸（联用药）易失效[11, 18]，避免合用
小金丸、少腹逐瘀丸、平消胶囊（均含五灵脂）	主药中人参与联用药中五灵脂属"十九畏"
内消瘰疬丸、乳癖消颗粒（均含海藻）	主药中甘草与联用药中海藻属"十八反"，禁忌合用
蛇胆川贝液、橘红丸、养阴清肺丸、二母宁嗽丸、内消瘰疬丸、黄氏响声丸、小儿宝泰康颗粒、小儿化毒散（贝母）；藿香正气水、香砂养胃丸、通宣理肺丸、桂龙咳喘宁、香砂六君丸、柏子养心丸、保和丸、尿毒清颗粒（半夏）	主药中附子与联用药中半夏、贝母属"十八反"，禁忌合用

小儿消积止咳口服液

【功效应用】清热肃肺、消积止咳。主含山楂、枳实、枇杷叶、葶苈子、桔梗等。用于小儿肺炎、支气管炎、咳嗽、口臭、消化不良、腹胀等。

【临床评价】①本品联合阿奇霉素可显著提高临床疗效，降低患儿体液免疫应答反应，有效率为88.90%[492]。②本品与西药联用可提高小儿肺炎治疗效果，有效率97.44%[544]。

联用药	相互作用机制及结果
红霉素	主药中山楂、枳实可减弱红霉素的杀菌作用[12],避免合用
多西环素、异烟肼	主药中山楂、枳实与联用药合用易形成络合物,影响疗效[23],避免合用
磺胺类药物	主药中山楂、枳实易使磺胺类药物析出结晶而致结晶尿、血尿、尿闭等[19,65],避免合用
呋喃妥因、利福平、消炎痛	主药中山楂、枳实与联用药合用加重对肾脏的毒性[18,23],避免合用
康泰克	主药中枳实与康泰克合用可能导致尿潴留[39],谨慎合用
可待因、吗啡、苯巴比妥	主药中葶苈子可增强联用药的呼吸抑制作用[22],谨慎合用
地高辛	主药中山楂、枳实可增强地高辛作用和毒性[52];葶苈子与联用药合用药效累加,毒性增强,避免合用
氨茶碱	主药中桔梗可增强止咳平喘疗效[48],提倡合用
镇咳药(咳必清)、镇静药(地西泮)	主药中枇杷叶与联用药合用可增加呼吸中枢的抑制作用[17],谨慎合用
复方石菖蒲碱式硝酸铋片	主药中枳实与联用药合用于治疗胃、十二指肠溃疡有协同作用[48],提倡合用
降糖药	主药中葶苈子可升高血糖,避免合用

续表

联用药	相互作用机制及结果
酚妥拉明（α-受体阻滞剂）	主药中枳实可使联用药药效降低[39]，不提倡合用
磷酸盐（磷酸氢化喹啉）、硫酸盐（硫酸亚铁、D-860）	主药中山楂、枳实与联用药合用易产生沉淀，降低疗效，避免合用
含金属离子药（氢氧化铝、钙制剂、亚铁制剂等）	主药中山楂与联用药合用易形成络合物，影响疗效[23]，避免合用
维生素C、烟酸、谷氨酸、胃酶合剂、胰酶	主药中葶苈子易使联用药分解而降低药效，避免合用
碳酸氢钠	主药中山楂、枳实与联用药合用可发生中和反应，使其药效降低或失效[19]，避免合用
酸性药物（对氨基水杨酸钠、胃蛋白酶）	主药中桔梗与联用药合用易发生水解反应，导致皂苷失效[18, 51]，避免合用

小活络丸

【功效应用】祛风散寒、化痰除湿、活血止痛。主含天南星、川乌、草乌、地龙等。用于类风湿性关节炎、骨关节炎、强直性脊柱炎、坐骨神经痛、大骨节病、颈椎病等。

【临床评价】小活络丸治疗类风湿性关节炎疗效满意[545]。

联用药	相互作用机制及结果
阿司匹林	主药中天南星与联用药合用加重对消化道黏膜损伤[19]，避免合用
苯妥英钠	主药中地龙与联用药合用可有协同抗癫痫效果[16]，提倡合用
地高辛	主药中地龙可导致地高辛药效降低[52]，不提倡合用
蛇胆川贝液、橘红丸、养阴清肺丸、二母宁嗽丸、内消瘰疬丸、黄氏响声丸、小儿宝泰康颗粒、小儿化毒散（贝母）；藿香正气水、香砂养胃丸、通宣理肺丸、桂龙咳喘宁、香砂六君丸、柏子养心丸、保和丸、尿毒清颗粒（半夏）	主药中川乌与联用药中半夏、贝母属"十八反"，禁忌合用

小金丸

【功效应用】散结消肿、化瘀止痛。主含草乌、五灵脂、当归、地龙等。用于淋巴结结核、甲状腺腺瘤、结节性甲状腺肿、乳腺增生、慢性盆腔炎等。

【临床评价】①本品对于直径小于2cm的光滑、多结节性甲状腺肿有抑制及缩小作用，总有效率61.54%[546]。②本品、逍遥丸及乳癖散结胶囊治疗乳腺增生均有肯定疗效，总有效率小金丸62.20%，消炎丸92.90%，乳癖散结胶囊90.00%，小金丸不良反应少[547]。

联用药	相互作用机制及结果
阿莫西林	主药中当归可增加阿莫西林过敏的发生概率[23]，谨慎合用
红霉素	主药中当归可减弱红霉素的杀菌作用，避免合用
多西环素、异烟肼	主药中当归与联用药合用易形成络合物，影响吸收，避免合用
磺胺类药物	主药中当归易使联用药析出结晶而致结晶尿、血尿[24]，避免合用
呋喃妥因、利福平、消炎痛	主药中当归与联用药合用会加重对肾脏的毒性，避免合用
苯妥英钠	主药中地龙与苯妥英钠可有协同抗癫痫效果[16]，提倡合用
地高辛	主药中当归可增强地高辛作用和毒性[52]；地龙导致地高辛药效降低[52]，不提倡合用
多索茶碱	主药中当归可降低多索茶碱的生物利用度，影响疗效[5]，不提倡合用
华法林、双香豆素、保泰松	主药中当归与联用药合用可导致出血倾向[15]，谨慎合用
化疗药（环磷酰胺、硫嘌呤、维A酸、甲氨蝶呤）	主药中当归可减轻化疗药引起的白细胞减少等不良反应[46]，提倡合用
磷酸盐（磷酸氢化喹啉、可待因）、硫酸盐（硫酸亚铁、D-860）	主药中当归与联用药合用易产生沉淀，降低疗效，避免合用

续表

联用药	相互作用机制及结果
氢氧化铝、碳酸氢钠	主药中当归与联用药合用可发生中和反应，使联用药的药效降低或消失，避免合用
蛇胆川贝液、橘红丸、养阴清肺丸、二母宁嗽丸、内消瘰疬丸、黄氏响声丸、小儿宝泰康颗粒、小儿化毒散（贝母）；藿香正气水、香砂养胃丸、通宣理肺丸、桂龙咳喘宁、香砂六君丸、柏子养心丸、保和丸、尿毒清颗粒（半夏）	主药中草乌与联用药中半夏、贝母属"十八反"，禁忌合用
理中丸、生脉饮、小儿肺咳颗粒、参苓白术散、参芪降糖颗粒、麝香保心丸、血栓心脉宁胶囊、参松养心胶囊、益心舒颗粒、通心络胶囊、脑安颗粒、肾炎康复片、乌鸡白凤丸（人参）	主药中五灵脂与联用药中人参属"十九畏"

缬沙坦（代文）

【功效应用】本品用于轻中度原发性高血压，尤其适用于肾脏损害所致的继发性高血压。

【临床评价】①本品联用氢氯噻嗪能更有效降压，更有效减少尿微量蛋白的排泄，延缓肾功能损害[481]。②药物治疗原发性高血压时，应首选缬沙坦联合硝苯地平控释片，临床疗效显著[549]。

联用药	相互作用机制及结果
吲哚美辛	两药合用可使患者收缩压和舒张压均升高[83]，避免合用
氯化钾缓释片、保钾利尿药（螺内酯、氨苯蝶啶、阿米洛利）	缬沙坦与联用药合用可升高血钾[61]，谨慎合用
利尿药（呋塞米）	两药合用可增强降压效果[96]，提倡合用

心可舒胶囊

【功效应用】活血化瘀、行气止痛。主含丹参、葛根、三七、山楂、木香等。用于冠心病心绞痛、高血压、高脂血症、心律失常等。

【临床评价】①在西医常规处理基础上加用本品治疗不稳定型心绞痛疗效较好，总有效率90.00%[550]。②本品对患有热毒血瘀证的冠心病心绞痛患者临床效果显著，有效率87.50%[551]。

联用药	相互作用机制及结果
红霉素	主药中山楂可减弱红霉素的杀菌作用[12]，避免合用
多西环素、异烟肼	主药中山楂与联用药合用易形成络合物，影响吸收，降低疗效[23]，避免合用
磺胺类药物、大环内酯类药物	主药中山楂、丹参易使磺胺类药物析出结晶而致结晶尿、血尿、尿闭等[19,65]，避免合用

续表

联用药	相互作用机制及结果
呋喃妥因、利福平、消炎痛	主药中山楂与联用药合用加重对肾脏的毒性[18, 23]，避免合用
阿司匹林	主药中丹参与联用药合用治疗冠心病有协同效果[74]，谨慎合用
对乙酰氨基酚（扑热息痛）、阿米替林、普罗帕酮	主药中葛根可诱导肝药酶活性，加速联用药代谢，导致其药效降低，避免合用
氯丙嗪、眠尔通、苯巴比妥	主药中丹参可显著增强联用药的中枢抑制作用[57]，合用时应减少其用量
乳酸心可定、双嘧达莫（潘生丁）	主药中三七、丹参与联用药合用能增加冠脉血流量，降血脂，降低血压，减轻心脏负荷[13, 57]，提倡合用
抗高血压药	主药中葛根与联用药合用对脑血栓、高血压有较好的治疗效果[27]，提倡合用
地高辛	主药中木香可使地高辛吸收增加，毒性增强[19]；山楂可增强地高辛作用和毒性[52]，避免合用
胃舒平、麻黄碱、奥美拉唑、胃得乐、甲氰咪胍、雷尼替丁	主药中丹参与联用药合用易形成络合物，影响吸收，降低疗效[20, 35, 38]，避免合用
华法林	主药中丹参与联用药合用有防止动脉粥样硬化的作用，同时易发生出血倾向[5, 51]，谨慎合用，必要时调整用药剂量
达美康（格列齐特）	主药中葛根与联用药合用增加降糖效果，防止糖尿病并发症[29]，可以合用

续表

联用药	相互作用机制及结果
环磷酰胺、喜树碱钠	主药中丹参与联用药合用不宜于肿瘤的控制[20],避免合用
抗胆碱酯酶药(溴吡斯的明)	主药中葛根与联用药合用治疗重症肌无力有协同作用,提倡合用
磷酸盐(磷酸氢化喹啉、可待因)、硫酸盐(硫酸亚铁、D-860)	主药中山楂与联用药合用易产生沉淀,降低疗效,避免合用
含金属离子药(钙制剂、亚铁制剂)	主药中山楂与联用药合用易形成络合物,影响疗效[23],避免合用
维生素 B_{12}	主药中三七可使维生素 B_{12} 吸收增加[19],可以合用
维生素 C	主药中丹参与联用药合用治疗小儿病毒性心肌炎效果显著[57],提倡合用
维生素 B_1、维生素 B_6	主药丹参中鞣质易与联用药产生沉淀,影响疗效[43],避免合用
维生素 E	主药中葛根可影响联用药疗效,避免合用
酸性药物(对氨基水杨酸钠、胃蛋白酶等)	主药中三七与联用药合用易发生水解反应,导致皂苷失效[18, 51],避免合用
碳酸氢钠	主药中山楂与联用药合用可发生中和反应,使其药效降低或失效[19],避免合用

辛伐他汀

【功效应用】本品为降血脂药,但须严格掌握服用适应证。

【临床评价】①辛伐他汀和阿托伐他汀均为高效、安全的降脂药[486]。②每日口服辛伐他汀20mg与40mg疗效基本相同,治疗高血压合并高血脂疗效稳定、安全可靠[490]。

联用药	相互作用机制及结果
红霉素、伊曲康唑、克拉霉素、奈法唑酮、环孢素、非诺贝特	主药与联用药合用导致横纹肌溶解的危险增高[82],不提倡合用
雷诺嗪	两药合用可导致辛伐他汀血药浓度升高[81],谨慎合用,必要时减少辛伐他汀用量
考来烯胺、考来替泊	联用药可降低辛伐他汀的生物利用度[83],建议间隔4小时服用
华法林	辛伐他汀可延长抗凝药的作用时间[61],谨慎合用,必要时减少其用量
烟酸、环磷酰胺、雷公藤	主药与联用药合用可能增加肝肾功能或肌肉损害[61],不提倡合用

小柴胡颗粒

【功效应用】解表散热、疏肝和胃。主含柴胡、半夏、黄芩、党参、甘草等。用于流行性感冒、流行性腮腺炎、扁桃体炎、疟疾、胆囊炎、急性胰腺炎、急性肝炎、慢性肝炎、肾炎、发热等。

【临床评价】①本品和强的松治疗原发性血小板减少性紫癜，可以提高临床疗效，降低副作用，总有效率70.00%[565]。②本品联合大黄粉配合西医常规治疗重型肝炎有较好的疗效，并有抗纤维化作用[573]。

联用药	相互作用机制及结果
抗生素（头孢拉定等）	主药中黄芩可增强抗生素的作用，减少其毒副作用[14]，提倡合用
阿莫西林、萘夫西林胶囊	主药中黄芩可增加青霉素对耐药金黄色葡萄球菌的抗菌作用[57]，提倡合用
利福平、灰黄霉素	主药中黄芩可提高利福平、灰黄霉素的疗效[13]，提倡合用
奎宁、麻黄素、阿托品	主药中甘草与联用药合用可产生沉淀，影响吸收，避免合用
呋喃妥因	主药中甘草与联用药合用可降低胃肠道反应[16]，提倡合用
阿司匹林	主药中甘草与联用药合用可能导致消化道溃疡[11]，甚至引起消化道出血；半夏与联用药合用加重消化道损害[19]，避免合用
抗癫痫药	主药中柴胡可提高抗癫痫药作用，同时减少副作用[46]，提倡合用
吗啡	主药中半夏可以拮抗吗啡所致呕吐的不良反应，可以合用
利尿药	主药中甘草与联用药合用可发生药源性毒性[18]，避免合用

续表

联用药	相互作用机制及结果
地高辛	主药中甘草的糖皮质激素样作用可能导致洋地黄中毒，避免合用
氨茶碱	主药中半夏与联用药合用增强止咳平喘疗效[48]，可以合用
乳酶生	主药中黄芩可灭活肠道益生菌，导致乳酶生的作用降低或丧失[14]，避免合用
谷丙胺	主药中甘草与联用药合用治疗胃、十二指肠溃疡，有利于局部调节和全面调整[36]，提倡合用
泼尼松、氢化可的松	主药中甘草可降低泼尼松清除率，增加血药浓度[18]，谨慎合用，必要时泼尼松减量
降糖药（二甲双胍、阿卡波糖）	主药中黄芩与联用药存在药理性拮抗[27]；甘草的糖皮质激素样作用可减弱降糖效果[13,18]，避免合用
维生素 B_{12}	主药中黄芩可增加联用药吸收，使其排泄减慢[19,42]，避免合用
维生素 C	主药中柴胡可影响维生素 C 的吸收[51]，避免合用
含金属离子药（氢氧化铝、钙制剂、亚铁制剂）	主药中黄芩可改变联用药的理化性质，降低疗效[13]；柴胡与联用药合用易形成络合物[24]，影响吸收，避免合用
酸性药物（对氨基水杨酸钠、胃蛋白酶等）	主药中甘草与联用药合用可发生水解反应，导致皂苷失效[18]，避免合用

熊去氧胆酸(护肝素)

【功效应用】本品用于不宜手术治疗的胆固醇结石。

【临床评价】①本品联合消炎利胆片治疗胆结石术后胆总管残存结石的临床疗效显著,临床好转率95.00%[552]。②本品对于改善胆汁反流性胃炎症状有一定疗效,且不良反应少[576]。③本品联合还原性谷胱甘肽治疗乙型肝炎肝硬化,总有效率95.30%[577]。

联用药	相互作用机制及结果
环丙沙星	主药可减少环丙沙星吸收[61],谨慎合用
考来烯胺、考来替泊、氢氧化铝、三硅酸镁	联用药可使主药吸收减少,血药浓度降低[2],建议间隔2小时服用
毓婷(左炔诺孕酮片)、复方长效左炔诺孕酮口服片	与口服避孕药合用可增加熊去氧胆酸的胆汁饱和度[2],可以合用
环孢素	主药可增加环孢素在小肠的吸收[2],谨慎合用,必要时减少其用量

溴吡斯的明

【功效应用】本品用于重症肌无力、术后腹气胀或尿潴留,有对抗非除极化型肌松药的作用。

【临床评价】①本品在临床上对分娩后尿潴留的产妇进行治疗,总有效率92.50%[578]。②本品可明显改善糖尿病神经源性膀胱患者逼尿肌的肌无力,缓解其临床症状,治疗效果显著[579]。③本品联合中医治疗重症肌无力可明显改善患者临床症状,提高生活质量,有效率为90.91%[621]。

联用药	相互作用机制及结果
β受体阻滞剂(普萘洛尔)	两药合用导致心脏不良反应增加,发生心动过缓和低血压[82],谨慎合用
奎尼丁、普罗帕酮、普鲁卡因胺	联用药可减弱主药治疗重症肌无力的疗效[96],不提倡合用
甲基纤维素、口服硫酸镁	容积性泻剂完全抑制本品吸收[82],禁忌合用
阿托品	阿托品和溴吡斯的明有药理性拮抗[82],禁忌合用

溴己新(必嗽平)

【功效应用】本品用于慢性支气管炎、哮喘、支气管扩张、矽肺等伴痰液黏稠咳出困难者。

【临床评价】①本品联合头孢呋辛钠治疗小儿肺炎临床效果显著,总有效率97.30%[580]。②本品在改善呼吸机相关性肺炎患者痰量及减少肺部啰音的方面优于氨溴索[590]。

联用药	相互作用机制及结果
阿莫西林、多西环素(强力霉素)	主药可增加联用药在肺内或支气管的分布浓度,合用增强抗菌疗效[2],提倡合用来治疗肺部感染性疾病

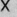

血府逐瘀丸

【功效应用】活血祛瘀、行气止痛。主含当归、赤芍、桃仁、红花、川芎、牛膝、桔梗、柴胡等。用于头痛、眩晕、脑损伤后遗症、冠心病心绞痛。

【临床评价】①本品对不同证候的乳癖患者均有一定的治疗作用,其中对肝郁气滞型和冲任失调型疗效最为显著,总有效率90.20%[581]。②本品在抗结核治疗前提下,治疗结核性包裹性胸膜炎,具有明显减轻胸膜肥厚、粘连作用,促进胸水吸收效果好[582]。③本品在改善心绞痛症状,减少心肌耗氧指数等方面疗效显著,总有效率90.00%[583]。

联用药	相互作用机制及结果
阿莫西林	主药中当归可增加阿莫西林过敏的发生概率[23],不提倡合用
红霉素	主药中当归、川芎可减弱红霉素的杀菌作用,避免合用
多西环素、异烟肼	主药中川芎、当归与联用药合用易形成络合物,降低溶解度,影响吸收,降低疗效,避免合用
磺胺类药物	主药中川芎、当归易使联用药析出结晶而致结晶尿、血尿[24],避免合用
呋喃妥因	主药中甘草与联用药合用可降低胃肠道反应[16],提倡合用

续表

联用药	相互作用机制及结果
利福平、消炎痛	主药中川芎、当归与联用药合用会加重对肾脏的毒性,避免合用
奎宁、麻黄素、阿托品	主药中甘草与联用药合用易产生沉淀,影响吸收,避免合用
阿司匹林	主药中甘草与联用药合用可能导致消化道溃疡,甚至引起消化道出血[11];地黄与联用药合用有协同作用,既能发汗退热,又能清热生津[48],谨慎合用
可待因、吗啡、苯巴比妥、氯氮平、甲喹酮、地西泮(安定)	主药中桃仁与联用药合用易出现呼吸抑制,加重肝脏损害[19],避免合用
镇静催眠药	主药中柴胡可提高联用药的镇静催眠效果,减少对其依赖性[70],可以合用
抗癫痫药	主药中柴胡与联用药合用可提高抗癫痫药作用,减少副作用[46],可以合用
乳酸心可定、双嘧达莫(潘生丁)	主药中赤芍与联用药合用能增加冠脉血流量,降血脂,降低血压,减轻心脏负荷[13,57],提倡合用
尼莫地平	主药中川芎可增加尼莫地平的生物利用度[5],可以合用,必要时适度减少其用量
地高辛	主药甘草中糖皮质激素的保钠排钾作用,引起心脏对地高辛敏感性增加,可能导致其中毒[11];红花、牛膝可导致地高辛药效降低[52];桃仁与地高辛合用,药效累加,毒性增强;当归、川芎可增强地高辛作用和毒性[18,52],避免合用

续表

联用药	相互作用机制及结果
多索茶碱	主药中川芎、当归可降低多索茶碱的生物利用度，影响疗效[5]，不提倡合用
氨茶碱	主药中桔梗与联用药合用可增强止咳平喘疗效[48]，可以合用
镇咳药（咳必清）	主药中桃仁与联用药合用，增加呼吸中枢的抑制作用[17,18]，谨慎合用
谷丙胺	主药中甘草与联用药合用治疗胃、十二指肠溃疡，有利于病变局部的调节[36]，提倡合用
利尿药	主药中甘草与联用药合用可发生药源性毒性[8,18]，避免合用
保钾利尿（安体舒通、氨苯蝶啶）	主药中牛膝与联用药合用易导致高血钾[13]，谨慎合用
抗凝药物（华法林）、保泰松	主药中川芎、当归与联用药合用可增加出血倾向[15,28]，避免合用
泼尼松、氢化可的松	主药中甘草的糖皮质激素样作用可降低联用药的清除速率，增加血药浓度[18]，谨慎合用，必要时减少联用药用量
降糖药（二甲双胍、阿卡波糖）	主药中桃仁可升高血糖；甘草的糖皮质激素样作用可升高血糖，降低联用药效果[4,13,18]，避免合用
环孢素	主药中甘草可诱导肝药酶而降低联用药的临床疗效，避免合用
甲氨蝶呤	主药中甘草可减少联用药的胆汁排泄，增强其药效，可以合用

续表

联用药	相互作用机制及结果
化疗药（环磷酰胺、巯嘌呤、维A酸）	主药中当归可减少化疗药引起的白细胞减少等不良反应[46]，提倡合用
含金属离子药（钙制剂、氢氧化铝、琥珀酸亚铁、枸橼酸铋钾）	主药中柴胡与联用药合用可形成络合物，影响吸收[24, 68]，避免合用
磷酸盐（磷酸氢化喹啉）、硫酸盐（硫酸亚铁、D-860）	主药中川芎、当归与联用药合用易产生沉淀，降低疗效，避免合用
烟酸、谷氨酸、胃酶合剂、胰酶	主药中桃仁易使联用药分解而降低药效，避免合用
维生素C	主药中柴胡极易使联用药水解失效而影响吸收[51]，避免合用
碳酸氢钠	主药中川芎、当归与联用药合用可发生中和反应，使联用药的药效降低或消失，避免合用
酸性药物（对氨基水杨酸钠、胃蛋白酶）	主药中桔梗、甘草与联用药合用易发生水解反应，导致皂苷失效[18, 51]，避免合用
内消瘰疬丸、乳癖消颗粒（均含海藻）	主药中甘草与联用药中海藻属"十八反"，禁忌合用

血塞通胶囊

【功效应用】活血祛瘀、通脉活络。主含三七总皂苷。用于冠心病、心肌梗死、脑血栓。

【临床评价】①本品治疗慢性脑供血不足的效果好，安全性评价为一级，总有效率86.70%[584]。②本品治疗冠心病心绞痛（心血瘀阻证）疗效可靠，总有效率82.86%[585]。

联用药	相互作用机制及结果
乳酸心可定、双嘧达莫（潘生丁）	主药中三七与联用药合用能增加冠脉血流量，降血脂，降低血压，减轻心脏负荷[13, 57]，提倡合用
酸性药物（阿司匹林、对氨基水杨酸钠、胃蛋白酶、维生素C等）	主药中三七与联用药合用易发生水解反应，导致皂苷失效[18, 51]，避免合用

血栓通胶囊

【功效应用】活血化瘀、益气养阴。主含三七、丹参、玄参等。用于视网膜静脉栓塞、劳力性心绞痛。

【临床评价】①本品可在一定程度降低早、中期糖尿病肾病患者的血肌酐水平，改善肝肾功能和调节脂质代谢[562]。②本品治疗单纯性糖尿病视网膜病变疗效确切，有效率89.74%[563]。

联用药	相互作用机制及结果
磺胺类药物、大环内酯类药物	主药中丹参易使联用药析出结晶而致结晶尿、血尿[24]，避免合用

续表

联用药	相互作用机制及结果
阿司匹林	主药中丹参与联用药合用治疗冠心病有协同效果[74]；玄参与联用药合用有协同作用，既能发汗退热，又能清热生津[48]，提倡合用
氯丙嗪、眠尔通、苯巴比妥	主药中丹参可显著增强联用药的中枢抑制作用[57]，合用应减少其用量
乳酸心可定、双嘧达莫（潘生丁）	主药中丹参、三七与联用药合用能增加冠脉血流量，降血脂，降低血压，减轻心脏负荷[13,57]，提倡合用
地高辛	主药中玄参与地高辛合用可能出现心动过缓，甚至心脏停搏等中毒症状[25]，避免合用
胃舒平、麻黄碱、奥美拉唑、胃得乐、甲氰咪胍、雷尼替丁	主药中丹参与联用药合用易形成络合物，影响吸收，降低疗效[20,35,38]，避免合用
华法林	主药中丹参与联用药合用有防止动脉粥样硬化的作用；同时易发生出血倾向，谨慎合用，必要时应调整剂量[5,51]
达美康（格列齐特）	主药中玄参可增加降糖药的降糖效果，减少并发症[29]，提倡合用
环磷酰胺、喜树碱钠	主药中丹参与联用药合用不宜于肿瘤的控制[20]，避免合用
维生素 B_1、维生素 B_6	丹参中的鞣质易与联用药产生沉淀，影响疗效[43]，避免合用
维生素 C	主药中丹参与联用药合用治疗小儿病毒性心肌炎效果显著[57]，提倡合用

续表

联用药	相互作用机制及结果
酸性药物（对氨基水杨酸钠、胃蛋白酶）	主药中三七与联用药合用易发生水解反应，导致皂苷失效[18,51]，避免合用

血栓心脉宁胶囊

【功效应用】益气活血、开窍止痛。主含川芎、丹参、牛黄、槐花、人参、冰片、蟾酥等。用于卒中恢复期、冠心病心绞痛。

【临床评价】①本品联合奥扎格雷治疗 2 型糖尿病合并脑梗死的疗效好，不良反应低，总有效率为 96.90%[586]。②本品临床用于脑梗死合并高血压患者疗效显著，无明显毒副作用[587]。

联用药	相互作用机制及结果
红霉素	主药川芎中阿魏酸可减弱红霉素的杀菌作用，不提倡合用
多西环素、异烟肼	主药中川芎与联用药合用易形成络合物，降低溶解度，影响吸收，降低疗效，避免合用
磺胺类药物、大环内酯类药物	主药中川芎、丹参易使联用药析出结晶，而致结晶尿、血尿[24]，避免合用
呋喃妥因、消炎痛	主药中川芎与联用药合用会加重对肾脏的毒性，避免合用
利福平	主药中冰片作为"药引"可改善联用药吸收，提高疗效[54]，提倡合用

续表

联用药	相互作用机制及结果
氯丙嗪、眠尔通、水合氯醛、乌拉坦、苯巴比妥、可待因、吗啡、咪达唑仑	主药中丹参、牛黄、人参可显著增强联用药的中枢抑制作用[22, 26, 57, 68],谨慎合用,必要时减少联用药用量
尼莫地平	主药中川芎可增加尼莫地平的生物利用度[5],合用应适度减少其用量
乳酸心可定、双嘧达莫(潘生丁)	主药中丹参与联用药合用能增加冠脉血流量,降血脂,降低血压,减轻心脏负荷[13],提倡合用
利尿药	主药中人参的抗利尿作用与联用药有药理性拮抗[77],禁忌合用
地高辛	主药中川芎可增强地高辛作用和毒性;蟾酥可增加地高辛毒性,有猝死的风险[52];人参与联用药合用药效累加,毒性增强[52],避免合用
多索茶碱	主药中川芎可降低多索茶碱的生物利用度,影响疗效[5],不提倡合用
胃舒平、麻黄碱、奥美拉唑、胃得乐、甲氰咪胍、雷尼替丁	主药中丹参与联用药合用易形成络合物,影响吸收,降低疗效[20, 35, 38],避免合用
华法林	主药中川芎与联用药合用可增加出血倾向[19];丹参与联用药合用有防止动脉粥样硬化的作用,同时易发生出血倾向,合用应调整剂量[5, 51];人参可减弱华法林的抗凝作用[5],谨慎合用

续表

联用药	相互作用机制及结果
糖皮质激素（地塞米松、泼尼松）	主药中人参可降低联用药的副作用，提倡合用
降糖药	主药中人参的糖皮质激素样作用可升高血糖，降低联用药效果[4]，避免合用
化疗药（环磷酰胺、巯嘌呤、维A酸、甲氨蝶呤）	主药中人参可减少化疗药引起的白细胞减少等不良反应[46]，提倡合用
喜树碱钠	主药中丹参与联用药合用不宜于肿瘤的控制[20]，避免合用
含金属离子药（钙制剂、琥珀酸亚铁）	主药中槐花与联用药合用易形成络合物，影响疗效[24]，避免合用
磷酸盐（磷酸氢化喹啉）、硫酸盐（硫酸亚铁、D-860）	主药中川芎与联用药合用易产生沉淀，降低疗效，避免合用
维生素 B_1、维生素 B_6	主药丹参中鞣质易与联用药产生沉淀，影响疗效[43]，避免合用
维生素 C	主药中丹参与联用药合用治疗小儿病毒性心肌炎效果显著[57]，可以合用
烟酸、谷氨酸、胃酶合剂、胰酶	主药中人参易使联用药分解而降低药效[51]，避免合用
碳酸氢钠	主药中川芎与联用药合用可发生中和反应，联用药药效降低或消失，避免合用
酸性药物（对氨基水杨酸钠、胃蛋白酶）	人参中的皂苷遇酸（联用药）易失效[18]，避免合用

续表

联用药	相互作用机制及结果
小金丸、少腹逐瘀丸、平消胶囊（均含五灵脂）	主药中人参与联用药中五灵脂属"十九畏"

血脂康胶囊

【功效应用】化浊降脂、活血化瘀、健脾消食。主含红曲等。用于高脂血症及动脉粥样硬化、脂肪肝。

【临床评价】①本品能有效治疗高脂血症，改善临床症状，安全有效，总有效率近 96.60%[588]。②本品除降脂作用外，还能降低青年高脂血症患者血清超敏 C 反应蛋白的作用[589]。

联用药	相互作用机制及结果
他汀类药物（阿托伐他汀钙、辛伐他汀）	血脂康胶囊具有良好的减轻和消退动脉粥样硬化作用和血管内皮功能保护作用，联用效果要优于单用他汀类药物[90]

吲哚美辛(消炎痛)

【功效应用】本品抗炎、解热、镇痛。用于关节炎、痛经、偏头痛、术后痛等。

【临床评价】①本品治疗早产儿动脉导管未闭疗效显著,有效率73.09%,但易引起肾脏的不良反应[560]。②吲哚美辛栓能有效缓解前列腺电切术后膀胱痉挛、中枢性高热、恶性肿瘤晚期疼痛、发热、痛经、人工流产和妇科术后的疼痛,不良反应少,总有效率平均为85.50%[612]。

联用药	相互作用机制及结果
对乙酰氨基酚	两药长期合用可增加肾脏毒副反应[96],避免合用
布洛芬	主药与联用药合用药效叠加,毒副作用增强[96],避免合用
其他非甾体消炎药(阿司匹林)、糖皮质激素(地塞米松)	主药与联用药合用,消化道溃疡的发病率增高,出血倾向增加[2],不提倡合用

续表

联用药	相互作用机制及结果
丙磺舒	丙磺舒可降低主药的血浆清除率，血药浓度升高，作用和毒性均增加[81]，谨慎合用，必要时减少吲哚美辛用量
甲氨蝶呤、硝苯地平、维拉帕米、地高辛、华法林、齐多夫定、口服降糖药（二甲双胍）、碳酸锂	吲哚美辛可增加联用药的药理作用或毒性[2]，谨慎合用，必要时调整用量
氨苯蝶啶	两药合用容易引起肾功能损害[2]，避免合用
呋塞米、吲达帕胺、布美他尼	主药可减弱联用药的利尿降压作用[2]，不提倡合用
氟哌啶醇	两药合用可导致嗜睡和精神错乱[81]，避免合用
β受体阻滞剂（普萘洛尔等）	吲哚美辛可抵消联用药的降压作用，避免合用
环磷酰胺	吲哚美辛可增加抗利尿激素的分泌，联用可导致急性水中毒[117]，谨慎合用
氢氧化铝	两药合用吲哚美辛生物利用度降低[81]，谨慎合用，必要时增加其用量

养阴清肺丸

【功效应用】养阴清肺、清热利咽。主含地黄、玄参、麦冬、贝母、白芍、薄荷、甘草等。用于阴虚肺燥、咽喉干痛、干咳少痰或痰中带血。

【临床评价】①本品与六味地黄丸合用,治疗儿童反复上呼吸道感染效果显著,总有效率97.2%[568]。②本品治疗夜咳疗效满意,总有效率95.00%[593]。

联用药	相互作用机制及结果
多西环素、异烟肼	主药中白芍与联用药合用易形成络合物,影响吸收,避免合用
磺胺类药物、大环内酯类药物	主药中白芍易使联用药析出结晶而致结晶尿、血尿[24],避免合用
呋喃妥因、利福平、消炎痛	主药中甘草与联用药合用可降低胃肠道反应[16];白芍与联用药合用会加重对肾脏的毒性,谨慎合用
奎宁、麻黄素、阿托品	主药中甘草、麦冬与联用药合用易产生沉淀,影响吸收,避免合用
阿司匹林	主药中地黄、玄参与联用药合用有协同作用,既能发汗退热,又能清热生津[48];麦冬与联用药合用易引起消化道黏膜损伤;甘草与联用药合用可能导致消化道溃疡,甚至引起消化道出血[11];贝母可升高胃内pH,改变联用药解离[68],影响吸收,谨慎合用
麦角胺咖啡因、苯丙胺	主药中贝母与联用药合用产生药理性拮抗[27],禁忌合用

续表

联用药	相互作用机制及结果
硝酸甘油、硝酸异山梨酯	主药中薄荷与联用药合用可发生氧化还原反应，降低联用药疗效[18]，避免合用
利尿药	主药中甘草与联用药合用可发生药源性毒性[8, 18]，避免合用
地高辛	主药中玄参与联用药合用可能出现心动过缓甚至脉搏停搏等中毒症状[25]；麦冬与联用药合用对心脏毒性增加；白芍可增强地高辛作用和毒性；甘草中糖皮质激素的保钠排钾作用，会引起心脏对地高辛敏感性增高，可能导致其中毒[11]，避免合用
氨茶碱	主药中甘草可促进氨茶碱的代谢，作用降低[18]，谨慎合用，必要时增加氨茶碱用量
甲氧氯普胺（胃复安）	主药中白芍与胃复安合用可产生药理性拮抗[47]，禁忌合用
谷丙胺	主药中甘草与谷丙胺合用治疗胃、十二指肠溃疡，有利于病变局部的调节[36]，提倡合用
排钾利尿药（氢氯噻嗪）	主药中甘草、麦冬与联用药合用易导致低血钾[18]，避免合用

Y

续表

联用药	相互作用机制及结果
泼尼松、氢化可的松	主药中甘草的糖皮质激素样作用可降低联用药的清除速率,增加血药浓度[18],谨慎合用,必要时减少联用药用量
降糖药(阿卡波糖、二甲双胍、优降糖、格列吡嗪、消渴丸等)	主药中麦冬、贝母与联用药合用有药理性拮抗[27];玄参可增加降糖药降糖效果,减少并发症[29];甘草的糖皮质激素样作用可升高血糖,降低联用药效果[4, 13, 18],避免合用
环孢素	主药中甘草可诱导肝药酶而降低联用药的临床疗效,避免合用
甲氨蝶呤	主药中甘草可减少联用药的胆汁排泄,增强其药效,可以合用
环磷酰胺	主药中麦冬可显著对抗环磷酰胺所致的白细胞下降,提倡合用
磷酸盐(磷酸氢化喹啉、可待因)、硫酸盐(硫酸亚铁、D-860)	主药中白芍与联用药合用易产生沉淀,降低疗效,避免合用
含金属离子药(硫酸镁、氢氧化铝)、碘离子制剂、酶制剂	主药中贝母与联用药合用易产生沉淀[30],避免合用
碳酸氢钠	主药中贝母、白芍与联用药合用可发生中和反应,使联用药药效降低或消失,避免合用

续表

联用药	相互作用机制及结果
酸性药物（对氨基水杨酸钠、胃蛋白酶等）	主药中甘草与联用药合用可发生水解反应，导致甘草中皂苷失效[18]，避免合用
内消瘰疬丸、乳癖消颗粒（均含海藻）	主药中甘草与联用药中海藻属"十八反"，禁忌合用
附子理中丸、小儿肺咳颗粒、金匮肾气丸、济生肾气丸、尪痹颗粒（均含附子）；小活络丸、风湿骨痛胶囊、追风透骨丸（均含川乌）；大活络丹（含草乌）	主药中贝母与联用药中附子、川乌属"十八反"，禁忌合用

腰痹通胶囊

【功效应用】活血化瘀、祛风除湿、行气止痛。主含三七、川芎、延胡索、白芍、牛膝、大黄等。用于腰腿疼痛、腰椎间盘突出等。

【临床评价】①本品配合针刺能明显改善强直性脊柱炎患者的临床症状，提高生活质量，总有效率94.74%[594]。②本品是一种治疗腰间盘突出症较好的药，且无毒副作用，总有效率为94.30%（腰痛宁总有效率84.00%）[595, 596]。

联用药	相互作用机制及结果
红霉素	主药川芎成分中阿魏酸可减弱红霉素的杀菌作用，不提倡合用

续表

联用药	相互作用机制及结果
多西环素	主药中川芎、白芍与联用药合用易形成络合物,降低溶解度,影响吸收,降低疗效,避免合用
磺胺类药、大环内酯类药物	主药中大黄与联用药合用可导致肝内磺胺积累,严重者导致中毒性肝炎[17];川芎、白芍与联用药合用易使联用药析出结晶而致结晶尿、血尿[24],避免合用
呋喃妥因、利福平、消炎痛	主药中川芎、白芍与联用药合用会加重对肾脏的毒性,避免合用
新霉素、土霉素	联用药可影响大黄的作用[45],避免合用
异烟肼	主药中大黄可使异烟肼分解失效,避免合用
可待因、吗啡、苯巴比妥	主药中大黄可增强联用药的呼吸抑制[31],谨慎合用
麦角胺咖啡因、苯丙胺	主药中延胡索与联用药合用产生药理性拮抗[18],禁忌合用
氯丙嗪	主药中延胡索与联用药合用可发生震颤麻痹[28],禁忌合用
左旋多巴、毛果芸香碱	主药中大黄与联用药合用增加消化道黏膜损害[19],避免合用
乳酸心可定、双嘧达莫(潘生丁)	主药中三七与联用药合用能增加冠脉血流量,降血脂,降低血压,减轻心脏负荷[13, 57],提倡合用

续表

联用药	相互作用机制及结果
尼莫地平	主药中川芎可增加尼莫地平的生物利用度[5]，合用时应适度减少其用量
地高辛	主药中川芎、白芍可增强地高辛作用和毒性；延胡索、牛膝可能导致洋地黄中毒[38,52]；大黄与联用药合用药效累加，毒性增强[52]，避免合用
多索茶碱	主药中川芎可降低多索茶碱的生物利用度，影响疗效[5]，不提倡合用
氨茶碱	主药中延胡索可使联用药毒性增加，避免合用
胃复安	主药中白芍与联用药合用可产生药理性拮抗[47]，禁忌合用
保钾利尿药（安体舒通、氨苯蝶啶）	主药中牛膝与联用药合用易导致高血钾[13]，谨慎合用
华法林	主药中川芎与联用药合用可增加出血倾向[29]，避免合用
降糖药	主药中大黄可升高血糖，避免合用
阿托品	主药中延胡索与联用药合用有协同止痛效果[16]，提倡合用
磷酸盐（磷酸氢化喹啉）、硫酸盐（硫酸亚铁、D-860）	主药中川芎、白芍与联用药合用易产生沉淀，降低疗效，避免合用
含金属离子药（硫酸镁、氢氧化铝）、碘离子制剂（甲状腺素）	主药中延胡索与联用药合用易产生沉淀，影响吸收[22]，避免合用

续表

联用药	相互作用机制及结果
酶制剂（多酶片、胃酶、胰酶）	主药中大黄与酶制剂可形成氢键缩合物，避免合用
维生素 B_6	主药中大黄与联用药合用易形成络合物，影响疗效[24]，避免合用
维生素 C、烟酸、谷氨酸	主药中大黄可使联用药分解而降低药效，避免合用
维生素 B_2	维生素 B_2 可降低大黄的抗菌作用[4]，不提倡合用
酸性药物（对氨基水杨酸钠、胃蛋白酶等）	主药中三七与联用药合用易发生水解反应，导致皂苷失效[18, 51]，避免合用
碳酸氢钠	主药中川芎、白芍与联用药合用可发生中和反应，使联用药的药效降低或消失；蒽醌类药物大黄在碱性环境中容易被氧化[19]；延胡索与联用药合用影响药物溶解度，妨碍吸收，避免合用
维生素 B_1、制霉菌素、林可霉素、麻黄素、黄连素、奎宁、利血平、灰黄霉素	主药中大黄与联用药合用易产生沉淀，影响吸收[16, 17, 19, 22]，避免合用

叶酸（维生素 B_9）

【功效应用】①本品用于因叶酸缺乏所致巨幼红细胞性贫血。②孕妇常规服用叶酸防止神经管畸形。

【临床评价】①叶酸联合思密达治疗小儿腹泻疗效好，不良反应少,总有效率92.80%[660]。②规律补充叶酸制剂可有效降低胎儿神经管畸形[668]。

联用药	相互作用机制及结果
柳氮磺胺吡啶片、胰蛋白酶	叶酸可减少联用药的吸收[2],不提倡合用
苯巴比妥、苯妥英钠、扑米酮	大剂量的叶酸可拮抗联用药的抗癫痫作用,使癫痫发作次数增多[61],禁忌合用
考来替泊	考来替泊可降低叶酸的生物利用度[61],不提倡合用
甲氨蝶呤、乙胺嘧啶	联用药对二氢叶酸还原酶有较强的亲和力,可阻止叶酸转化为四氢叶酸,合用两药疗效均减弱[61,115],不提倡合用
口服避孕药	口服避孕药可阻碍叶酸在体内的代谢,削弱其治疗作用[81],不提倡合用
葡萄糖酸锌	大剂量叶酸可影响锌的吸收[61],不提倡合用
维生素C	维生素C可抑制叶酸吸收[2],不提倡合用

一清颗粒

【功效应用】清热泻火解毒、化瘀凉血止血。主含黄连、大黄、黄芩。用于呼吸道感染、咽炎、扁桃体炎、牙龈炎、口疮、痤疮、痔疮、便秘、支气管扩张、银屑病、玫瑰疹、生殖器疱疹、鼻出血等。

【临床评价】①本品联合玄麦甘桔颗粒治疗复发性阿弗他溃疡疗效确切,总有效率96.50%[597]。②本品联合肤痒颗粒治疗面部过敏性皮炎疗效显著,总有效率82.60%[598]。③一清颗粒治疗痤疮疗效确切,总有效率87.10%[599]。

联用药	相互作用机制及结果
抗生素（头孢拉定、环丙沙星等）	主药中黄芩、黄连可增强抗生素的疗效,减少其毒副作用[14],提倡合用
阿莫西林	主药中黄芩可增加阿莫西林对耐药金黄色葡萄球菌的抗菌作用[57],提倡合用
磺胺类药	主药中大黄与联用药合用可导致肝内磺胺积累,严重者导致中毒性肝炎[17],避免合用
左氧氟沙星	主药中黄芩可降低左氧氟沙星的肾脏排泄[54],合用应延长其给药间隔
新霉素、土霉素	联用药可影响大黄的作用[45],避免合用
利福平、灰黄霉素	主药中黄芩可提高联用药的疗效[13],提倡合用
异烟肼	主药中大黄可使异烟肼分解失效,避免合用
痢特灵	主药中黄连与联用药合用治疗痢疾、细菌性腹泻有协同作用[46],提倡合用
左旋多巴、毛果芸香碱	主药中大黄与联用药合用增加消化道黏膜损害[19],避免合用
麦角胺咖啡因、苯丙胺	主药中黄连与联用药合用产生药理性拮抗[23],避免合用
可待因、吗啡、苯巴比妥	主药中大黄可增强联用药的呼吸抑制[31],谨慎合用

续表

联用药	相互作用机制及结果
地高辛	主药中大黄与联用药合用药效累加,毒性增强[52];黄芩、黄连与联用药合用易发生洋地黄中毒[52],避免合用
阿托品	主药中黄连可增加联用药的毒性[47],避免合用
乳酶生(含乳酸菌)	主药中黄连、黄芩可导致肠道内乳酸菌灭活[14,47],避免合用
华法林	主药中黄连可增强华法林的作用和毒性,谨慎合用
降糖药	主药中大黄可影响血糖;黄连可增强降糖药的作用和毒性[58];黄芩与联用药可产生药理性拮抗[27],避免合用
环孢素	主药中黄连(含小檗碱)可抑制肝药酶活性,提高环孢素血药浓度,增强药效,提倡合用
碘离子制剂	主药中黄连与联用药合用易产生沉淀[18],避免合用
含金属离子药(硫酸亚铁、硫酸镁、钙制剂、氢氧化铝)	主药中黄芩可改变联用药理化性质,降低其疗效[13];黄连与联用药合用易产生沉淀[18],避免合用
维生素 B_1	主药中大黄与联用药合用易产生沉淀,影响吸收[16,17,19,22],避免合用
酶制剂(多酶片、胃酶、胰酶)	主药中大黄与酶制剂可形成氢键缔合物,避免合用

续表

联用药	相互作用机制及结果
维生素 B_6	主药中大黄与联用药合用易形成络合物,影响疗效[24],避免合用
维生素C、烟酸、谷氨酸	主药中大黄可使联用药分解而降低药效,避免合用
维生素 B_2	维生素 B_2 可降低大黄的抗菌作用[4],不提倡合用
维生素 B_{12}、灰黄霉素	主药中黄芩可延长联用药在肠道内停留时间,有利于吸收,提高疗效[42],提倡合用
碳酸氢钠	蒽醌类药物大黄在碱性环境中容易被氧化[19],黄连与联用药合用影响溶解度,妨碍吸收;避免合用

依那普利(依苏、悦宁定)

【功效应用】本品用于高血压及充血性心力衰竭。

【临床评价】①本品联合倍他乐克治疗舒张性心力衰竭临床效果好,不良反应少,总有效率91.25%[558]。②依那普利叶酸片治疗H型高血压的临床效果好,有效率95.50%(对照组依那普利有效率72.70%)[600]。

联用药	相互作用机制及结果
甲氧苄啶	两药合用可引起明显的高钾血症[83],避免合用

续表

联用药	相互作用机制及结果
利福平、非甾体类消炎药（布洛芬）	联用药可明显降低依那普利的降压作用[83]，不提倡合用
阿米替林、甲氨蝶呤	联用药可影响依那普利的疗效[82]，不提倡合用
别嘌醇	两药合用可引起过敏反应[83]，避免合用
碳酸锂	依那普利与锂剂合用可导致锂中毒[61]，避免合用
吩噻嗪类（氯丙嗪）	两药合用时依那普利的降压作用增强[96]，谨慎合用，必要时减少其用量
氯米帕明	两药合用可增加氯米帕明的毒性[83]，不提倡合用
乙醇（藿香正气水）	依那普利可增加乙醇的作用，服药期间避免服用含有乙醇的饮料或药物
降压药（尼莫地平）	依那普利可使其他降压药降压作用增强[96]，可以合用，注意血压变化
地高辛	依那普利可增加血清地高辛的浓度[96]，避免合用
利尿药（呋塞米、氢氯噻嗪）	两药合用可使降压作用加强[61]，谨慎合用，避免引起严重低血压
保钾利尿药（螺内酯）、氯化钾	主药与联用药合用，既往肾功能损害者，可出现高钾血症[97]，避免合用
降糖药（二甲双胍、阿卡波糖）	主药可增强降糖药的效果[96]，谨慎合用，必要时减少其用量

续表

联用药	相互作用机制及结果
环孢素	两药合用可导致肾功能下降[83]，避免合用
硫唑嘌呤	两药合用可加重硫唑嘌呤引起的中性粒细胞减少[96]，避免合用

乙胺丁醇（EMB）

【功效应用】本品常与其他抗结核药联合治疗结核杆菌所致的各型肺结核和肺外结核。

【临床评价】乙胺丁醇易被成人和儿童接收，缺点是对视神经有毒副作用，主要表现为视力模糊、眼痛、红绿色盲或视力减退等，使用过程应做常规眼科学检查[559]。

联用药	相互作用机制及结果
利福平	两药合用协同抗结核，但会增加乙胺丁醇对视力的损伤[81]，谨慎合用
异烟肼	两药合用协同抗结核，但异烟肼可增强乙胺丁醇对视神经的毒性，也增强乙胺丁醇升高血尿酸的作用[81]，谨慎合用
乙硫异烟胺	两药合用可增加黄疸性肝炎、视神经炎等不良反应[115]，谨慎合用
神经毒性药物	联用药可增加乙胺丁醇的神经毒性，如视神经炎或周围神经炎[2]，避免合用
维拉帕米	两药合用维拉帕米吸收减少[83]，谨慎合用，必要时调整维拉帕米剂量

续表

联用药	相互作用机制及结果
氢氧化铝片	两药合用乙胺丁醇吸收减少,血药浓度降低[98],至少间隔2～4小时服用

乙胺嘧啶(息疟定)

【功效应用】本品主要用于疟疾的预防,也可用于治疗弓形虫病。

【临床评价】乙胺嘧啶加磺胺嘧啶治疗艾滋病(AIDS)并发弓形虫脑炎有效[627]。

联用药	相互作用机制及结果
复方新诺明	两药合用可发生严重的巨幼细胞性贫血和全血细胞减少[81],禁忌合用

乙酰唑胺片

【功效应用】本品适用于治疗各种类型的青光眼。

【临床评价】①本品是治疗顽固性呃逆较为有效的药物,总有效率100%[601]。②本品治疗部分性、难治性癫痫患者有疗效,总有效率56.00%[602]。

联用药	相互作用机制及结果
广谱抗生素、钙盐、碘制剂	联用药可增强碳酸酐酶活性,减弱主药的作用[2],不提倡合用

续表

联用药	相互作用机制及结果
奎宁	乙酰唑胺可使奎宁排泄减少,血药浓度升高[81],避免合用
阿司匹林	两药合用可引起水杨酸中毒[93],避免合用
苯巴比妥、卡马西平、苯妥英钠	主药与联用药合用,可使骨软化病发病率升高[61],不提倡合用
扑米酮	乙酰唑胺可导致扑米酮吸收延迟或减少[81],谨慎合用
碳酸锂	两药合用尿锂排泄增加27%～31%,谨慎合用,必要时增加碳酸锂用量
多沙普仑	两药合用可引起多沙普仑的血药浓度升高,毒性明显增强[81],避免合用
奎尼丁、阿托品	联用药可使乙酰唑胺排泄减少,不良反应加重[61],不提倡合用
地高辛	两药合用可发生低血钾[2],增加地高辛的毒性,谨慎合用
氢氯噻嗪	两药合用易发生低血钾[2],谨慎合用
新斯的明	乙酰唑胺可减弱新斯的明对重症肌无力患者的治疗作用[81],避免合用
碳酸氢钠	两药合用减小胃肠道的不良反应,还能缓冲电解质失衡,减轻酸中毒,避免低钾血症发生[2],提倡合用
乙酰唑胺滴眼液	两药同用效果不增加,不良反应加重[93],避免合用

异丙嗪（非那根）

【功效应用】本品用于皮肤黏膜的过敏、晕动病等。

【临床评价】①本品是临床常用吩噻嗪类抗组胺药，近年不断报道有不良反应，曾有报道过敏性休克15例，其中死亡1例；大剂量可出现锥体外系反应；另外可兴奋中枢神经，出现焦躁不安、多语等症状，应引起临床注意[556]。②本品联合天麻素治疗急性眩晕症安全有效，总有效率97.40%[571, 572]。

联用药	相互作用机制及结果
阿司匹林	两药合用可掩盖联用药的耳毒性症状[61]，谨慎合用
地西泮	两药合用中枢抑制作用相加[83]，谨慎合用，必要时减少药物用量
醇制剂（藿香正气水）	两药合用增强对中枢神经抑制作用，加重嗜睡[83]，避免合用
镇静药（阿普唑仑、佐匹克隆）、镇痛药（吗啡）	异丙嗪可增强联用药的作用[2]，同时中枢抑制作用增强，谨慎合用，必要时减少其用量
抗过敏药（氯雷他定、赛庚啶）	两药合用增强异丙嗪对中枢的抑制作用[61]，谨慎合用
阿托品	异丙嗪能增强抗胆碱药的作用[2]，不提倡合用

异烟肼(雷米封)

【功效应用】本品为抗结核药,常作为各类型结核病和结核病预防治疗的首选药物,是结核性脑膜炎必选药物。

【临床评价】本品不良反应尤以神经系统和肝胆系统所占比例最高,其次为免疫系统。提示有精神病、癫痫、肝肾功能不全的患者应慎用或禁用[557]。

联用药	相互作用机制及结果
青霉胺片	两药合用外周神经病变发生率增加[81],避免合用
氯霉素	两药合用增加神经毒性,谨慎合用
硝酸咪康唑类(氟康唑)	两药合用时,两者的血药浓度均降低[81],避免合用
利福平	利福平可加速异烟肼代谢为肝毒性产物[93],避免合用
对氨基水杨酸钠	两药合用可导致异烟肼血药浓度升高,作用和毒性均增强[81],谨慎合用
乙硫异烟胺	两药合用可加重乙硫异烟胺的不良反应[61],避免合用
阿司匹林	阿司匹林可使异烟肼部分乙酰化而减少吸收,降低疗效[2],不提倡合用
对乙酰氨基酚	异烟肼可使对乙酰氨基酚毒性代谢产物增加,增加肝毒性和肾毒性[61],不提倡合用

续表

联用药	相互作用机制及结果
苯妥英钠、卡马西平、丙戊酸钠	异烟肼可抑制联用药的代谢,增加毒性反应[93],避免合用
抗胆碱药(山莨菪碱)、降压药、三环类抗抑郁药(阿米替林)、双香豆素	主药可加强联用药的作用[2],谨慎合用,必要时减少联用药用量
双硫仑	异烟肼可影响双硫仑的神经递质代谢,引起神经症状[93],避免合用
氢氧化铝	联用药可减少异烟肼口服后的吸收[93],建议分开服用
华法林	异烟肼可降低华法林的抗凝作用[2,93],谨慎合用,必要时增加抗凝药用量
泼尼松龙片	联用药可增加异烟肼在肝内的代谢,导致其血药浓度降低而影响疗效[61],不提倡合用
维生素 B_6	维生素 B_6 可治疗由异烟肼引起的贫血或周围神经炎等不良反应[81],提倡足量补充维生素 B_6
环丝氨酸	两药合用增加中枢神经系统不良反应(头昏、嗜睡)[61],谨慎合用,必要时调整用药剂量
肝毒性药物(红霉素、利福平)	两药合用增加肝脏毒性[61],避免合用

益母草膏

【功效应用】活血调经。用于月经量少、错后、有血块、小腹疼痛、经行痛减、产后恶露不净等。

【临床评价】①本品治疗原发性痛经疗效可靠,总有效率96.10%[564]。②本品辅助治疗妇科阴道不规则出血临床疗效显著,不良反应少,总有效率97.67%[603]。

联用药	相互作用机制及结果
地高辛	主药中益母草可导致地高辛药效降低[19],不提倡合用

益心舒颗粒

【功效应用】益气复脉、活血化瘀、养阴生津。主含人参、黄芪、丹参、麦冬、五味子、川芎等。用于胸痛胸闷、心悸气短、冠心病心绞痛等。

【临床评价】本品联合硝酸异山梨酯片或桂哌齐特治疗心绞痛的临床疗效显著,高于单纯应用后者,总有效率91.00%以上[553,604]。

联用药	相互作用机制及结果
红霉素	主药中山楂、川芎、五味子可减弱红霉素的杀菌作用[12];谨慎合用
多西环素、利福平	主药五味子中鞣酸与联用药合用肝脏毒性增加[17],避免合用
异烟肼	主药中川芎、山楂与联用药合用易形成络合物[23],降低溶解度,影响吸收,降低疗效,避免合用

续表

联用药	相互作用机制及结果
磺胺类药物、大环内酯类药物	主药中山楂、川芎、五味子、丹参易使磺胺类药物析出结晶而致结晶尿、血尿、尿闭等[19,65]，避免合用
呋喃妥因、消炎痛	主药中山楂、川芎与联用药合用加重对肾脏的毒性[18,23]；五味子中有机酸能增强联用药在肾脏的重吸收，增加肾脏毒性[16,17]，避免合用
奎宁、麻黄素、阿托品	主药中麦冬与联用药合用易产生沉淀，影响药物吸收，避免合用
阿司匹林	主药中麦冬与联用药合用易引起消化道黏膜损伤；丹参与联用药合用治疗冠心病有协同效果[74]；人参与联用药合用作用增强，毒性增加，谨慎合用
可待因、吗啡、苯巴比妥、咪达唑仑	主药中人参可增强联用药的呼吸抑制作用[22,68]，谨慎合用
氯丙嗪、眠尔通	主药中丹参可显著增强联用药的中枢抑制作用[57]，合用时应减少其用量
尼莫地平	主药中川芎可增加尼莫地平的生物利用度[5]，谨慎合用，必要时减少其用量
乳酸心可定、双嘧达莫（潘生丁）	主药中丹参与联用药合用能增加冠脉血流量，降血脂，降低血压，减轻心脏负荷[13]，提倡合用

续表

联用药	相互作用机制及结果
地高辛	主药中人参与联用药合用药效累加,毒性增强[52];麦冬与联用药合用对心脏毒性增加;五味子中鞣酸与地高辛生成鞣酸沉淀物,不易吸收[19];山楂、川芎可增强地高辛作用和毒性[52],避免合用
多索茶碱	主药中川芎可降低多索茶碱的生物利用度,影响疗效[5],不提倡合用
三硅酸镁、胃得乐、甲氰咪胍、雷尼替丁、麻黄碱	主药中丹参与联用药合用易形成络合物,影响药物疗效[38],避免合用
利尿药	主药中人参的抗利尿作用与联用药有药理性拮抗[77],禁忌合用
排钾利尿药(氢氯噻嗪、呋塞米)	主药中麦冬与联用药合用易导致低血钾,不提倡合用
华法林	主药中川芎与联用药合用可增加出血倾向[28];人参可减弱华法林的抗凝作用[5];丹参与联用药合用有防止动脉粥样硬化的作用,同时易发生出血倾向[5, 51],谨慎合用
糖皮质激素(地塞米松、泼尼松)	主药中人参可减少联用药的副作用,提倡合用
降糖药(二甲双胍、阿卡波糖)	主药中人参的糖皮质激素样作用可升高血糖,降低联用药效果[4];黄芪与联用药合用增加降糖药降糖效果,防止糖尿病并发症[29];麦冬与联用药合用有药理性拮抗[27],禁忌合用

续表

联用药	相互作用机制及结果
化疗药（环磷酰胺、巯嘌呤、维A酸、甲氨蝶呤）	主药中人参、麦冬、黄芪可减少化疗药引起的白细胞减少等不良反应[46]，提倡合用
喜树碱钠	主药中丹参与联用药合用不宜于肿瘤的控制[20]，谨慎合用
磷酸盐（磷酸氢化喹啉）、硫酸盐（硫酸亚铁、D-860）	主药中山楂、川芎与联用药合用易产生沉淀，降低疗效，避免合用
含金属离子药（氢氧化铝、钙制剂、亚铁制剂）	主药中山楂与联用药合用易形成络合物，影响疗效[23]，避免合用
烟酸、谷氨酸、胃酶合剂、胰酶	主药中人参易使联用药分解而降低药效[51]，避免合用
维生素B_1、维生素B_6	丹参中的鞣质易与联用药产生沉淀，影响疗效[43]，避免合用
维生素C	主药中丹参与联用药合用治疗小儿病毒性心肌炎效果显著[57]，提倡合用
碳酸氢钠	主药中五味子、川芎、山楂与联用药合用可发生中和反应，使联用药的药效降低或消失[11,19]，避免合用
酸性药物（对氨基水杨酸钠、胃蛋白酶等）	主药人参中皂苷遇酸（联用药）易失效[18]，避免合用

联用药	相互作用机制及结果
小金丸、少腹逐瘀丸、平消胶囊（均含五灵脂）	主药中人参与联用药中五灵脂属"十九畏"

茵栀黄颗粒

【功效应用】清热解毒、利湿退黄。主含茵陈、栀子、黄芩、金银花。用于急性肝炎、慢性肝炎、黄疸肝炎。

【临床评价】本品联合酪酸梭菌胶囊或配合蓝光照射治疗新生儿病理性黄疸效果良好，无明显副作用，总有效率95.00%[605, 606]。

联用药	相互作用机制及结果
抗生素（头孢拉定、环丙沙星等）	主药中金银花、黄芩可增强抗生素疗效，减少其毒副作用[14]，提倡合用
阿莫西林	主药中金银花、黄芩可增强阿莫西林对耐药金黄色葡萄球菌的抑制作用[36, 57]，提倡合用
红霉素	主药中金银花可减弱红霉素的杀菌作用[12]，避免合用
多西环素	主药中金银花可增加多西环素排泄，降低药效，不提倡合用
氯霉素	主药中茵陈与氯霉素的抗菌性有拮抗作用[8]，禁忌合用
左氧氟沙星	主药中黄芩可降低左氧氟沙星的肾脏排泄[54]，合用应延长其给药间隔

续表

联用药	相互作用机制及结果
磺胺类药物	主药金银花中绿原酸易使磺胺类药物析出结晶而致结晶尿、血尿、尿闭等,避免合用
呋喃妥因、利福平、消炎痛	主药中金银花可加重联用药对肾脏的毒性,避免合用
灰黄霉素	主药中黄芩可提高联用药的疗效[13],提倡合用
对乙酰氨基酚	主药中茵陈可加速联用药的代谢[15],谨慎合用,必要时缩短联用药给药间隔时间
奎尼丁	主药中茵陈与联用药合用易形成络合物,影响吸收,避免合用
地高辛	主药中茵陈、栀子、金银花可导致地高辛药效降低[19,52];黄芩与联用药合用易发生洋地黄中毒[52],避免合用
乳酶生(含乳酸菌)	主药中黄芩、金银花可导致乳酶生的作用降低或丧失[17,47],避免合用
甲氧氯普胺(胃复安)	主药中金银花与联用药合用产生药理性拮抗[24],禁忌合用
降糖药	主药中黄芩与联用药可产生药理性拮抗[27],禁忌合用
含金属离子药(铝、钙、铁制剂)	主药中黄芩可改变联用药理化性质,降低其疗效[13],避免合用
维生素B_{12}、灰黄霉素	主药中黄芩可延长联用药在肠道内停留时间,有利于吸收,提高疗效[42],提倡合用

续表

联用药	相互作用机制及结果
维生素C、维生素E、维生素B_1、氯丙嗪	主药中金银花与联用药合用可影响联用药疗效，避免合用
氨茶碱、碳酸氢钠	主药中金银花与联用药合用可发生中和反应，使其药效降低或失效，避免合用

银丹心脑通软胶囊

【功效应用】活血化瘀、行气止痛。主含银杏叶、丹参、细辛、山楂、三七、冰片等。用于冠心病心绞痛、高血压、脑动脉硬化、中风及中风后遗症。

【临床评价】①本品对2型糖尿病伴高脂血症疗效优于多烯康，总有效率82.69%[607]。②本品对高脂血症患者中痰浊阻遏型有效率93.75%、脾肾阳虚型有效率86.67%、气滞血瘀型有效率96.55%[608]。③本品治疗冠心病心绞痛疗效显著，有效率91.11%[609]。

联用药	相互作用机制及结果
红霉素	主药中山楂可减弱红霉素的杀菌作用[12]，避免合用
多西环素、异烟肼	主药中山楂与联用药合用易形成络合物，影响疗效[23]，避免合用
磺胺类药物、大环内酯类药物	主药中山楂、丹参使磺胺类药物析出结晶而致结晶尿、血尿、尿闭等[19, 24, 65]，避免合用

续表

联用药	相互作用机制及结果
呋喃妥因、利福平、消炎痛	主药中山楂与联用药合用加重对肾脏的毒性[18, 23]，避免合用
异烟肼	主药中银杏叶可影响肝脏中肝药酶活性，导致肝脏毒性增加[24, 62]，避免合用
阿司匹林	主药中丹参与联用药合用治疗冠心病有协同效果[74]；银杏叶与联用药合用增加对血小板的抑制，易引起出血[22, 68]，避免合用
对乙酰氨基酚（扑热息痛）、麦角胺咖啡因	主药中银杏叶有抗血小板作用，与联用药合用可能引起硬膜下血肿[22]，避免合用
眠尔通	主药中丹参可显著增强联用药的中枢抑制作用[57]，谨慎合用，必要时减少其用量
苯巴比妥	主药中细辛可增强巴比妥镇静作用，引起毒性反应[51]，避免合用
氯丙嗪	主药银杏中组胺与氯丙嗪竞争受体，降低药效，避免合用
乳酸心可定、双嘧达莫（潘生丁）	主药中丹参、三七与联用药合用能增加冠脉血流量，降血脂，降低血压，减轻心脏负荷[13, 57]，提倡合用
普萘洛尔	主药中银杏叶可影响普萘洛尔的治疗效果[15]，不提倡合用
辛伐他汀、阿托伐他汀钙	主药中银杏叶可诱导肝药酶活性，降低联用药吸收[5, 62, 68]，不提倡合用

续表

联用药	相互作用机制及结果
西洛他唑	主药中银杏叶与联用药合用可增大患者的出血风险[5],谨慎合用
噻嗪类利尿药	主药中银杏叶与联用药合用可能引起血压升高[22],不提倡合用
地高辛	主药中银杏叶与地高辛合用增加中毒危险[24];山楂可增强地高辛作用和毒性[52],避免合用
胃舒平、麻黄碱、奥美拉唑、胃得乐、甲氰咪胍、雷尼替丁	主药中丹参与联用药合用易形成络合物,影响吸收,降低疗效[20, 35, 38],避免合用
华法林	主药中丹参、银杏叶与联用药合用有防止动脉粥样硬化的作用,同时易发生出血倾向[5, 51],避免合用
D-860	主药中银杏叶可使联用药的代谢加快,药效降低[15],避免合用
环磷酰胺、喜树碱钠	主药中丹参与联用药合用不宜于肿瘤的控制[20],避免合用
含金属离子药(钙制剂、亚铁制剂)	主药中山楂与联用药合用易形成络合物,影响疗效[23],避免合用
磷酸盐(磷酸氢化喹啉、可待因)、硫酸盐(D-860)	主药中山楂与联用药合用易产生沉淀,降低疗效,避免合用
维生素B_1、维生素B_6	丹参中的鞣质易与联用药产生沉淀,影响疗效[43],避免合用

续表

联用药	相互作用机制及结果
维生素 C	主药中丹参与联用药合用治疗小儿病毒性心肌炎效果显著[57]，提倡合用
氨茶碱、碳酸氢钠	主药中山楂与联用药可发生中和反应，使其药效降低或失效[19]，避免合用
酸性药物（对氨基水杨酸钠、胃蛋白酶等）	主药中三七与联用药合用易发生水解反应，导致皂苷失效[18,51]，避免合用

吲达帕胺（寿比山）

【功效应用】本品有利尿和钙拮抗作用，是一种强效、长效的降压药，用于轻、中度高血压。

【临床评价】本品联合氨氯地平治疗高血压合并冠心病疗效优于硝苯地平，治疗总有效率 90.00%[610,611]。

联用药	相互作用机制及结果
非甾体类消炎药（布洛芬）	两药合用吲达帕胺的利尿作用减弱[82]，谨慎合用
阿司匹林	主药与大剂量水杨酸盐合用，可使脱水患者发生肾衰竭[61]，谨慎合用
三环类抗抑郁药（阿米替林）、镇静药（地西泮、苯巴比妥）	主药与联用药合用可增强抗高血压作用，并增加体位性低血压的危险[61]，谨慎合用，注意观察血压的变化

续表

联用药	相互作用机制及结果
碳酸锂	两药合用可增加血锂浓度,增加中毒危险[61],不提倡合用
阿司咪唑、苄普地尔、长春胺	主药与联用药合用可引起心律失常[61],避免合用
血管紧张素转换酶抑制剂(卡托普利)	两药合用时,若已存在低钠血症,则可能突发低血压和急性肾衰[61],建议间隔3天服用
钙通道阻滞剂(硝苯地平)	两药合用可使降压作用增强[82],谨慎合用,注意血压变化
奎尼丁、胺碘酮、舒托必利、溴苄胺、索他洛尔、阿司咪唑	两药合用导致的低钾血症为扭转型室速的诱因[115],避免合用
巴氯芬片	两药合用可增强抗高血压的效应[61],可以合用,注意血压变化
地高辛	两药合用可因血钾降低而导致洋地黄中毒[82],不提倡合用
酚酞(果导片)	两药合用可增加低钾血症的风险[61],不提倡合用
华法林	两药合用可使抗凝效果减弱[82],谨慎合用,必要时增加抗凝药用量
糖皮质激素(地塞米松、泼尼松)	两药合用可减弱降压作用,并引发低血钾[61],不提倡合用
二甲双胍	两药合用易出现乳酸中毒[61],不提倡合用
环孢素、丙吡胺	两药合用可导致血肌酐浓度升高[61],不提倡合用

养血清脑颗粒

【功效应用】养血平肝、活血通络。主含当归、川芎、白芍、地黄、夏枯草、珍珠母、延胡索等。用于血虚肝旺所致的头痛、眩晕眼花、心烦易怒、失眠多梦等。

【临床评价】①在慢性脑供血不足患者中使用养血清脑颗粒能有效改善患者的头痛,其缓解率63.33%;失眠症状的缓解率为70.00%[591]。②本品对于缺血性脑血管病后焦虑抑郁有治疗作用,且安全可靠,副作用少,总有效率96.40%[592]。

联用药	相互作用机制及结果
阿莫西林	主药中当归会增加阿莫西林过敏的发生概率[23],谨慎合用
红霉素	主药中当归、川芎可减弱红霉素的杀菌作用,避免合用
多西环素、异烟肼	主药中川芎、珍珠、当归、白芍与联用药合用易形成络合物,降低溶解度,影响吸收,降低疗效,避免合用
磺胺类药物、大环内酯类药物	主药中川芎、当归、白芍易使联用药析出结晶而致结晶尿、血尿[24],避免合用
呋喃妥因、利福平、消炎痛	主药中当归、川芎与联用药合用会加重对肾脏的毒性,避免合用

续表

联用药	相互作用机制及结果
阿司匹林	主药中地黄与联用药合用有协同作用，既能发汗退热，又能清热生津[48]；白芍、当归、川芎可增加阿司匹林的肾毒性，谨慎合用
氯丙嗪	主药中珍珠可降低氯丙嗪对肝脏的损害，改善肝功能[16]；延胡索与联用药合用可发生震颤麻痹[28]，禁忌合用
麦角胺咖啡因、苯丙胺	主药中延胡索与联用药合用产生药理性拮抗[18]，禁忌合用
苯巴比妥	主药中细辛可增强巴比妥镇静作用并引起毒性反应[51]，避免合用
尼莫地平	主药中川芎可增加尼莫地平的生物利用度[5]，合用应适度减少其用量
地高辛	主药中夏枯草、延胡索可导致地高辛药效降低[38,52]；珍珠、当归、川芎、白芍可增强地高辛作用和毒性[18,52]，谨慎合用
多索茶碱	主药中川芎、当归可降低多索茶碱的生物利用度，影响疗效[5]，不提倡合用
氨茶碱	主药中延胡索可使联用药毒性增加，避免合用
胃复安	主药中白芍与联用药合用可产生药理性拮抗[47]，禁忌合用
保钾利尿药（安体舒通、氨苯蝶啶）	主药中夏枯草与联用药合用易导致高血钾[13]，谨慎合用

续表

联用药	相互作用机制及结果
华法林、双香豆素、保泰松	主药中当归、川芎与联用药合用可导致出血倾向[15]，避免合用
化疗药（环磷酰胺、巯嘌呤、维A酸、甲氨蝶呤）	主药中当归可减少化疗药引起的白细胞减少等不良反应[46]，提倡合用
阿托品	主药中延胡索与联用药合用有协同止痛效果[16]，提倡合用
磷酸盐（磷酸氢化喹啉、可待因）、硫酸盐（硫酸亚铁、D-860）	主药中当归、川芎、珍珠、白芍与联用药合用易产生沉淀，降低疗效，避免合用
含金属离子药（硫酸镁、氢氧化铝）、碘离子制剂（甲状腺素）、酶制剂	主药中延胡索与联用药合用易产生沉淀，影响吸收[22]，避免合用
碳酸氢钠	主药中当归、川芎、白芍、延胡索与联用药合用可发生中和反应，使联用药的药效降低或消失，避免合用

玉屏风颗粒

【功效应用】益气固表、止汗祛风。主含黄芪、白术、防风。主要用于体虚感冒、上呼吸道反复感染。

【临床评价】①治疗小儿反复呼吸道感染50例，显效30例，有效14例，无效6例，总有效率88.00%[125]。②治疗小儿扁桃体炎急性发作20例，显效10例，有效7例，无效3例，有效率85.00%[126]。③治疗变应性喉炎32例，显效21例，有效7例，无效4例，总有效率 87.51%[127]。

联用药	相互作用机制及结果
格列齐特（达美康）	主药中黄芪可增加降糖药降糖效果，防止糖尿病并发症[29]，提倡合用
化疗药（环磷酰胺、巯嘌呤、维 A 酸、甲氨蝶呤）	主药中黄芪可减少化疗药引起的白细胞减少等不良反应[46]，提倡合用

元胡止痛片

【功效应用】理气、活血、止痛。主含延胡索。用于胃痛、胁痛、头痛及痛经。

【临床评价】①本品对气滞血瘀的胃痛、胁痛、头痛及痛经疗效满意，总有效率 100%[613]。②本品治疗和预防偏头痛疗效明显，其显效率达 76.00%[614]。

联用药	相互作用机制及结果
麦角胺咖啡因、苯丙胺	主药中延胡索与联用药合用产生药理性拮抗[18]，禁忌合用
氯丙嗪	主药中延胡索与联用药合用可发生震颤麻痹[28]，禁忌合用
地高辛	主药中延胡索可能导致洋地黄中毒[38]，禁忌合用
氨茶碱	主药中延胡索可使联用药毒性增加，避免合用

续表

联用药	相互作用机制及结果
阿托品	主药中延胡索与联用药合用有协同止痛效果[16]，提倡合用
含金属离子药（硫酸亚铁、硫酸镁、氢氧化铝）、酶制剂、碘离子制剂（甲状腺素片）	主药中延胡索与联用药合用易产生沉淀，影响吸收[22]，避免合用
碳酸氢钠等碱性药物	主药中延胡索与联用药合用影响药物溶解度，妨碍吸收，降低疗效，避免合用

Z

正天丸

【功效应用】疏风活血、通络止痛。主含白芍、川芎、当归、地黄、桃仁、红花、鸡血藤。用于各种头痛。

【临床评价】①本品合用尼莫地平治疗偏头痛疗效确切,安全性高,总有效率94.00%[618]。②本品单独治疗偏头痛临床疗效良好,有效率91.70%[619]。

联用药	相互作用机制及结果
阿莫西林	主药中麻黄与联用药合用治疗细菌性肺炎有协同作用[48];当归可增加阿莫西林过敏的发生概率[23],谨慎合用
红霉素	主药中当归、川芎可减弱红霉素的杀菌作用,避免合用
多西环素	主药中川芎、当归、白芍与联用药合用易形成络合物,降低溶解度,影响吸收,降低疗效,避免合用

续表

联用药	相互作用机制及结果
磺胺类药物、大环内酯类药物	主药中川芎、当归、白芍与联用药合用易使联用药析出结晶而致结晶尿、血尿[24]，避免合用
呋喃妥因、利福平、消炎痛	主药中当归、川芎与联用药合用会加重对肾脏的毒性，避免合用
痢特灵	主药中麻黄与痢特灵合用可升高血压，出现高血压危象[2]，禁忌合用
阿司匹林	主药中地黄与阿司匹林合用有协同作用，既能发汗退热，又能清热生津[48]；当归、白芍、川芎可增加联用药的肾毒性，谨慎合用
氯氮平、甲喹酮、地西泮（安定）、可待因、吗啡	主药中桃仁、附子与联用药合用易出现呼吸抑制，加重肝脏损害[19,25]，避免合用
镇静催眠药	服用镇静催眠药治疗失眠期间应避免使用含兴奋性药（如麻黄）的药物[16,56]
苯巴比妥	主药中细辛可增强巴比妥镇静作用并引起毒性反应[51]，避免合用
单胺氧化酶抑制剂（优降宁）、甲基苄肼、闷可乐、环苯丙胺、利血平、异烟肼	联用药可增强主药中麻黄的拟交感作用，引起恶心、呕吐、腹痛、呼吸困难、运动失调，甚至高血压危象或脑出血[11,20,30,68]，避免合用

续表

联用药	相互作用机制及结果
尼莫地平	主药中川芎可增加尼莫地平的生物利用度[5],谨慎合用,必要时减少其用量
复方降压片、降压灵、胍乙啶	主药中麻黄与联用药同服可产生明显的拮抗作用[7, 17],禁忌合用
甲基多巴	联用药可降低主药中麻黄碱的作用[16, 20],不提倡合用
地高辛	主药中当归、川芎、白芍可增强地高辛作用和毒性[18, 52];桃仁与联用药合用药效累加,毒性增强;红花可导致地高辛药效降低[52];麻黄可增加联用药对心脏的毒性,引起心律失常[4];附子与联用药合用药效累加,毒性增强,避免合用
多索茶碱	主药中川芎、当归可降低多索茶碱的生物利用度,影响疗效[5],不提倡合用
氨茶碱	主药中麻黄与联用药合用增加毒性2～3倍[20],避免合用
麻黄碱	主药中附子与联用药合用时,两药中生物碱作用增强,导致中毒[25],避免合用
镇咳药(复方甘草、喷托维林)	主药中桃仁与联用药合用增加呼吸中枢的抑制作用[17, 18],谨慎合用

续表

联用药	相互作用机制及结果
胃复安	主药中白芍与联用药合用可产生药理性拮抗[47]，禁忌合用
阿托品、麦角胺咖啡因	联用药可使主药附子中生物碱利用度增加，导致中毒[16,30]，谨慎合用
华法林	主药中川芎、当归与联用药合用可增加出血倾向[28]，避免合用
降糖药（二甲双胍、阿卡波糖）	主药中桃仁、附子与联用药合用可升高血糖，谨慎合用
呋喃唑酮、甲硝唑	主药中麻黄与联用药合用易引起高血压[8]，谨慎合用
苯海拉明	主药中麻黄与联用药合用可产生药理性拮抗[41]，避免合用
喜树碱	主药中麻黄可增强喜树碱疗效，减少喜树碱不良反应，提倡合用[41]
化疗药（环磷酰胺、巯嘌呤、维A酸、甲氨蝶呤）	主药中当归可减少化疗药引起的白细胞减少等不良反应[46]，提倡合用
磷酸盐（磷酸氢化喹啉）、硫酸盐（硫酸亚铁、D-860）	主药中白芍、当归、川芎与联用药合用易产生沉淀，降低疗效，避免合用
酶制剂、含金属离子药、碘制剂	主药中麻黄、附子与联用药合用产生沉淀，影响吸收[18,30]，避免合用

续表

联用药	相互作用机制及结果
维生素C、烟酸、谷氨酸、胃酶合剂、胰酶	主药中桃仁、附子与联用药合用易分解而降低药效[30]，避免合用
碳酸氢钠	主药中白芍、川芎、当归与联用药合用可发生中和反应，使联用药的药效降低或消失，避免合用
蛇胆川贝液、橘红丸、养阴清肺丸、二母宁嗽丸、内消瘰疬丸、黄氏响声丸、小儿宝泰康颗粒、小儿化毒散（贝母）；藿香正气水、香砂养胃丸、通宣理肺丸、桂龙咳喘宁、香砂六君丸、柏子养心丸、保和丸、尿毒清颗粒（半夏）	主药中附子与联用药中半夏、贝母属"十八反"，禁忌合用

贞芪扶正颗粒

【功效应用】补气升阳、补肾养肝益阴。主含黄芪、女贞子。用于提高人体免疫力。

【临床评价】①本品可提高机体的细胞免疫，有效消灭结核杆菌，总有效率98.35%[615]。②本品配合手术治疗颌面部肿瘤临床疗效显著，减少化疗不良反应，总有效率92.50%[616]。③本品治疗复发性口疮疗效好，总有效率98.10%[617]。

联用药	相互作用机制及结果
红霉素	主药中女贞子可减弱红霉素的杀菌作用[12]，避免合用
多西环素	主药中女贞子可导致多西环素排泄增加，药效降低[11]，不提倡合用
磺胺类药物	主药中女贞子易使联用药析出结晶而致结晶尿、血尿[24, 65]，避免合用
呋喃妥因、阿司匹林、消炎痛	主药中女贞子与联用药合用会加重对肾脏的毒性[29]，避免合用
利福平	主药中女贞子的升白细胞作用可以减轻利福平的副作用[29]，同时加重肾脏毒性，谨慎合用
地高辛	主药中女贞子可导致地高辛药效降低[52]，不提倡合用
格列齐特（达美康）	主药中黄芪可增加降糖药降糖效果，防止糖尿病并发症[29]，可以合用
化疗药（环磷酰胺、巯嘌呤、维A酸、甲氨蝶呤）	主药中女贞子、黄芪可减少化疗药引起的白细胞减少等不良反应[46]，提倡合用
氢氧化铝、氨茶碱、碳酸氢钠	主药中女贞子与联用药合用可发生中和反应，使联用药药效降低或消失[11, 19]，避免合用

知柏地黄丸

【功效应用】滋阴降火。主含知母、地黄、黄柏、山茱萸、山药、泽泻等。用于阴虚火旺、潮热盗汗、两颧发红、口干咽痛、五心烦热、腰膝酸软、耳鸣遗精、小便短赤。

【临床评价】本品联合复方丹参片治疗复发性口腔溃疡有良好疗效，总有效率91.04%[620]。

联用药	相互作用机制及结果
红霉素	主药中山茱萸可减弱红霉素的杀菌作用，避免合用
多西环素、异烟肼、克林霉素	主药山茱萸中鞣质影响联用药吸收[22]，避免合用
磺胺类药物	主药中山茱萸易使联用药析出结晶而致结晶尿、血尿[24]，避免合用
呋喃妥因、消炎痛	主药中山茱萸可增加联用药在肾脏的重吸收，加重对肾脏毒性，避免合用
利福平	主药中山茱萸的升白细胞作用可以减轻利福平的副作用[29]，同时加重肾脏毒性，谨慎合用
痢特灵	主药中黄柏与联用药合用治疗痢疾、细菌性腹泻有协同作用[46]，提倡合用
阿司匹林	主药中知母、地黄与联用药合用有协同作用，既能发汗退热，又能清热生津[48]，提倡合用
麦角胺咖啡因、苯丙胺	主药中黄柏与联用药合用产生药理性拮抗[23]，避免合用
硝酸甘油、硝酸异山梨酯	主药中山药与联用药合用可发生氧化还原反应，降低联用药疗效[18]，避免合用

续表

联用药	相互作用机制及结果
地高辛	主药中黄柏、泽泻与联用药合用易发生洋地黄中毒[52],避免合用
氨茶碱、阿托品	主药中黄柏可增加联用药的毒性,避免合用
乳酶生	主药中黄柏可导致乳酶生的作用降低或丧失[14],避免合用
保钾利尿药(安体舒通、氨苯蝶啶)	主药中泽泻与联用药合用易导致高血钾[13],谨慎合用
降糖药	主药中知母可增强降糖药疗效[58];知母能增加降糖药的降糖效果,防止并发症[29],提倡合用
环孢素	主药中黄柏(含小檗碱)可抑制肝药酶活性,提高环孢素血药浓度,增强药效,提倡合用
含金属离子药(硫酸亚铁、硫酸镁、氢氧化铝)、酶制剂	主药中黄柏与联用药合用可产生沉淀[18],避免合用
碘离子制剂	主药中黄柏与联用药合用易产生沉淀[18],避免合用
碳酸氢钠	主药中山茱萸、黄柏与联用药可发生中和反应,导致药效降低,避免合用

左旋多巴片(左多巴)

【功效应用】本品为各种类型 PD(帕金森)病的首选药。

【临床评价】①左旋多巴合用恩他卡朋治疗帕金森病患者疗效满

意,且不良反应少[561]。②本品联合司来吉兰治疗帕金森病,效果良好,安全性高,总有效率 75.90%[570]。

联用药	相互作用机制及结果
地西泮	两药合用可致左旋多巴的抗帕金森病作用减弱,谨慎合用
甲基多巴	两药合用可使彼此疗效增强,但副作用增加,谨慎合用
吗氯贝胺、利血平、麻黄碱	左旋多巴与联用药合用可致血药升高、面部潮红、心悸等,禁忌合用
可乐定	两药合用可削弱左旋多巴的抗帕金森病作用,导致帕金森病恶化、僵直和运动障碍加重,禁忌合用
氯丙嗪	两药合用可使左旋多巴的不良反应增加[2、112],避免合用
氢氧化铝	两药合用可减少左旋多巴的吸收[79],建议分开服用,间隔 4 小时
苯海索	两药合用可使左旋多巴的吸收减少,峰浓度降低,避免合用
卡比多巴、苄丝肼	联用药在脑外抑制左旋多巴脱羧成多巴胺,使进入脑内的左旋多巴量增多[2、112],合用可减少左旋多巴用量的 25%,提倡合用
通心络胶囊、六味地黄丸	左旋多巴与联用药合用治疗 PD 可延缓病情进展[112、113],提倡合用

追风透骨丸

【**功效应用**】祛风除湿、通经活络、散寒止痛。主含川乌、草乌、甘草、麻黄、川芎、秦艽、地龙、当归、赤芍、细辛、天南星、桂枝等。用于风寒湿痹、肢节疼痛、肢体麻木等。

【**临床评价**】①本品治疗痹病属于风寒湿痹证者疗效确切,安全可靠,总有效率91.74%[622]。②本品能够明显缓解早中期膝关节炎疼痛,有效率88.89%(西乐葆有效率为90.62%)[623]。

联用药	相互作用机制及结果
阿莫西林	主药中麻黄与联用药合用治疗细菌性肺炎有协同作用[48];当归可增加阿莫西林过敏的发生概率[23],谨慎合用
红霉素	主药中当归、川芎可减弱红霉素的杀菌作用,避免合用
多西环素、异烟肼	主药中川芎、当归与联用药合用易形成络合物,可降低溶解度,影响吸收,降低疗效,避免合用
磺胺类药物	主药中川芎、当归与联用药合用易使联用药析出结晶而致结晶尿、血尿[24],避免合用
呋喃妥因、利福平、消炎痛	主药中甘草与联用药呋喃妥因合用可降低胃肠道反应[16];当归、川芎与联用药合用会加重对肾脏的毒性,避免合用
奎宁、麻黄素、阿托品	主药中秦艽、甘草与联用药合用易产生沉淀,影响吸收,避免合用

续表

联用药	相互作用机制及结果
痢特灵	主药中麻黄与痢特灵合用可升高血压,出现高血压危象[2],禁忌合用
解热镇痛药(布洛芬、扑热息痛)	主药中朱砂与联用药合用有可能引发消化道出血,避免合用
阿司匹林	主药中甘草、秦艽与联用药合用可能导致消化道溃疡,甚至引起消化道出血[11];天南星与联用药合用加重消化道黏膜损伤[19],避免合用
抗癫痫药	主药中桂枝、地龙与联用药合用,提高抗癫痫药作用,减少后者的副作用[16, 46],提倡合用
苯巴比妥	主药中细辛可增强巴比妥镇静作用,引起毒性反应[51],避免合用
镇静催眠药	服用镇静催眠药治疗失眠期间应避免使用含兴奋性药(如麻黄)的药物[16, 56]
单胺氧化酶抑制剂(优降宁)、痢特灵、甲基苄肼、闷可乐、环苯丙胺	主药中麻黄的拟交感作用可引起恶心、呕吐、腹痛、呼吸困难、运动失调,甚至高血压危象或脑出血[11, 20, 30, 68],避免合用
尼莫地平	主药中川芎可增加尼莫地平的生物利用度[5],合用时应适度减少其用量
利尿药	主药中甘草与联用药合用可发生药源性毒性[8, 18],避免合用
复方降压片、降压灵、胍乙啶	主药中麻黄与联用药同服可产生明显的拮抗作用[7, 17],禁忌合用

续表

联用药	相互作用机制及结果
乳酸心可定、双嘧达莫（潘生丁）	主药中赤芍与联用药合用能增加冠脉血流量，降血脂，降低血压，减轻心脏负荷[13,57]，提倡合用
利血平、甲基多巴	主药中麻黄与联用药合用可降低麻黄碱的作用[16,20]，不提倡合用
地高辛	主药中秦艽与联用药合用可导致洋地黄中毒；甘草中糖皮质激素的保钠排钾作用，会引起心脏对地高辛敏感性增高，可能导致其中毒[6]；麻黄可增加联用药对心脏的毒性，引起心律失常[4]；地龙可导致地高辛药效降低[52]；当归、川芎可增强地高辛作用和毒性[18,52]，避免合用
氨茶碱	主药中甘草可促进氨茶碱的代谢，作用降低[18]，必要时增加氨茶碱用量；麻黄与联用药合用增加毒性 2～3 倍[20]，避免合用
多索茶碱	主药中川芎、当归降低多索茶碱的生物利用度，影响疗效[5]，不提倡合用
谷丙胺	主药中甘草与联用药合用治疗胃、十二指肠溃疡，有利于病变局部的调节[36]，提倡合用
排钾利尿药（氢氯噻嗪）	主药中甘草、秦艽与联用药合用易导致低血钾[18]，避免合用
华法林、双香豆素、保泰松	主药中川芎、当归与联用药合用可增加出血倾向[15,28]，避免合用

续表

联用药	相互作用机制及结果
泼尼松、氢化可的松	主药中甘草的糖皮质激素样作用可降低联用药的清除速率,增加血药浓度[18],谨慎合用,必要时减少联用药用量
降糖药(二甲双胍、阿卡波糖)	主药中甘草的糖皮质激素样作用可升高血糖,降低联用药效果[4,13,18];秦艽与联用药合用易发生药理性拮抗,禁忌合用
呋喃唑酮、甲硝唑	主药中麻黄与联用药合用易引起高血压[8],谨慎合用
环孢素	主药中甘草可诱导肝药酶而降低联用药的临床疗效,避免合用
甲氨蝶呤	主药中甘草可减少联用药的胆汁排泄,增强其药效,可以合用
化疗药(环磷酰胺、巯嘌呤、维A酸)	主药中当归可减少化疗药引起的白细胞减少等不良反应[46],提倡合用
喜树碱	主药中麻黄可增强喜树碱疗效,减少喜树碱不良反应[41],提倡合用
苯海拉明	主药中麻黄与联用药合用可产生药理性拮抗[41],禁忌合用
酶制剂、含金属离子药、碘制剂	主药中麻黄与联用药合用产生沉淀,影响吸收[18],避免合用
溴化钾、营心丹、护心丹、六神丸、三溴合剂、碘化钾	主药中朱砂与联用药合用易产生沉淀,增加对肝肾的毒性[26],谨慎合用

续表

联用药	相互作用机制及结果
溴化物	主药中朱砂可形成碘化汞、溴化汞，导致药源性肠炎[8, 16, 18, 43]，避免合用
磷酸盐（磷酸氢化喹啉、可待因）、硫酸盐（硫酸亚铁、D-860）	主药中当归、川芎与联用药合用易产生沉淀，降低疗效，避免合用
碳酸氢钠	主药中当归、川芎与联用药合用可发生中和反应，使联用药药效降低或消失，避免合用
酸性药物（对氨基水杨酸钠、胃蛋白酶等）	主药中甘草与联用药合用可发生水解反应，导致甘草中皂苷失效[11]，避免合用
蛇胆川贝液、橘红丸、养阴清肺丸、二母宁嗽丸、内消瘰疬丸、黄氏响声丸、小儿宝泰康颗粒、小儿化毒散（贝母）；藿香正气水、香砂养胃丸、通宣理肺丸、桂龙咳喘宁、香砂六君丸、柏子养心丸、保和丸、尿毒清颗粒（半夏）	主药中川乌、草乌与联用药中半夏、贝母属"十八反"，禁忌合用
内消瘰疬丸、乳癖消颗粒（均含海藻）	主药中甘草与联用药中海藻属"十八反"，禁忌合用

左甲状腺素钠片（优甲乐、T_4）

【功效应用】本品用于治疗非毒性的甲状腺肿、甲状腺肿切除术后和预防甲状腺肿复发等。

【临床评价】①采用本品治疗良性甲状腺肿的临床疗效较甲状腺片显著，总有效率76.67%[276,320]。②小剂量本品辅助治疗慢性心力衰竭疗效确切，总有效率为92.85%[575]。

联用药	相互作用机制及结果
利福平、苯巴比妥、氯喹	联用药有酶诱导作用，可增加甲状腺激素的代谢，降低其疗效[2]，谨慎合用，必要时可增加其用量
阿司匹林、双香豆素片、卡马西平、苯妥英钠、氯贝丁酯、降糖药（格列本脲片、二甲双胍）	甲状腺素可与联用药竞争血浆蛋白结合，使联用药游离浓度升高，加重不良反应，甚至发生意外[2,96]，避免合用
三环类抗抑郁药（阿米替林）	合用时两类药物的作用和不良反应都增加[2]，不提倡合用
地西泮	地西泮可导致游离甲状腺激素血药浓度升高，作用增强[81]，谨慎合用，必要时减少其用量
β受体阻滞剂（普萘洛尔）	联用药可减少外周组织T_4向T_3的转化，可增强主药的作用，可以合用
洛伐他汀	两药合用2～3天内，血清甲状腺素浓度升高1.5倍，出现甲状腺毒症和体征[81]，避免合用

续表

联用药	相互作用机制及结果
氢氧化铝、硫糖铝、碳酸钙、硫酸亚铁、考来烯胺	联用药可降低左甲状腺素在胃肠道的吸收[2]，建议间隔 4～5 小时服用
雌二醇、避孕药	联用药可增加血液中甲状腺素结合球蛋白水平[2]，谨慎合用，必要时增加甲状腺素用量

左氧氟沙星

【功效应用】本品用于治疗泌尿生殖系统感染、胃肠道感染、呼吸道感染等。

【临床评价】①本品治疗社区获得性下呼吸道感染的疗效不及莫西沙星，两者的不良反应无明显差异[569]。②本品联合抗结核化疗方案治疗复治涂阳肺结核病灶吸收明显，不良反应少，安全可靠，有效率 86.96%[624]。

联用药	相互作用机制及结果
左氧氟沙星与其他药物相互作用参见诺氟沙星	

佐匹克隆（吡嗪哌酯、忆梦返）

【功效应用】本品用于各种原因引起的失眠症，尤其是不能耐受次日后遗作用的患者。

【临床评价】本品与右旋佐匹克隆治疗失眠症均安全有效，有效率 95.00%[626]。

联用药	相互作用机制及结果
红霉素	红霉素可增加佐匹克隆的生物利用度和半衰期,并伴有精神运动障碍[2],不提倡合用
利福平、阿托品	联用药可降低佐匹克隆的血药浓度[2],谨慎合用,必要时增加其用量
中枢神经抑制药(氯丙嗪)	两药合用镇静作用增强[2],谨慎合用,必要时减少用量
地西泮、咪达唑仑	主药与联用药合用,增加戒断综合征出现概率[82],不提倡合用
卡马西平	两药合用时佐匹克隆的血清峰浓度升高,卡马西平浓度降低[2],不提倡合用
甲氧氯普胺(胃复安)	联用药可升高佐匹克隆的血药浓度[2],谨慎合用,必要时减少其用量

参考文献

[1] 国家药典委员会.中华人民共和国药典[M].北京：中国医药科技出版社，2010

[2] 陈新谦，金有豫，汤光.新编药物学[M].17版.北京：人民卫生出版社，2014

[3] 梅全喜.新编中成药合理应用手册[M].北京：人民卫生出版社，2012

[4] 金善姬.浅谈中西药联合应用的利与弊[J].现代医药卫生，2011，27（14）：2226-2227

[5] 梁晓春.中西药联合使用的安全性及有效性研究势在必行[J].中国临床医生，2014，42（6）：1-3

[6] 田国庆.糖尿病常用中成药与西药联合使用的临床评价[J].中国临床医生，2014，42（6）：4-7

[7] 张孟仁.中西药合用治疗高血压病的优劣分析[J].中国临床医生，2014，42（6）：7-9

[8] 党晓英，柴图亚.中西药不合理联用分析[J].临床合理用药，2014，7（5A）：12

[9] 张志全，杨新国，李学良，等.益心舒胶囊联合帕罗西汀治疗卒中后抑郁疗效观察[J].临床合理用药，2014，7（5A）：45-46

[10] 钟利国，鲁昌宇.连花清瘟胶囊联合阿昔洛韦治疗带状疱疹效果观察[J].

临床合理用药，2014，7（5A）：46-47

[11] 王艳. 中西药不合理联用的表现与情况分析 [J]. 中国当代医药，2011，18（8）：96-97

[12] 李湘来. 中西药物配伍禁忌分析 [J]. 中医中药，2010，17（26）：84-85

[13] 黄福量. 浅谈常见中西药合用的相互作用 [J]. 中国现代药物应用，2013，7（15）：137-138

[14] 袁洪文. 中西药合用的优势和存在的问题与对策 [J]. 世界中医药，2013，8（7）：820-822

[15] 张曼，原永芳. 中西药合用对药动学与药效学影响的研究概况 [J]. 医学综述，2012，18（24）：4212-4215

[16] 张宜勇. 中西药配伍使用的合理性与药理分析 [J]. 亚太传统医药，2011，7（8）：179-180

[17] 李琼. 常用中西药物的配伍禁忌 [J]. 现代中医药，2007，27（5）：59-60

[18] 林桦. 中西药联用与配伍禁忌 [J]. 海峡医药，2009，21（8）：172-174

[19] 白小莹. 中西药配伍禁忌 [J]. 中国社区医师·医学专业，2012，14（10）：39-40

[20] 张玲. 浅析几种中西药合用的配伍禁忌 [J]. 临床医药，2014（14）：850-851

[21] 廖国庆. 基于临床视角的中西药配伍禁忌及相互作用 [J]. 中国医药指南，2013，（14）：286-287

[22] 李静. 中西药合用配伍禁忌分析 [J]. 中医药管理杂志，2007，15（11）：872-873

[23] 王青松. 中西药合理配伍禁忌 [J]. 浙江中医药大学学报，2008，32（5）：676-678

[24] 宋兴发，高山，孙安国. 中西药配伍禁忌的探讨 [J]. 海峡药学，2009，

21（11）：194-195

[25] 王军，付国辉，罗特离.中西药物合用配伍禁忌浅析[J].哈尔滨医药，2006，26（2）：55

[26] 龙剑.中西药合用的配伍禁忌[J].华西医学，2006，19（2）：330-331

[27] 葛艾雪.中西药配伍的药理研究分析[J].北方药学，2012，9（10）：64

[28] 韩清泉.中西药配伍应用的临床分析[J].中国医药指南，2013，11（19）：667-668

[29] 蒙莫珂，邓羽明.试论中西药并用的合理性和配伍禁忌[J].中国临床医生杂志，2007，35（3）：62-63

[30] 徐兵，陈梅.中西药联用的不良反应[J].首都医药，2009，（24）：20-21

[31] 齐伟红，刘桂红，鲁永良，等.几种中西药合用的配伍禁忌[J].中国现代药物应用，2009，3（7）：167-168

[32] 李静，中西药合用配伍禁忌[J].临床合理用药，2009，2（21）：54-55

[33] 詹亚梅，聂浩鸿，陈琦，等.临床药师需重视的中西药配伍禁忌浅析[J].贵阳中医学院学报，2014，（1）：110-111

[34] 张会英.中西药不合理配伍中常见的问题浅探[J].云南中医中药杂志，2011，32（3）：93-94

[35] 代兵.部分中医急症必备中成药与西药的配伍禁忌[J].中国中医药信息杂志，2006，12：106-107

[36] 吴镝.中西药合用的临床疗效分析[J].长春中医药大学学报，2009，25（1）：31-32

[37] 代闻蒂，郭静波.中西药合用配伍禁忌[J].中国民间医药，2011，（9）：43

[38] 孟昭慧，吴金花，吴俊荣.常用中西药合理配伍禁忌探讨[J].哈尔滨医

药，2010，30（5）：21

［39］陈逸生，张坤水.中西药联用的配伍禁忌及相互作用分析［J］.中国现代药物应用，2008，2（5）：65-66

［40］李桂芹.中西药合用应注意配伍禁忌［J］.辽宁中医杂志，2005，32（5）：477

［41］韩云国，王惠陵，康和利.中西药配伍的临床应用［J］.现代中西医结合杂志，2009，18（8）：955-956

［42］杭树娥，侯雄琴.浅谈中西药合用的相互作用［J］.基层医学论坛，2013，17（19）：2534-2535

［43］李素华.浅谈临床不宜合用的中西药［J］.中外健康文摘，2014，11：68

［44］刘雅芳.浅谈中西药合用的相互作用［J］.家庭心理医生，2014，（1）：92

［45］杨国堂，张继广.浅谈中成药与西药合并用药［J］.中国中医药咨讯，2012，4（3）：316-317

［46］刘效军.浅谈中西药合理联用应用分析［J］.医学信息，2014，27（1）：283-284

［47］郭华亮.这些中药和西药不可同服［J］.家庭医药，2014（1）：49

［48］许晶.浅述临床中西药的配伍与应用［J］.中国中医药，2010，8（12）：47-48

［49］詹华.抗胆碱药物与中药合用的配伍禁忌［J］.医学信息，2014，27（4）：347

［50］张玉港.中西药配伍禁忌浅析［J］.中国民族民间医药，2010，10：49

［51］陈明会.常见中西药配伍禁忌［J］.内蒙古中医药，2012（1）：81-82

［52］詹华.洋地黄类强心苷药物与中药合用的配伍禁忌［J］.湖北中医杂志，2013，35（3）：74-75

［53］杜桂琴，杜娟，宋淑萍.中西药物联合应用注意的问题［J］.中国实用医

药, 2011, 6 (26): 154-155

[54] 王宇博. 中西药配伍的研究进展 [J]. 按摩与康复医学, 2011, 2 (10下): 46

[55] 曹春凤. 中西药配伍禁忌及相互作用 [J]. 黑龙江科技信息, 2013 (33): 91

[56] 林衍生, 姚添兴. 中西药不合理配伍分析 [J]. 海峡药学, 2014, 26 (5): 92-93

[57] 李俐, 李永堂, 周志华. 中西药合理配伍与禁忌 [J]. 实用中医药杂志, 2013, 29 (7): 591-592

[58] 李定国. 中西药合用有讲究 [J]. 中外健康文摘 A 版, 2014, (5): 72

[59] 王一娜. 中西药配伍常见问题分析 [J]. 黑龙江科技信息, 2011 (10): 13

[60] 王永春, 孙建锋, 韩延昌, 等. 开展临床药学咨询的必要性 [J]. 中级医刊, 1990, 25 (10): 43-44

[61] 程景民, 于荣, 裴保香. 基本药物不良反应与禁忌 [M]. 北京: 军事医学科学出版社, 2013

[62] 梅全喜, 曹俊岭. 中药临床药学 [M]. 北京: 人民卫生出版社, 2013

[63] 王宇, 杨玲, 颜廷旭. 浅谈中西药配伍禁忌 [J]. 中国实用医药, 2013, 8 (30): 238-239

[64] 姚瑞东. 中成药的合理应用 [J]. 中国实用医药, 2012, 7 (34): 147-149

[65] 陈秋. 中药的不合理应用分析 [J]. 中国煤炭工业医学杂志, 2012, 15. (3): 425-426

[66] 陈玉枝. 浅谈中药的合理应用 [J]. 内蒙古中医药, 2013, 32 (2): 35-36

[67] 梅全喜, 曾聪彦, 沈健. 中药临床药学研究新进展 [J]. 中国药房, 2013,

24（27）：2584-2587.

[68] 赫记超，周芳，张经纬，等.中西药相互作用的药代动力学机制研究进展[J].中国临床药理学与治疗学，2014，19（4）：470-476

[69] 李伟珍.1248例中西药不合理联用分析及对策[J].中国现代药物应用，2014，8（8）：28-29

[70] 任秀丽，王兴强，韩彬.关于临床不合理应用中成药的分析与对策[J].中国民间疗法，2012，20（1）：60-61

[71] 药物的联用与辅用（上）[J].中国临床医生杂志，2008，36（6）：58-62

[72] 药物的联用与辅用（下）[J].中国临床医生杂志，2008，36（7）：63-69

[73] 胡昊，唐海沁，李洁华，等.参松养心胶囊抗心律失常的疗效和安全性系统评价[J].中国循证医学杂志，2011，11（2）：168-173

[74] 朱秋暹.复方丹参滴丸结合阿司匹林治疗冠心病的疗效观察[J].临床合理用药，2014，7（5）：50

[75] 区健辉.诺氟沙星联合复方黄连素治疗急性胃肠炎的临床观察[J].临床合理用药，2014，6A（7）：48

[76] 宋维秋.我院中西药配伍处方分析[J].中国医药指南，2009，7（5）：64-65

[77] 李萍.中西药合用应注意配伍禁忌分析[J].中国实用医药，2012，7（29）：92-94

[78] 李自莲.中西药的不合理使用配伍禁忌探讨[J].中外医学研究，2010，8（12）：66-68

[79] 隋忠国，苏乐群，孙伟.临床合理用药指导[M].北京：人民卫生出版社，2010

[80] 樊代明.临床常见疾病合理用药指南[M].北京：人民卫生出版社，2013

[81] 张安年，张慧颖.临床常见非合理用药[M].4版.北京：人民卫生出版

社，2010

[82] 何红梅，许东雷.药物相互作用速查表［M］.北京：中国医药科技出版社，2012

[83] 张彬.临床常用中成药速查［M］.北京：北京科学技术出版社，2012

[84] 王永春，魏勇军，王一茗，等.心肺脑复苏的中西药辨证救治［J］.中国中西医结合急救杂志，2014，21（3）：232-234

[85] 王永春.一百五十种口服药物相互作用表［M］.北京：中国中医药出版社，1995

[86] 李英丽，李芙蓉.浅谈合理用药及药物不良反应［J］.中国实用医药，2012，7（34）：174-175

[87] 崔志军.多种中枢性药物合用致帕金森综合征及其恶化的临床分析［J］.中国医药指南，2014，12（15）：125-126

[88] 师海波，王克林.临床最新药物手册［M］.3版.北京：军事医学科学出版社，2013

[89] 袁崇芬，李月萍.甲磺酸培氟沙星联合三金片治疗女性急性膀胱炎60例疗效观察［J］.中国民康医学，2009，21（13）：13-14

[90] 王大智，张文高，郑广娟，等.血脂康胶囊与洛伐他汀治疗颈动脉粥样硬化及对内皮依赖性舒张功能影响的临床对比研究［M］.第五次全国中西医结合养生学与康复医学学术研讨会论文集，2006

[91] 刘宝瑛，黎燕琼，邓慧娟，等.金刚藤胶囊联合化学药物治疗盆腔结核的临床观察［M］.中国防痨协会80周年纪念暨2013年全国学术大会论文集，2013

[92] 马娟，王启仪，沙卫红.糖皮质激素与胃黏膜损伤［J］.世界华人消化杂志，2011，19（11）：1145-1149

[93] 张玉，吕永宁.临床药物手册（译）［M］.11版.北京：人民卫生出版社，

2012,11

[94] 鄢学芬,詹瑾,黄叶宁,等.丁苯酞的药理作用于临床评价[J].中国医院药学杂志,2008,28(17):1498-1500

[95] 惠汝太,樊晓寒,高莹.高血压(2)高血压病的治疗进展及指南解读(续1),2012,27(1):6-8

[96] 李学玲,秦红兵,邹浩军.常用药物新编[M].北京:人民卫生出版社,2008

[97] Alderman CP.Adverse effects of the angiotensin-converting enzyme inhibitors. Ann Pharmacother.1996,30:55-61

[98] Myambutol (ethambutol)[product information].Marietta,GA:Versa Pharm Incorporated,2005

[99] Chan F, Lau J.Treatment of Peptic Ulcer Disease.In: Feldman M, Friedman LS, Brandt LJ, eds, Sleisenger&Fordtran's Gastrointestinal and Liver Disease, Philadelphia: WB Saunders, 1111-1115

[100] Liu LX, Weller PF.Antiparasitic drugs.N Engl J Med.1996,334:1178-1184

[101] Jernigan JA, Pearson RD.Antiparasitic drugs.In: Mandell GL et al., eds. Principles and Practice of Infectious Diseases.4th ed.NewYork: Churchill Livingstone, 1995: 458-492.

[102] Zimmerman HJ, Maddrey WC.Acetaminophen (paracetamol) hepatotoxicity with regular in take of alcohol: Analysis of instances of therapeutic misadventure.Hepatology.1995, 22: 767-773

[103] Radandt JM et al.Interactions of fluoroquinolones with other drugs mechanisms, variability, clinical significance, and management.Clin Infect Dis.1992, 14: 272-284

［104］Knorr JP et al.Ciprofloxacin-induced Q-T interval prolongation.Am J Health Syst Pharm.2008，65：547-551

［105］Product information：Tegretol，carbamazepine.East Hanover，NJ：Novartis，2008

［106］Özdemir V et al.Pharmacokinetic changes in the elderly.Do they contribute to drug abuse and dependence? Clin Pharmacokinet.1996，31：372-385

［107］Caraco Y et al.Pharmacogenetic determination of the effects of codeine and prediction of drug interactions.J Pharmacol Exp Ther.1996，278：1165-1174

［108］Venkatesan K.Pharmacokinetic drug interactions with rifampicin.Clin Pharmacokinet.1992，22：47-65

［109］赵培芳，柏江，俞维慈.生脉胶囊、卡维地洛、依那普利和螺内酯治疗心力衰竭50例总结［J］.中国现代内科杂志，2005，2（3）：253

［110］吕昭进.速效救心丸治疗心绞痛的临床研究［J］.中国社区医师·医学专业，2012，14（28）：181

［111］魏勇军.亡阳、亡阴之辨治［J］.中国中医药现代远程教育，2011，9（19）：110-110

［112］王永春，王钊，王伟.美多芭对帕金森病患者血小板中五羟色胺含量的影响与抑郁症状［J］.脑与神经疾病杂志，2016，24（2）：85-87

［113］沈勇，罗烈岚.通心络胶囊、六味地黄丸与美多芭合用治疗帕金森病.浙江中医药大学学报，2008

［114］苏冠华，王朝辉.临床用药速查手册［M］.北京：中国协和医科大学出版社，2015

［115］卫生部合理用药专家委员会.中国医师药师临床用药指南［M］.重庆：重庆出版社，2014

［116］《中国国家处方集》编委会.中国国家处方集.化学药品与生物制品卷

［M］.北京：人民军医出版社，2010

［117］汤光.药物相互作用速查手册［M］.北京：化学工业出版社，2005

［118］周丽.双黄连口服液治疗小儿急性上呼吸道感染疗效观察［J］.广西医科大学学报，2000，17（4）：737

［119］黄学莲.双黄连口服液治疗细菌性呼吸道感染的疗效与安全性观察［J］.辽宁中医杂志，2008，36（8）：1204

［120］马维勇，陆仁英，许帆.复方板蓝根颗粒治疗病毒性心肌炎的疗效观察［J］.实用心脑肺血管杂志，2003，11（3）：135

［121］徐仁.九味羌活汤治疗外感牙痛27例［J］.四川中医，2003，21（5）：71

［122］李锦开，梅全喜，董玉珍.现代中成药手册［M］.北京：中国中医药出版社，2001，50

［123］王硕，赵婷，齐文升，等.防风通圣颗粒治疗上呼吸道感染的随机对照观察［J］.中国中西医结合杂志，2013，33（10）：1328-1331

［124］李爱萍.防风通圣丸（散）治疗面部痤疮［J］.河南中医，2003，23（11）：54

［125］胡智芬，熊辉.玉屏风散颗粒治疗小儿反复呼吸道感染100例疗效观察［J］.中国伤残医学，2010，18（1）：164

［126］朱广红.玉屏风散治疗小儿慢性扁桃体炎急性发作疗效观察［J］.山东医药，2010，50（5）：62

［127］唐向荣，刘华.玉屏风颗粒治疗变应性喉炎32例疗效观察［J］.山东医药，2012，50（33）：15

［128］王素秋，李恬，宋时伟.安脑丸的临床应用及观察分析——附60例临床报告［J］.中国中医急症，1993.4：153-154

［129］杨义航.生脉胶囊治疗缺血性心肌病99例［J］.华西药学杂志，2002，

17（2）：154

［130］韩晋，陈善英，徐丽芬.黄连素和十滴水治疗小儿痱子疗效对比［J］.人民军医，1992，7：55

［131］陈晓玲，王玉玲，王宇.藿香正气滴丸治疗小儿病毒性肠炎的疗效观察［J］.临床医学工程，2010，17（6）：116-117

［132］梁国权.藿香正气散治疗湿浊眩晕150例疗效观察［J］.辽宁中医学院报，2006，8（2）：90

［133］王莉.浅谈阿莫西林的应用及不良反应［J］.海峡药学，2010，22（12）：301-302

［134］苏俊，张颖，胡炜.隆德概念联合安宫牛黄丸治疗重型颅脑损伤患者疗效的前沿性研究［J］.中国中西医结合急救杂志，2015，22（2）：164-169

［135］王晓贤，骆顺安.硫酸阿托品舌下给药治疗急性痉挛性腹痛121例分析［J］.中国药物与临床，2005，5（9）：668

［136］罗丽莉.联合应用阿托品与盐酸异丙嗪治疗慢性支气管炎合并哮喘的效果分析［J］.当代医药论丛，2015，13（16）：182-183

［137］许风雷，李翠萍，热依汗，等.阿司匹林联合氯吡格雷治疗短暂性脑缺血发作疗效观察［J］.中国实用神经疾病杂志，2010，13（1）：32-33

［138］李琼，李一梅，谢波，等.阿卡波糖与二甲双胍治疗糖尿病前期疗效的Meta分析［J］.中国全科医学，2015，18（3）：304-311

［139］刘艳艳，陈燕惠，陈辉，等.阿立哌唑与泰必利治疗儿童抽动障碍的对照研究［J］.中国当代儿童杂志，2010，12（6）：421-424

［140］金凤.阿米替林联合多潘立酮治疗功能性消化不良的临床疗效分析［J］.当代医学，2013，19（22）：143-144

［141］周兰，林金容，赵亚刚，等.阿莫西林克拉维酸钾联合方案与阿莫西林

联合方案对消化性溃疡及根除 HP 疗效比较 [J]. 临床军医杂志, 2012, 40 (1): 108-110

[142] 王晓, 刘幸, 王璐. 阿莫西林/克拉维酸钾联合左氧氟沙星治疗耐多药肺结核临床疗效分析 [J]. 中国药物警戒, 2011, 8 (9): 521-523

[143] 李可上, 陈旻湖, 陈广焕. 阿普唑仑和氟西汀治疗顽固性功能性胃肠病的疗效比较 [J]. 中国行为医学科学, 2005, 14 (5): 410-412, 416

[144] 许全珍. 阿奇霉素序贯疗法治疗小儿支原体肺炎临床疗效及安全性研究 [J]. 河北医学, 2013, 19 (1): 120-122

[145] 姚雪艳, 范维琥, 陈君柱, 等. 阿替洛尔和地尔硫䓬治疗高血压疗效分析 [J]. 中华心血管病杂志, 2002, 30 (12): 743-746

[146] 王冠杰, 赵娅娟, 李东繁, 等. 阿替洛尔与普萘洛尔治疗婴儿血管瘤的疗效比较 [J]. 安徽医药, 2016, 20 (3): 570-571

[147] 张晓东. 阿托伐他汀钙片对冠心病合并高脂血症调脂疗效观察 [J]. 当代医学, 2011, 17 (28): 19

[148] 王塑华, 孙佳凡. 阿托伐他汀钙治疗颈动脉粥样硬化斑块 75 例临床分析 [J]. 山西医药杂志, 2009, 38 (12): 1138-1140

[149] 陈玉琴, 邓益斌. 阿昔洛韦治疗水痘疗效观察 [J]. 当代医学, 2011, 17 (2): 142

[150] 唐军, 刘平羽. 阿昔洛韦与泛昔洛韦治疗带状疱疹的疗效观察 [J]. 中国药房, 2011, 22 (32): 3014

[151] 孙泉, 季洪赞, 吴晓尉, 等. 安胃疡胶囊辅助治疗老年胃溃疡预防复发临床疗效观察 [J]. 现代中西医结合杂志, 2011, 20 (2): 136-138

[152] 李大威. 安胃疡胶囊治疗 HP 阳性消化性溃疡临床疗效观察 [J]. 中医药临床, 2015, 27 (8): 1120

[153] 姚小卫, 瞿保国. 氨苯砜和红霉素过氧化苯甲酰凝胶治疗聚合性痤疮 33

例疗效观察[J].中国皮肤性病学杂志,2004,18(2):104-105

[154] 吕书华.氨茶碱联合呼吸功能训练治疗慢性阻塞性肺疾病的疗效分析[J].河南医学高等专科学校学报,2015,27(3):314-315

[155] 余盛龙,陈次滨.氨氯地平阿托伐他汀钙片治疗高血压合并冠心病的疗效观察[J].广东医学,2011,32(18):2458-2460

[156] 赵东兴,李风雷,陈莉.氨溴索和多索茶碱联合治疗COPD稳定期患者的疗效分析[J].临床医学工程,2012,19(8):1284-1286

[157] 黄轶婷.昂丹司琼单用与联用地塞米松预防腹部术后恶心呕吐效果的Meta分析[J].药物与临床,2013,10(3):83-85

[158] 冯常炜,李振峰,赵治国,等.奥美拉唑肠溶片与奥美拉唑胶囊治疗消化性溃疡的临床随机对照研究[J].胃肠病学和肝病学杂志,2004,13(4):414-416

[159] 郭素芬.柏子养心丸治疗心脏神经官能症24例[J].河南中医,2010,30(10):1029

[160] 付晓阳,瘳彩霞,罗志明.八珍益母丸防治利培酮所致闭经的疗效观察[J].中医药临床杂志,2010,22(4):319

[161] 曾凡军,韩丽梅,段大航,等.八珍益母丸防治药流后出血时间延长的疗效观察[J].中国民康医学,2006,18(4):312-313

[162] 王素娟.保和丸联合多潘立酮治疗老年功能性消化不良疗效分析[J].辽宁中医药大学学报,2014,16(12):22-23

[163] 陈惠金,陈冠仪,敖黎明,等.苯巴比妥预防早产儿脑室内出血的对照研究[J].中华儿科杂志,1996,34(2):122-125

[164] 蔡玲琴,叶冬桂,林兰英.苯唑西林联合头孢曲松治疗葡萄球菌性烫伤样皮肤综合征疗效观察[J].现代中西医结合杂志,2010,19(18):2275-2276

[165] 王大英, 金惠根, 张良洁. 比索洛尔、苯磺酸氨氯地平和福辛普利治疗中青年舒张期高血压的疗效 [J]. 实用医学杂志, 2010, 26 (19): 3616-3618

[166] 谷峰. 比索洛尔联合辛伐他汀治疗老年不稳定心绞痛的临床疗效研究 [J]. 中国全科医学, 2011, 14 (2C): 652-653

[167] 吴同柱. 比嗪酰胺致严重高尿酸血症78例临床分析 [J]. 中国药房, 2012, 23 (28): 2670-2672

[168] 肖骏, 李均, 张颖, 等. 别嘌醇改善非高尿酸血症慢性心力衰竭患者心功能 [J]. 基础医学与临床, 2012, 32 (11): 1322-1325

[169] 卢敏, 田刚. 别嘌醇治疗原发性高血压合并高尿酸血症临床分析 [J]. 药物与临床, 2013, 10 (2): 81-82, 85

[170] 刘丕松, 幸鸿宇. 丙戊酸钠与左乙拉西坦治疗小儿癫痫70例疗效分析 [J]. 内蒙古中医药, 2011, (9): 96-97

[171] 司慧远, 李晓娟, 姚宁, 等. 伯氨喹与蒿甲醚联合治疗恶性疟疾的疗效评价 [J]. 空军医学杂志, 2015, 31 (1): 37-39

[172] 黄晖. 补中益气丸合六味地黄丸治疗气阴两虚型隐匿性肾炎36例临床疗效观察 [J]. 中医临床研究, 2012, 4 (22): 68-69

[173] 陶燕飞, 汤晓晖, 李亚梅. 补中益气丸合知柏地黄丸治疗老年女性压力性尿失禁39例 [J]. 陕西中医, 2013, 34 (3): 273-274

[174] 唐艳, 陈冬梅. 补中益气丸预防慢性盆腔炎复发62例疗效观察 [J]. 中成药, 2011, 33 (1): 189-190

[175] 陈慧, 张艳, 吴小盈, 等. 肠溶阿司匹林致冠心病患者上消化道出血不良反应调查 [J]. 中华临床医师杂志 (电子版), 2010, 4 (8): 1277-1281

[176] 郭明, 王亚楠, 许家科, 等. 布洛芬治疗早产儿动脉导管关闭有效性和安全性的Meta分析 [J]. 中国循证医学杂志, 2016, 16 (4): 415-426

[177] 徐家骝, 林小洁, 钟力. 大山楂颗粒剂治疗小儿厌食症的临床观察 [J]. 中药药理与临床, 1995, 18 (2): 46-47

[178] 周异群, 邹瑞凌, 殷明辉. 大山楂口服液治疗成人消化不良症的疗效观察 [J]. 江西中医学院学报, 1995, 7 (3): 5

[179] 赵志娟, 祁永玲. 丹珍头痛胶囊治疗慢性紧张型头痛50例临床观察 [J]. 中国医药指南, 2010, 8 (29): 257-258

[180] 高明达, 李灵芝. 丹珍头痛胶囊治疗偏头痛102例 [J]. 中国中医药现代远程教育, 2011, 9 (21): 33

[181] 曹明芳. 丹珍头痛胶囊治疗头痛200例临床观察 [J]. 医学信息, 2010, (11): 3296

[182] 陈美华. 丹栀逍遥丸治疗肝气郁结型粉刺60例 [J]. 福建中医药, 2011, 42 (3): 31

[183] 周海立, 郝钟兰, 王素珍. 地尔硫䓬缓解冠脉痉挛的临床疗效 [J]. 心血管康复医学杂志, 2014, 23 (3): 287-291

[184] 宋敏, 陈刚, 李耀军, 等. 地高辛联合呋塞米治疗慢性心力衰竭的疗效与安全性评价 [J]. 临床合理用药, 2012, 5 (8c): 28-29

[185] 顾小红, 李正良. 地塞米松片联合甲硝唑栓预防宫颈管增生600例 [J]. 中国药业, 2012, 21 (9): 49-50

[186] 朱翔. 地塞米松片治疗冠周炎疗效观察 [J]. 基层医学论坛, 2015, 19 (4): 450-451

[187] 张龚, 魏红艳, 张培文. 地西泮联合小剂量奥氮平治疗酒依赖126例临床观察 [J]. 中国药物依赖性杂志, 2013, 22 (5): 359-362

[188] 李少军, 谭利平, 许峰, 等. 地西泮预防热性惊厥复发的疗效与安全性的系统评价和Meta分析 [J]. 中国循证儿科杂志, 2014, 9 (6): 429-435

[189] 毛万宝.地榆槐角丸加减配合马应龙麝香痔疮栓治疗混合痔98例[J].四川中医,2011,29(10):98-99

[190] 高宝林.颠茄片联合黛力新治疗肠易激综合征68例观察[J].临床与实践,2013,17:53-54

[191] 游国芹.丁苯酞胶囊联合尼莫地平片治疗脑卒中后血管性痴呆48例疗效分析[J].中国实用医药,2014,9(4):141-142

[192] 王新,王默力,杨盛.丁苯酞软胶囊(恩必普)联合尤瑞克林注射液治疗大面积脑梗死的临床疗效研究[J].中国医科大学学报,2014,43(12):1136-1138

[193] 许家琏,胡海琍,曾林海,等.对氨基水杨酸钠/力克肺疾治疗耐药肺结核之评价[J].临床肺科杂志,2002,7(1):16-17

[194] 施文,王永铭,李瑞,等.对乙酰氨基酚与非甾体抗炎药治疗骨关节炎的疗效和安全性观察[J].中国疼痛医学杂志,2004,10(6):327-331

[195] 刘伟,严洁.多巴丝肼联合普拉克索治疗帕金森病的疗效观察[J].中国医药导刊,2012,14(2):232-233

[196] 郑丹,夏冰,施先艳,等.多潘立酮联合复方消化酶治疗功能性消化不良84例[J].世界华人消化杂志,2009,17(3):336-339

[197] 樊宇靖,陈淑洁,姒健敏.多塞平(71例)与胰酶(32例)治疗肠易激综合征的比较[J].中国新药与临床杂志,2004,23(2):79-82

[198] 张雨晴,华铸,吴金,等.多塞平治疗功能性消化不良伴抑郁的临床观察[J].当代医学,2011,17(18):128-129

[199] 姚璐,吕肖锋,纪欣,等.二甲双胍格列吡嗪片治疗2型糖尿病的有效及安全性的临床研究[J].中国临床药理学与治疗学,2010,15(7):803-807

[200] 欧幸甘,覃秋萍.二甲双胍治疗多囊卵巢综合征的临床效果观察[J].

当代医学,2010,16(26):66-67

[201] 段飞,刘倩,魏明,等.酚酞片联合润肠脐贴治疗功能性便秘30例疗效观察[J].中国临床研究,2015,28(1):50-52

[202] 秦大勇,王志新.呋喃妥因治疗产超广谱β-内酰胺酶的大肠杆菌相关性下尿路感染的疗效[J].药物与临床,2013(2):213-214

[203] 嵇海利.呋喃妥因治疗老年糖尿病泌尿系感染46例[J].中国社区医师,2013,15(3):185-186

[204] 许敏,陆学胜.氟桂利嗪和倍他司汀治疗良性位置性眩晕及其伴随症状的临床疗效比较[J].中国神经免疫学和神经病学杂志,2012,19(3):228-230

[205] 刘文坚,陈清顺.氟桂利嗪与尼莫地平预防偏头痛的疗效对比分析[J].当代医学,2012,18(4):138-139

[206] 吴婕翎,李文成,杨杰.氟康唑预防极低出生体重儿真菌感染[J].中国新生儿科杂志,2009,24(2):82-83

[207] 李燕.附子理中丸治疗功能性消化不良50例[J].光明中医,2010,25(5):794-795

[208] 杨爱莉.附子理中丸治疗脾肾阳虚型五更泻132例疗效观察[J].亚太传统医药,2012,8(8):77

[209] 林晶,蔡秀荣.复方氨酚烷胺片治疗老年上呼吸道感染69例疗效观察[J].中国民康医学,2007,19(11):935-936

[210] 潘小玲,陈红芳.复方氨酚烷胺致中枢神经系统不良反应12例分析[J].实用药物与临床,2014,17(1):88-90

[211] 姬晓鹏,蒋斌,潘琳,等.复方丹参片与丹参片对冠状动脉粥样硬化患者血小板活化抑制作用的比较[J].中国药房,2010,21(19):1805-1806

[212] 王洪海, 周颖璨, 周德生, 等. 复方丹参片治疗血管性认知障碍64例临床观察[J]. 中医药导报, 2016, 22 (2): 55-58

[213] 孙继梅. 复方地芬诺酯片治疗小儿腹泻60例疗效观察[J]. 新医学, 2000, 31 (1): 33

[214] 陶玉兰. 复方磺胺甲噁唑粉末治疗恶病质病人压疮疗效观察[J]. 全科护理, 2009, 7 (4): 943-944

[215] 郭桂香, 林丽红, 王振玲. 复方氢氧化铝胶乳剂治疗放疗性直肠炎疗效观察[J]. 中原医刊, 1999, 26 (9): 27

[216] 邱金红. 感冒清热颗粒治疗小儿风寒感冒30例疗效观察[J]. 中国中西医结合儿科学, 2012, 4 (3): 277-278

[217] 韩冰冰, 詹钊, 刘丽, 等. 格列本脲与格列美脲分别治疗2型糖尿病的有效性与安全性评价[J]. 中国医院用药评价与分析, 2013, 13 (8): 686-691

[218] 马西文. 更年安片治疗妇女更年期综合征308例[J]. 陕西中医, 2006, 27 (10): 1175

[219] 万伟, 杭星. 冠心苏合丸与速效救心丸疗效比较[J]. 医药产业资讯, 2005, 2 (17): 59

[220] 俞建良. 归脾丸治疗失眠症20例[J]. 现代中西医结合杂志, 2008, 17 (32): 5044

[221] 许得盛, 王文健, 陈伟华. 桂龙咳喘宁胶囊治疗激素依赖性哮喘疗效观察[J]. 浙江中西医结合杂志, 2002, 12 (5): 277-278

[222] 黄龙泉. 桂龙咳喘宁胶囊治疗支气管炎184例报告[J]. 时针国药研究, 1997, 8 (5): 397-398

[223] 谭敏. 桂枝茯苓丸辅助化疗治疗卵巢癌患者28例临床观察[J]. 肿瘤药学, 2011, 1 (6): 520-523

[224] 金跃,施玲玲,陈素芹,等.国内罗红霉素、克拉霉素、阿奇霉素药物不良反应回顾性分析[J].中国新药与临床杂志,2006,25(8):590-595

[225] 姚奏英,陆华,尹巧芝.花红片、妇科千金片治疗盆腔炎性疾病后遗症湿热瘀结证180例临床观察[J].中成药,2014,36(1):208-210

[226] 那云朗,富羽翔,苏震宇,等.槐花散与槐角丸治疗Ⅰ期内痔出血疗效对比探讨[J].中外医疗,2015,(15):152-153

[227] 董玉轩,王伟.槐角丸治疗高血压病63例[J].陕西中医,2001,22(10):604

[228] 陈强.加替沙星联合呋喃妥因治疗尿路感染有效性及安全性评价[J].中国医学创新,2015,12(33):51-53

[229] 熊晓荣.卡维地洛与地尔硫䓬治疗不稳定型心绞痛疗效观察[J].新乡医学院学报,2015,32(1):44-47

[230] 夏本立,石静,贾娜,等.抗病毒口服液和感冒清热颗粒预防甲型H1N1流感的效果观察[J].人民军医,2010,53(9):645-646

[231] 包巧红.抗生素联合妇科千金片治疗子宫内膜炎的疗效观察及两药协同作用的探讨[J].海峡药学,2013,13(1):86-88

[232] 潘长玉,高妍,李光伟,等.控释格列吡嗪与格列齐特治疗中国2型糖尿病患者的疗效比较[J].中华内分泌代谢杂志,2001,17(3):139-143

[233] 陈燕红,黄羽.口服酚酞片预防化疗中便秘临床观察[J].中国社区医师·医学专业,2010,12(5):58

[234] 霍淑敏,沈建琳,孟亚玲.六味地黄丸、桂附地黄丸在治疗复发性口腔溃疡中的应用[J].内蒙古中医药,2012,31(10):11

[235] 吴敏.妈富隆联合归脾丸、六味地黄丸治疗围绝经期功能性子宫出血的临床效果[J].中国实用医药,2016,11(2):165-166

[236] 怀伟.美敏伪麻口服液与感冒清热颗粒治疗急性上呼吸道感染的临床疗

效观察[J].临床医药实践,2009,18(6):451-452

[237] 陈晓铭,武革,甄卓丽,等.门冬胰岛素30和格列吡嗪控释片在老年2型糖尿病患者治疗中的比较作用[J].实用医学杂志,2013,29(14):2378-2380

[238] 倪猛,高改云.莫沙必利与多潘立酮治疗功能性消化不良的临床疗效比较[J].重庆医学,2014,43(7):856-857

[239] 任承德.前列欣联合桂附地黄丸治疗慢性前列腺炎效果研究[J].时珍国医国药,2012,23(8):2065-2066

[240] 潘郡,郑娟,沈大跃,等.沙格列汀与二甲双胍治疗2型糖尿病的临床对照研究[J].实用药物与临床,2014,17(5):649-652

[241] 夏建珍.疏风解毒胶囊联合复方氨酚烷胺胶囊治疗大学生流感样疾病疗效[J].上海医药,2016,37(12):37-39

[242] 张寄平.思密达与复方地芬诺酯片联合治疗病毒性肠炎44例报告[J].中国实用儿科杂志,1998,13(2):98

[243] 姜兰.胃得宁、甲氰咪胍、颠茄片联合治疗慢性浅表性胃炎165例临床观察[J].医学信息,2010,23(09):3143-3144

[244] 张银萍.逍遥丸合归脾丸治疗慢性疲劳综合征的临床观察[J].光明中医,2006,21(5):55-56

[245] 王利平.小剂量安定联合颠茄片治疗腹泻型肠易激综合征的临床观察[J].四川医学,2011,32(11):1792-1793

[246] 滑宏巨,戴秀英,余建强,等.小剂量多塞平与艾司唑仑治疗老年性失眠临床疗效比较[J].宁夏医科大学学报,2014,36(12):1414-1417

[247] 金宏.胸腺肽合蛤蚧定喘丸治疗哮喘的临床观察[J].中国社区医师,2006,8(5):53

[248] 王祖龙.薏苡附子败酱散合桂枝茯苓丸治疗湿热瘀阻型慢性前列腺炎

120例[J].四川中医,2007,25(10):48-49

[249] 印成霞.55例雷公藤多甙片/雷公藤多苷片致不良反应文献分析[J].中国药物警戒,2013,10(8):478-482

[250] 沈剑文,马燕,毛叶萌.149例喹硫平致不良反应报告分析[J].中国药房,2011,22(32):3031-3033

[251] 张赞玲,尹桃,龙丽萍.1368例克林霉素所致不良反应分析及合理应用[J].中国现代医学杂志,2008,18(22):3335-3338

[252] 刘巨波,刘丽亚,鲁翔,等.长期小剂量克拉霉素联合鼻用激素治疗慢性鼻-鼻窦炎的初步观察[J].临床耳鼻喉头颈外科杂志,2011,25(8):360-363

[253] 张东萍,肖招英,巫爱峰,等.多烯磷脂酰胆碱联合护肝片治疗药物性肝损伤疗效观察[J].中国药师,2014,17(9):1524-1526

[254] 郑凤俊.宫瘤消胶囊联合甲睾酮和米非司酮治疗绝经期子宫肌瘤的疗效观察[J].现代药物与临床,2016,31(3):335-337

[255] 苏葵,胥红,刘蜀凡.枸橼酸铋钾联合白芍总苷治疗口腔扁平苔藓的观察[J].口腔医学,2007,27(1):48-49

[256] 安森亮.琥珀酸亚铁和硫酸亚铁治疗小儿缺铁性贫血的疗效比较[J].医学综述,2015,21(3):550-552

[257] 朱小玉,于东,孟志刚,等.护肝片治疗非酒精性脂肪肝42例临床观察[J].北京医学,2006,28(8):489-490

[258] 陈治安,向恩.护肝片预防抗结核药所致肝损害的临床观察[J].中国现代药物应用,2010,4(9):171-172

[259] 赖敏.华法林对心房颤动的抗凝疗效观察[J].广西医学,2007,29(4):499-500

[260] 杜渊,杜浩昌,李春庆,等.华法林与阿司匹林治疗血液透析长期留置

导管功能不良疗效分析［J］.中华实用诊断与治疗杂志，2012，26（2）：178-180

［261］孙绍臣，刘振义，王素芳，等.华佗再造丸治疗脑出血恢复期300例临床观察［J］.吉林中医药，2007，27（5）：13-14

［262］秦培森，刘克英，赵玉琴，等.华佗再造丸治疗中风恢复期60例临床观察［J］.中药材，1999，22（4）：214-216

［263］李晓莉，龚媛，张浩，等.环磷酰胺对百草枯中毒致急性肺损伤的疗效及安全性分析［J］.中国全科医学，2013，16（9B）：3124-3125

［264］杜利民，王启.黄连上清丸治疗三叉神经痛的临床观察［J］.社区医学杂志，2012，10（20）：30-31

［265］曾渊华，黄瑞琴.黄氏响声丸治疗慢性喉炎156例临床观察［J］.中国现代药物应用，2009，3（3）：72

［266］余亚明.藿胆丸配合鼻腔冲洗治疗慢性鼻窦炎68例［J］.河南中医，2012，32（5）：603-604

［267］韩健，杨克艳.急支糖浆治疗呼吸系统感染临床疗效观察［J］.西藏科技，1998，（81）：42-43

［268］刘振，陈荣.济生肾气丸治疗心肾阳虚型舒张性心力衰竭疗效观察［J］.齐齐哈尔医学院学报，2011，32（20）：3299-3300

［269］袁芳录.济生肾气丸加减治疗糖尿病神经源性膀胱20例［J］.中国实验方剂学杂志，2012，18（24）：363-364

［270］罗丹，钟玲，赵腾飞.甲氨蝶呤联合米非司酮与单用甲氨蝶呤治疗异位妊娠的疗效评价［J］.解放军医学杂志，2011，36（2）：184-187

［271］殷春莲，王丽仙.甲睾酮治疗药物流产后阴道出血的疗效观察［J］.江西医药，2010，45（4）：339-340

［272］高祖标，吴妍，蔡丹丹.甲羟孕酮对年轻子宫内膜不典型增生患者的疗

效研究[J].实用癌症杂志,2013,28(3):266-268

[273] 郭蓉,薛腊梅.甲巯咪唑治疗甲状腺功能亢进症致白细胞减少症30例临床分析[J].宁夏医学院学报,2007,29(3):300-302

[274] 杨丽华.甲硝唑联合克林霉素治疗细菌性阴道炎的临床研究[J].中国当代医药,2012,19(17):55-56

[275] 严常开,曾繁典.甲氧氯普胺与恩丹西酮对化疗或术后恶心呕吐的疗效和安全性荟萃分析[J].中华消化杂志,2004,24(9):544-548

[276] 蒋成燕.甲状腺片与左甲状腺素钠片治疗良性甲状腺肿疗效比较[J].现代预防医学,2012,39(4):1039-1041

[277] 王文红.健儿消食口服液治疗小儿厌食症临床观察[J].江西医药,2009,44(8):789-791

[278] 林秋波,林宇彪,潘俊泰.健胃消食片联合西药治疗功能性消化不良的疗效观察[J].现代医药卫生,2010,26(17):2581-2582

[279] 龚俊飞.健胃消食片治疗小儿消化不良的疗效分析[J].当代医学,2013,19(10):152

[280] 王旭红.胶体果胶铋胶囊联合胃复春片治疗胃溃疡58例临床观察[J].海峡药学,2013,25(2):148-149

[281] 李明泉,毕荣,刘娟.胶体果胶铋治疗慢性胃炎和消化性溃疡的临床观察[J].中国社区医师·医学专业半月刊,2008,10(4):32

[282] 李退方.接骨七厘散治疗胫腓骨下段骨折延迟愈合的临床观察[J].中国医药指南,2012,10(12):10-11

[283] 卢国华,查细国.接骨七厘片治疗四肢骨折45例[J].中国药业,2013,22(4):66-67

[284] 李子荣.接骨七厘片致下消化道出血8例[J].医药导报,2012,31(6):817-818

[285] 米新惠,李春.保守治疗120例输卵管妊娠的临床疗效[J].求医问药,2013,11(6):314

[286] 吕勇.颈复康颗粒联合长春西汀治疗发作期椎动脉型颈椎病32例疗效观察[J].中医杂志,2012,53(4):314-317

[287] 杨志兰.金刚藤糖浆联合抗生素治疗慢性盆腔炎68例疗效观察[J].中医药导报,2011,17(7):107-108

[288] 孙丽丽.金刚藤糖浆治疗慢性盆腔炎的效果观察[J].基层医学论坛,2016,20(21):2943-2944

[289] 张文记,陈海波,蒋雨平,等.金刚烷胺单用及复方丹参或丙炔苯丙胺合用治疗早期帕金森病的临床观察[J].中国康复理论与实践,2004,10(7):418-420

[290] 占扬清,关文达,王玉涛,等.金刚烷胺与利巴韦林对不同甲型流感病毒株的体外作用敏感性比较[J].热带医学杂志,2010,10(9):1058-1062

[291] 杨晓明.金匮肾气丸治疗2型糖尿病120例[J].中国实验方剂学杂志,2011,17(17):261-263

[292] 刘忠文.金匮肾气丸治疗糖尿病肾病的疗效评价[J].中国中医基础医学杂志,2014,20(6):821-823

[293] 刘杰.颈复康颗粒配合推拿治疗颈椎病33例[J].医学综述,2009,15(2):318-319

[294] 马小钧,高明利.颈复康颗粒治疗强直性脊柱炎颈部疼痛60例[J].实用中医内科杂志,2011,25(2):67-68

[295] 吴勇,邱海明,王宇.卡马西平应用于癫痫76例治疗的临床观察[J].当代医学,2010,16(20):23-24

[296] 尧郁.卡托普利联合硝苯地平治疗高血压30例疗效评估[J].中外医疗,

2010,(15):9-10

[297] 郭桂军.卡托普利联合利尿药治疗高血压的不良反应[J].中国当代医药,2012,19(11):61-62

[298] 于辉,周连泉,赵鹏.康复新液联合胶体果胶铋或(和)奥美拉唑治疗胃溃疡有效性和安全性比较[J].中国中西医结合消化杂志,2013,21(7):356-359

[299] 沈黎阳,刘丽京,孙莉,等.可待因桔梗片用于镇咳的临床再评价[J].中国药物依赖性杂志,2003,12(3):194-197

[300] 王莹,古明,马世平.可待因致不良反应105例文献分析[J].中国中医药,2010,8(15):195-196

[301] 于守汛.克拉霉素的特点和临床应用[J].国外医药抗生素分册,2001,2(3):113-115,127

[302] 吴风栋,胡勇,陈坚强.克拉霉素与阿奇霉素治疗小儿支原体肺炎临床对照观察[J].儿科药学杂志,2012,18(11):4-6

[303] 黄祥,李军,郑丽娜,等.克林霉素的不良反应与用药安全性[J].药物不良反应杂志,2003,(2):83-87

[304] 李冉冉,高静芳,侯群.喹硫平治疗老年期痴呆患者精神行为症状的临床观察[J].上海精神医学,2009,21(6):355-358

[305] 宋晖,韩星,田国华,等.昆泰胶囊对多囊卵巢综合征促排卵临床疗效观察[J].中国妇幼保健,2012,27:5194-5196

[306] 史党民,孙国珍.坤泰胶囊治疗女性更年期失眠伴焦虑及抑郁的临床观察[J].中草药,2013,44(24):3531-3533

[307] 周喜元,曾高云,余叶.兰索拉唑联合多潘立酮和胶体果胶铋治疗胆汁反流性食管胃炎74例疗效观察[J].中国现代医生,2012,50(8):84-86

[308] 王玉娟, 张立明, 门光国, 等. 雷公藤多苷联合激素治疗儿童紫癜性肾炎的临床观察 [J]. 儿科药学杂志, 2012, 18 (6): 24-26

[309] 赵润英, 唐补生, 施肖力, 等. 雷公藤多苷联合缬沙坦治疗糖尿病肾病46例临床疗效观察 [J]. 中国中西医结合肾病杂志, 2011, 12 (9): 811-813

[310] 董重阳. 雷尼替丁枸橼酸铋治疗胃溃疡220例临床分析 [J]. 基层医学论坛, 2011, 15 (12): 1118-1119

[311] 郭秀荣, 吴江. 雷尼替丁联合蒙脱石散外用治疗复发性口腔溃疡的疗效观察 [J]. 中国药房, 2012, 23 (12): 1108-1109

[312] 薛红, 虢周科, 刘璇. 六味地黄丸对帕金森患者自主神经功能的影响 [J]. 中医学报, 2010, 25 (2): 283-285

[313] 李学明. 六味地黄丸治疗糖尿病肾病的临床观察 [J]. 医学信息, 2011, 24 (3): 1275-1276

[314] 李远发, 余乔, 於文丽, 等. 霉酚酸酯与环磷酰胺比较治疗狼疮性肾炎的系统评价 [J]. 中国循证医学杂志, 2011, 11 (7): 826-834

[315] 关冰. 米非司酮与甲睾酮治疗围绝经期子宫肌瘤观察 [J]. 医药论坛杂志, 2013, 34 (2): 67-68

[316] 邹晋梅, 杨静, 邓代华. 沙利度胺联合来氟米特与甲氨蝶呤治疗类风湿关节炎的疗效观察 [J]. 当代医药, 2012, 18 (16): 58-60

[317] 糜彩霞. 生血宁与琥珀酸亚铁治疗血液透析肾性贫血的疗效比较 [J]. 中国药业, 2013, 22 (9): 8-10

[318] 王爱云, 王志刚. 双黄连口服液与雷尼替丁治疗口腔溃疡临床观察 [J]. 当代医学, 2011, 17 (3): 148-149

[319] 李瑞珠. 探究坤泰胶囊联用雌激素替代疗法治疗围绝经期综合征临床疗效 [J]. 中医药学报, 2014, 42 (3): 146-148

［320］赵丽，刘翠华.优甲乐与甲状腺片治疗老年性甲状腺功能减退的疗效观察［J］.中国实用医药，2008，3（13）：131-132

［321］赵辉.阿立哌唑与利培酮治疗精神分裂症疗效比较［J］.中国健康心理学杂志，2014，22（8）：1160-1162

［322］王治国，佟胜全，饶莉，等.短期益赛普联合柳氮磺胺吡啶治疗强直性脊柱炎的疗效研究［J］.实用临床医药杂志，2010，14（7）：65-66

［323］黄瑾姝.复方硫酸亚铁治疗妊娠合并缺铁性贫血的临床疗效观察［J］.现代诊断与治疗，2014，25（11）：2476-2478

［324］钟国球.理中丸治疗病毒性腹泻60例疗效观察［J］.中国当代医药，2013，20（6）：135-136

［325］马刚.利巴韦林联合聚乙二醇干扰素α-2a治疗慢性丙型肝炎疗效及随访观察［J］.现代药物与临床，2014，29（5）：524-526

［326］黄丽.利巴韦林联合蓝芩口服液治疗儿童手足口病疗效分析［J］.现代诊断与治疗，2012，23（7）：892-893

［327］张金龙，谭亚萍.连花清瘟胶囊治疗肺部感染30例疗效观察［J］.世界中医药，2010，5（3）：158-159

［328］胡克，姜燕，施美君，等.连花清瘟胶囊治疗急性上呼吸道感染102例［J］.医药导报，2008，17（11）：1338-1341

［329］杨立波，季振慧，王保群.连花清瘟胶囊治疗流行性感冒280例疗效观察［J］.疑难病杂志，2005，4（5）：276-278

［330］陈士彬，龚义仁，张一.联苯双酯治疗慢性病毒性肝炎82例疗效观察［J］.江西医学院学报，1987，27（2）：32-35

［331］肖冬媛.硫唑嘌呤不良反应的临床表现与安全用药［J］.中国处方药，2016，14（2）：38-39

［332］罗凤燕，白爱平.硫唑嘌呤治疗炎症性肠病诱发淋巴瘤［J］.世界华人

消化杂志，2013，21（22）：2121-2127

[333] 张千娥.柳氮磺胺吡啶口服联合中药灌肠治疗溃疡性结肠炎的临床疗效观察［J］.中国医院药学杂志，2013，33（22）：1902-1904

[334] 林冠霞，郑建玮，章金艳，等.美沙拉嗪缓释片联合硫唑嘌呤治疗小肠克隆恩的临床效果分析［J］.中国生化药物杂志，2015，35（7）：92-94

[335] 叶蜀晖.四神丸合附子理中丸治疗腹泻型肠易激综合征62例［J］.山东中医杂志，2010，29（5）：310

[336] 张峰，张玲.用不同剂量的硫酸亚铁治疗小儿缺铁性贫血的效果研究［J］.当代医药论丛，2015，13（16）：132-133

[337] 李珊珊，刘建芝，刘烈军，等.10mg吗啡栓治疗中重度慢性癌痛患者镇痛效果和不良反应的临床研究［J］.第三军医大学学报，2010，32（9）：963-966

[338] 史文慧，裴素萍，郭蓉，等.32例龙胆泻肝丸引起肾损害的不良反应分析［J］.中国药物应用与监测，2015，12（4）：231-234

[339] 彭永权，彭博文，李娟.胺碘酮和美西律治疗冠心病并室性心律失常56例疗效比较［J］.中国心血管研究杂志，2005，3（12）：920-922

[340] 季向东，陈彩霞，姜俊香.百乐眠胶囊合小剂量氯硝西泮治疗失眠47例［J］.陕西中医，2009，30（9）：1164-1165

[341] 秦敬莉，顾凯，邵秀琴，等.不同剂型美托洛尔治疗扩张型心肌病100例临床疗效分析［J］.重庆医学，2011，40（23）：2315-2317

[342] 凌云，杨春悦，杨红梅.氮卓斯汀鼻喷剂联合氯雷他定治疗过敏性鼻炎65例的疗效评价［J］.中国免疫学杂志，2014，30（6）：828-830

[343] 刘文坚，陈清顺.氟桂利嗪与尼莫地平预防偏头痛的疗效对比分析［J］.当代医学，2012，18（4）：138-139

[344] 阮宏鹏.复方新诺明联合牛黄解毒片治疗急性扁桃体炎80例［J］.现代

中西医结合杂志, 2009, 18（1）: 50

［345］涂明义, 李朝武, 洪敏英. 加合百服宁、麦角胺咖啡因治疗偏头痛的临床疗效对比观察［J］. 华中医学杂志, 2001, 25（2）: 109-110

［346］李富增. 加味麻仁润肠丸治疗肠易激综合征便秘型40例［J］. 实用中医内科杂志, 2004, 18（4）: 353-354

［347］林芸, 袁丽萍, 黄红英, 等. 间苯三酚联合米索前列醇用于人工流产50例临床分析［J］. 实用妇产科杂志, 2012, 28（6）: 509-511

［348］靳职雷, 续艳玲, 薛雷, 等. 口服普萘洛尔治疗婴幼儿增生期血管瘤35例临床分析［J］. 中国口腔颌面外科杂志, 2012, 10（2）: 159-162

［349］周权, 李彤, 催晓琼, 等. 劳拉西泮治疗老年急性心肌梗死伴焦虑症患者的临床观察［J］. 中华老年心血管病杂志, 2014, 16（7）: 763-764

［350］陈立平, 申文, 韩茜, 等. 硫酸吗啡缓释片联合加巴喷丁胶囊治疗癌性疼痛的临床观察［J］. 中国疼痛医学杂志, 2015, 21（9）: 679-683

［351］王翼飞, 徐鹏. 龙胆泻肝丸联合抗病毒药治疗生殖器疱疹的疗效观察［J］. 中国社区医师·医学专业, 2012, 14（27）: 172

［352］张富刚, 高存青, 杨阳. 癃闭舒胶囊联合哈乐预防肛门直肠手术后尿潴留的临床观察［J］. 云南中医学院学报, 2009, 32（6）: 55-56

［353］孙睿, 王宏亮, 张圣平, 等. 癃闭舒胶囊治疗勃起功能障碍的临床观察［J］. 现代药物与临床, 2014, 19（12）: 1389-1391

［354］吴荣辉. 氯吡格雷联合阿司匹林与单用阿司匹林治疗急性心肌梗死的临床疗效比较［J］. 中国实用医药, 2010, 5（26）: 10-12

［355］庹军. 氯吡格雷联合前列地尔治疗急性脑梗死的临床疗效观察［J］. 当代医学, 2012, 18（3）: 138-139

［356］王金明, 徐作国. 氯丙嗪少见的不良反应分析［J］. 四川精神卫生, 2010, 23（3）: 172-174

[357] 笪有萍.氯氮平合并氯硝西泮治疗难治性精神分裂症30例的疗效分析[J].中国民康医学,2011,23(15):1892-1893

[358] 岳高峰,黄梅,伍磊,等.氯沙坦与贝那普利治疗高血压合并左心室肥厚性心力衰竭疗效观察[J].中华实用诊断与治疗杂志,2009,24(1):71-73

[359] 孙振晓,孙宇新,于相芬.氯硝西泮的不良反应认识进展[J].中国执业药师,2015,12(6):30-35

[360] 王峥嵘.螺内酯、依那普利和参麦注射液治疗慢性心力衰竭30例[J].海南医学院学报,2009,15(3):247-249

[361] 林黎明,杨小杰.螺内酯联合地尔硫䓬治疗舒张性心力衰竭的临床疗效分析[J].中南药学,2014,12(1):74-76

[362] 韩在刚,王超豪,段大航.麻仁润肠丸与乳酸菌素片治疗便秘60例[J].中国中医药,2009,7(8):139

[363] 陶雪梅,李涛,王泳.麻仁润肠丸治疗老年慢性功能性便秘疗效观察[J].人民军医,2014,57(8):860-861

[364] 韩旭.脉管复康片联合青鹏软膏治疗局限性硬皮病疗效观察[J].山西中医,2013,29(1):21-22

[365] 郭铁标,魏迪,王自强.脉管复康片治疗动静脉内瘘早期并发症85例效果观察[J].中国中西医结合肾病杂志,2015,16(1):66-67

[366] 赵奇,栗力,史燕.脉管复康片治疗糖尿病合并下肢动脉硬化闭塞症介入术后疗效观察[J].实用中西医结合临床,2014,14(3):63-64

[367] 蓝伟锋.美托洛尔与卡维地洛治疗慢性心力衰竭临床效果探讨[J].当代医学,2013,19(3):106-107

[368] 白定华.美西律配合中药治疗冠心病室性早搏疗效观察[J].实用临床医学,2004,5(2):21-22

[369] 刘迪加. 礞石滚痰丸归脾汤治疗癫痫 38 例 [J]. 陕西中医, 2011, 32 (10): 1350

[370] 潘振山, 杜景霞. 礞石滚痰丸联合利培酮片治疗精神分裂症 40 例临床研究 [J]. 河北中医, 2015, 37 (7): 1068-1070

[371] 方文杰, 方潜. 蒙脱石散治疗消化性溃疡 50 例疗效观察 [J]. 社区医学杂志, 2010, 8 (3): 21-22

[372] 韩白乙拉, 荀福义, 包套格申. 蒙药六味安消散治疗肝炎患者腹胀便秘症状 32 例观察 [J]. 中国社区医师·医学专业, 2008, 10 (3): 78

[373] 斯钦, 姜凤霞. 蒙药六味安消散治疗功能性便秘 90 例疗效观察 [J]. 中国民族医药杂志, 2005, (4): 3

[374] 刘玉杰, 李晓微. 蒙药六味安消散治疗消化性溃疡 40 例 [J]. 中国民族医药杂志, 2001, 7 (1): 11

[375] 周夏伶, 许剑利, 乔林, 等. 米非司酮治疗子宫内膜异位症临床效果观察 [J]. 中国计划生育杂志, 2009, (1): 36-38

[376] 宋茹. 明目地黄丸对糖尿病视网膜病变的疗效 [J]. 中国临床研究, 2013, 5 (11): 36-37

[377] 宋艳敏, 王玉. 明目地黄丸联合复方樟柳碱治疗视神经萎缩的疗效观察 [J]. 现代药物与临床, 2015, 30 (12): 1524-1527

[378] 宋立, 王笑莲. 明目地黄丸治疗干眼症临床观察 [J]. 中华中医药杂志, 2008, 23 (8): 747-749

[379] 欧阳石石. 尼莫地平治疗高血压脑出血的疗效观察 [J]. 当代医学, 2011, 17 (17): 149-150

[380] 何凯. 尼莫地平治疗蛛网膜下腔出血的疗效观察 [J]. 当代医学, 2011, 17 (15): 4-5

[381] 侯秀琴. 尼群地平与卡托普利联合治疗原发性高血压 30 例 [J]. 山西职

工医学院学报,2011,21(2):32-33

[382] 徐伟东.尼群地平治疗高血压冠心病28例疗效观察[J].吉林医学,2013,34(4):682-683

[383] 吴恒莲,林宏初,阮雪玲,等.尿毒清颗粒治疗118例慢性肾衰竭的疗效观察[J].中国中西医结合肾病杂志,2004,5(1):21-24

[384] 李冠斌.尿毒清颗粒治疗慢性肾功能衰竭临床疗效观察[J].当代医学,2011,17(25):141-142

[385] 邱维彬,张德放.牛黄解毒片与复方新诺明联合在治疗急性扁桃体炎中的应用[J].中医临床研究,2012,4(3):85-86

[386] 丁淼华.诺迪康胶囊治疗高脂血症的疗效观察[J].中国当代医药,2010,17(13):52-53

[387] 沈绍功,韩学杰.诺迪康胶囊治疗冠心病心绞痛416例疗效评价[J].中国中医急症,2000,9(4):142-145

[388] 金杰,古春青,陈海燕.诺迪康胶囊治疗慢性疲劳综合征55例临床研究[J].河南中医学院学报,2009,24(2):38-39

[389] 裴晏民,冯晋光.诺迪康胶囊治疗糖尿病足64例临床研究[J].中国当代医药,2010,17(28):48-49

[390] 孙业庆,王慎鸿,谭洪鳖.排石颗粒联合坦索罗辛治疗体外冲击波碎石后输尿管结石疗效观察[J].浙江中医药大学学报,2011,35(6):871-873

[391] 王会娟.排石颗粒联合输尿管镜气压弹道碎石治疗输尿管上段结石120例[J].中国药业,2015,24(20):114-116

[392] 周铁生,凡波,彭珊英.哌唑嗪联合降压药治疗血液透析患者高血压45例[J].中国医药指南,2011,9(14):212-213

[393] 邝佩霞,张东升.哌唑嗪治疗肾性高血压325例的分析[J].江西医药,

2015, 50 (8): 799-801

[394] 金英姬, 金哲虎, 崔笑怡, 等. 普萘洛尔口服治疗婴幼儿血管瘤的临床观察 [J]. 中国皮肤性病学杂志, 2011, 25 (9): 688-690

[395] 郑宝林, 李婷, 余俊文. 肾炎康复片联合氯沙坦钾治疗慢性肾炎的疗效观察 [J]. 广州中医药大学学报, 2014, 31 (1): 32-35

[396] 李运兰, 张弓, 叶久红, 等. 双氯芬酸钠缓释片联合吗啡片治疗骨性癌痛的疗效和安全性评价 [J]. 临床肿瘤学杂志, 2006, 11 (11): 862-864

[397] 冯婉萍, 陈召金, 邱瑞清. 双歧三联活菌片联合蒙脱石散治疗小儿腹泻临床疗效观察 [J]. 临床和实验医学杂志, 2013, 12 (4): 310-311

[398] 柴艳丽, 杨桂芬, 朱文佳. 坦度螺酮、文拉法辛和劳拉西泮治疗广泛性焦虑症的疗效比较 [J]. 中国伤残医学, 2014, 22 (4): 35-37

[399] 肖迪, 向阳, 孙永昌. 坦洛新联合癃闭舒胶囊治疗良性前列腺增生症50例 [J]. 医药导报, 2011, 30 (1): 30-31

[400] 董晗, 谷峰. 头部刺血疗法联合麦角胺咖啡因治疗偏头痛随机平行对照研究 [J]. 实用中医内科杂志, 2013, 27 (2): 130-132

[401] 黄明珠, 李金满. 戊酸雌二醇配伍米非司酮及米索前列醇治疗稽留流产的临床观察 [J]. 实用药物与临床, 2013, 16 (12): 1229-1231

[402] 张景祖, 徐文化. 针刺内关穴配合美西律治疗频发室性早搏30例疗效观察 [J]. 新中医, 2002, 34 (11): 45-46

[403] 邓显, 周翔宇, 施森, 等. 中成药脉管康复片治疗下肢静脉性溃疡疗效观察 [J]. 泸州医学院学报, 2015, 38 (2): 167-169

[404] 黄辉, 柳小琴. 阿奇霉素联合三金片治疗非淋球菌性尿道炎疗效观察 [J]. 中国社区医师·医学专业, 2012, 14 (10): 133-134

[405] 胡皓. 艾灸神阙穴合四神丸治疗顽固性五更泻45例 [J]. 吉林中医药, 2011, 31 (10): 1000-1002

[406] 张怀金.苯磺酸左旋氨氯地平片与厄贝沙坦/氢氯噻嗪片联合治疗高血压的疗效评价[J].实用心脑肺血管病杂志,2012,20(3):411-413

[407] 刘嘉宁.参苓白术散加减治疗化疗后白细胞下降42例临床研究[J].中医杂志,2012,53(12):1038-1041

[408] 冯东辉,丘海铁.参苓白术散联合多酶片治疗小儿厌食症疗效评价[J].中国实验方剂学杂志,2012,18(20):315-317

[409] 刘勇,陈娟.参苓白术散治疗小儿秋季腹泻45例[J].中国实验方剂学杂志,2011,17(1):181-182

[410] 王在平.参芪降糖颗粒对2型糖尿病胰岛素抵抗患者的临床观察[J].内蒙古中医药,2013,(13):26-28

[411] 汪晓妹.参芪降糖颗粒联合银杏叶胶囊治疗糖尿病周围神经病变52例[J].中国实验方剂学杂志,2015,21(5):201-205

[412] 金振一,张雪花,金花,等.参松养心胶囊治疗缓慢型心律失常的疗效观察[J].中成药,2010,32(8):1287-1291

[413] 邹建刚,曹克将,李东野,等.参松养心胶囊治疗室性早搏的多中心随机对照研究[J].疑难病杂志,2007,6(3):138-140

[414] 张爱国,周建芝,王志军,等.参松养心胶囊治疗心脏神经症患者临床观察[J].中成药,2013,35(8):1630-1633

[415] 朱慧,罗心平,王丽洁.长期服用麝香保心丸治疗冠心病临床疗效评价[J].中国中西医结合急救杂志,2010,30(5):474-477

[416] 惠峰,段赟.扶正养荣胶囊联合泼尼松片治疗自身免疫性溶血性贫血35例[J].中国医药指南,2015,13(19):205-206

[417] 李云.干扰素联合羟基脲治疗15例慢性粒细胞性白血病临床观察[J].内科,2010,5(2):129-130

[418] 张怀琴,赵德运,孔祥武,等.含糖蛋白酶与乳酶生不同配比治疗小儿

腹泻疗效观察［J］．河北医药，2009，31（7）：848

［419］张庆华，邵祥稳．蒿甲醚注射液和双氢青蒿素片治疗疟疾73例疗效观察［J］．山西医药杂志，2010，39（6）：526-527

［420］贾奎，张子祥．解郁丸联合盐酸帕罗西汀片治疗卒中后抑郁症40例［J］．医药导报，2013，32（4）：491-493

［421］张川，张伶俐，陈力，等．硫唑嘌呤或巯嘌呤治疗炎性肠病对生育影响的系统评价［J］．中国药理学会第十一届全国化疗药理学术研讨会论文集．2012年7月：251-259

［422］施嫣红，刘恒辂，黄志刚，等．柳氮磺吡啶联合双歧杆菌三联活菌胶囊治疗溃疡性结肠炎的疗效［J］．中国新药与临床杂志，2010，29（10）：783-785

［423］马玲，李莉．咪康唑栓联合乳酶生治疗外阴阴道假丝酵母菌病54例［J］．医药导报，2007，26（9）：1041-1042

［424］房玥，徐铁锋，孙丹华，等．内美通联合少腹逐瘀胶囊治疗子宫肌瘤与痛经50例疗效观察［J］．实用临床医药杂志，2013，17（14）：113-115

［425］田红．尼莫地平与赛庚啶治疗小儿偏头痛的疗效观察［J］．现代中西医结合杂志，2008，17（17）：2623-2624

［426］程素满，陈金峰，李志榕．帕罗西汀和马普替林治疗产后抑郁的疗效观察［J］．当代医学，2011，17（3）：145-146

［427］李含秋，郑洪波，王西林，等．帕罗西汀与坦度螺酮治疗广泛性焦虑症的对照研究［J］．实用医学杂志，2011，27（20）：3373-3376

［428］邓永坤．枸橼酸喷托维林片致全身皮肤瘙痒1例［J］．中国药物警戒，2011，8（3）：187-188

［429］黄嘉丽，景芳丽．喷托维林致小儿精神异常［J］．临床误诊误治，2004，17（10）：747

［430］范哲，温泉，梁林林.平消胶囊合并化疗治疗消化系统恶性肿瘤100例临床观察［J］.当代医学，2009，15（16）：149-150

［431］刘文峰，闫小刚.平消胶囊治疗浆细胞性乳腺炎79例临床观察［J］.现代肿瘤医学，2003，11（2）：152-153

［432］杨辉.平消胶囊治疗乳腺增生并子宫肌瘤的临床观察［J］.现代肿瘤医学，2014，22（7）：1656-1658

［433］范燕宏，邹君兰，乔杰，等.葡萄糖酸钙与万汶对预防卵巢过度刺激综合征的随机对照研究［J］.中国妇产科临床杂志，2015，16（3）：233-236

［434］王淑琴.普罗帕酮和胺碘酮治疗急性心肌梗死并发心房颤动临床效果比较分析［J］.当代医药，2012，18（4）：71-72

［435］刘秀娟.杞菊地黄丸加加味逍遥丸辅助针灸治疗失眠症60例分析［J］.中国疗养医学，2011，20（12）：1083-1084

［436］刘立群.杞菊地黄丸治疗高血压合并糖尿病50例［J］.陕西中医，2009，30（11）：1492-1493

［437］刘婷.杞菊地黄丸治疗慢性肾盂肾炎的临床研究［J］.时珍国医国药，2013，24（9）：2199-2200

［438］杨丽，冯艳苓，王艳，等.气滞胃痛颗粒配合奥美拉唑三联疗法治疗消化性溃疡疗效观察［J］.上海中医药杂志，2006，40（7）：39-40

［439］王韶明，张静，贾云杰，等.气滞胃痛颗粒治疗餐后不适综合征功能性消化不良40例［J］.光明中医，2013，28（12）：2560-2561

［440］陈大权.气滞胃痛颗粒治疗肠易激综合征40例疗效观察［J］.中外医学研究，2015，13（11）：115-116

［441］李萍，祁钰.强力枇杷胶囊与牛黄蛇胆川贝液治疗慢性咳嗽疗效比较［J］.青海医药杂志，2004，34（9）：46-47

[442] 刘春霞.羟基脲联合丹参冻干粉治疗原发性血小板增多症[J].现代中西医结合杂志,2008,17(36):5591-5592

[443] 胡菊花.羟基脲配合化疗治疗高白细胞急性白血病46例[J].中国实用医药,2010,5(15):194-195

[444] 马丽萍,李亚红.清开灵颗粒、蒲地蓝消炎口服液联合干扰素治疗手足口病疗效观察[J].中国地方病防治杂志,2014,29(1):205-206

[445] 聂理权.清开灵颗粒治疗急性上呼吸道感染20例临床观察[J].江苏药学与临床研究,2000,8(2):31-32

[446] 李丽,孙佳丽.清热解毒颗粒合尚赫凝胶治疗面部激素依赖性皮炎心火亢盛证30例[J].宁夏医学杂志,2012,34(10):1060-1061

[447] 许贺琴,赵井财.清热解毒颗粒治疗风热感冒90例临床报道[J].中国民康医学,2010,22(2):132

[448] 赵明德.清热解毒颗粒治疗小儿病毒性上呼吸道感染发热患者106例临床研究[J].中国社区医师·医学专业,2012,4(1):223-224

[449] 李丽娜,夏忠诚,李德梅,等.秋水仙碱片联合外敷季德胜蛇药片治疗老年急性痛风性关节炎78例[J].中国中医急症,2011,20(1):155-156

[450] 陈保平.秋水仙碱片治疗腰椎间盘突出症50例疗效分析[J].河南实用神经疾病杂志,2003,6(4):80

[451] 黎碧云,许惠溢,谢根英.秋水仙碱片引起严重腹泻3例[J].中国医院用药评价与分析,2015,15(12):1711-1712

[452] 康平,宋向群,胡晓桦,等.曲马多缓释片对癌痛治疗的临床观察[J].广西医学,2001,23(5):1092-1094

[453] 方小妮.曲马多缓释片联合护理干预对骨折患者术后疼痛的影响[J].中国当代医药,2011,18(19):73-74

[454] 郭忠祥，田丽君.去痛片致成瘾2例［J］.中国医院药学杂志，1995，15（6）：279

[455] 郑燕君.人工流产术中口服去痛片的效果［J］.汕头大学医学院学报，1999，12（2）：56

[456] 郭猛，徐春华.赛庚啶联合中医辨证治疗老年皮肤瘙痒症疗效探讨［J］.慢性病学杂志，2010，12（2）：114-115

[457] 梁淼，熊玮.三金片治疗更年期妇女尿路感染阴虚湿热证50例疗效观察［J］.中国医院用药评价与分析，2010，10（7）：616-619

[458] 张利.三九胃泰颗粒、奥美拉唑治疗慢性浅表性胃炎临床疗效［J］.首都医药，2014，（8）：55

[459] 褚建东.三九胃泰颗粒慢性浅表性胃炎90例疗效观察［J］.中国社区医师，2014，30（28）：100-101

[460] 罗昭全.山莨菪碱佐治小儿支气管肺炎疗效观察随机对照分析［J］.当代医学，2011，17（9）：135-136

[461] 马春芬.少腹逐瘀冲剂治疗寒凝血瘀痛经50例［J］.陕西中医，2001，22（6）：322-323

[462] 胡明灿，胡勤策，华晓娟.蛇胆川贝液的不良反应［J］.中国民间疗法，2001，9（1）：62-63

[463] 梁鸿雁.麝香保心丸辅助治疗冠心病心绞痛的疗效观察［J］.当代医药，2010，16（32）：133-134

[464] 胡世贵.麝香保心丸治疗冠心病患者300例临床疗效观察［J］.中国社区医师·医学专业，2012，14（33）：164-165

[465] 王冰，李莹，王俊，等.肾炎康复片与贝那普利联合应用治疗慢性肾小球肾炎152例临床疗效观察［J］.现代生物医学进展，2012，12（30）：5865-5867

［466］周太光，卢昌碧.肾炎康复片治疗小儿紫癜性肾炎血尿蛋白尿的临床观察［J］.中国中西医结合肾病杂志，2011，12（2）：146-147

［467］张良玉，唐海涛.生血宝合剂防治紫杉醇化疗所致白细胞减少78例观察［J］.中国伤残医学，2012，20（7）：77-78

［468］杨霖，刘声，杨国旺，等.生血宝合剂治疗气血两虚型肿瘤患者化疗毒副反应60例临床观察［J］.中医杂志，2015，26（21）：1845-1848

［469］杜井波，翁秋霖，陈小虎，等.石杉碱甲对不同严重程度血管性痴呆患者的疗效分析［J］.中国临床神经科学，2011，19（5）：510-514

［470］史宝和，李玉锋，李成洋，等.石杉碱甲治疗重度阿尔茨海默病的临床研究［J］.实用药物与临床，2013，16（1）：37-38

［471］奚肇庆，周建中，梅建强，等.疏风解毒胶囊治疗病毒性上呼吸道感染发热患者130例临床观察［J］.中医杂志，2010，51（5）：426-427

［472］胡蓉，王丽华，张珺珺，等.疏风解毒胶囊治疗急性咽炎风热证的临床观察［J］.药物评价研究，2014，37（5）：460-462

［473］韩夏.双嘧达莫和西咪替丁在病毒性疾病中的应用［J］.中国新药与临床杂志，2000，19（3）：228-230

［474］尹训波，张立明，王玉娟.双嘧达莫联合小剂量糖皮质激素预防儿童过敏性紫癜肾损害的疗效观察［J］.临床合理用药，2011，4（2A）：20-21

［475］杨明均，王忠，寇孟珂.松龄血脉康胶囊治疗高血压病的临床研究［J］.成都中医药大学学报，1999，22（1）：13-16

［476］高西平.松龄血脉康胶囊治疗后循环缺血38例临床分析［J］.中西医结合心脑血管病杂志，2011，9（7）：803-804

［477］谭秀霞.松龄血脉康胶囊治疗高血压性视网膜病变疗效观察［J］.中西医结合心脑血管病杂志，2008，6（1）：21-22

[478] 梁玉梅, 黄安兰, 徐湘玉. 缩泉胶囊调治夜尿频数 70 例临床观察 [J]. 中国医药指南, 2008, 6 (15): 99-100

[479] 谢诚, 谢国明, 黎金花, 等. 缩泉胶囊联合西药治疗肾阳亏虚型慢性前列腺炎临床观察 [J]. 上海中医药杂志, 2014, 48 (7): 47-49

[480] 李小梅, 张宴, 包敏, 等. 索他洛尔联合普罗帕酮治疗小儿房性心动过速疗效探讨 [J]. 中国实用儿科杂志, 2010, 25 (12): 932-935

[481] 曹东平, 彭应心, 姚文静, 等. 缬沙坦-氢氯噻嗪合用治疗高血压早期肾损害的疗效 [J]. 中国临床药理学与治疗学, 2009, 14 (5): 567-571

[482] 彭军. 雪梨膏及强力枇杷露联用西药治疗慢性支气管炎 79 例临床分析 [J]. 长江大学学报 (自科版), 2014, 11 (36): 50-51

[483] 李梅. 益肾汤联合醋酸泼尼松片治疗原发性肾病综合征临床观察 [J]. 山西中医, 2014, 30 (11): 23-24

[484] 阮桂珍. 云南白药联合琥珀酸氢化可的松治疗溃疡性结肠炎疗效观察 [J]. 吉林医学, 2012, 33 (35): 7681-7682

[485] 张寒冰. 36 例头孢氨苄严重不良反应报告分析 [J]. 中外医学研究, 2013, 11 (18): 65-66

[486] 黄熙涯, 沈波. 阿托伐他汀与辛伐他汀治疗高脂血症的疗效比较 [J]. 当代医学, 2011, 17 (20): 131-132

[487] 马永春, 王鹤秋, 金卫东, 等. 奥卡西平与碳酸锂治疗躁狂发作的疗效比较 [J]. 医药导报, 2011, 30 (3): 317-319

[488] 王婷婷, 张新, 王婧姣, 等. 白芍总苷和维生素 B_2 治疗复发性阿弗他溃疡的疗效评定 [J]. 实用口腔医学杂志, 2013, 29 (5): 686-689

[489] 方春红, 付继承, 梁虹, 等. 表皮移植联合叶酸及腺苷钴胺治疗白癜风临床疗效观察 [J]. 中国麻风皮肤病杂志, 2005, 21 (7): 505-506

[490] 叶子恩, 黄正有, 戴德栋. 不同剂量辛伐他汀治疗老年高血压合并高

脂血症的临床疗效及安全性探讨［J］.当代医学，2011，17（34）：133-135

［491］钱冬梅.大黄碳酸氢钠片治疗糖尿病患者便秘疗效观察［J］.中国现代药物应用，2011，5（10）：77-78

［492］沈支峰，阮学东.回顾性分析阿奇霉素联合小儿消积止咳口服液治疗支原体肺炎的临床疗效［J］.中国临床药理学杂志，2014，30（7）：563-565

［493］尹海平.卡托普利与硝苯地平联合治疗老年原发性高血压患者的疗效［J］.中国老年学杂志，2012，32（2）：688-689

［494］吴实，邓列华，李可俭，等.口服异维A酸联合红蓝光治疗中重度痤疮的临床疗效观察［J］.激光杂志，2013，34（1）：69-71

［495］周宜轩，李崇惠，张念志，等.联用复方丹参滴丸和硝酸异山梨酯治疗冠状动脉粥样硬化性心脏病心绞痛68例［J］.中西医结合实用临床急救，1999，6（2）：53-55

［496］陈能凤.硫酸镁联合硝苯地平治疗妊娠高血压综合征的疗效观察［J］.中国实用医药，2013，8（19）：71-72

［497］高微华，吴开松，林宇辉，等.莫西沙星与头孢呋辛联合阿奇霉素治疗社区获得性肺炎的对照研究［J］.中华医院感染学杂志，2009，19（22）：3105-3107

［498］李智尚.普乐安片联合坦洛新治疗良性前列腺增生症57例［J］.中国药业，2012，21（6）：69-70

［499］黄琳，张苑铃，任晓蕾，等.普罗帕酮与维拉帕米治疗阵发性室上性心动过速的系统评价［J］.中国药房，2011，22（48）：4572-4575

［500］熊斌，马尔旦.前列地尔加腺苷钴胺治疗糖尿病神经病变64例疗效观察［J］.基层医学论坛，2006，10（1）：13-14

［501］梅齐，曹喆，陈元.庆大霉素联合碳酸氢钠片预防伊立替康所致腹泻52例［J］.世界华人消化杂志，2008，16（29）：3354-3358

［502］李道鸿.曲美他嗪联合稳心颗粒治疗不稳定型心绞痛的效果观察［J］.当代医学，2012，18（34）：54-55

［503］张闽光，林振川，朱国署，等.四联疗法合香砂养胃丸治疗慢性胃炎伴消化不良患者247例［J］.中国中西医结合消化杂志，2008，16（5）：341-342

［504］汪百福.他达拉非结合坦洛新治疗慢性前列腺炎伴性功能障碍的80例疗效观察［J］.中国性科学，2014，23（3）：11-13

［505］蒋与龙，吴志国，粟幼嵩，等.碳酸锂合并喹硫平治疗双相障碍抑郁发作的疗效和安全性研究［J］.中国医药导报，2012，9（2）：86-88

［506］李福宏.特拉唑嗪联合前列安栓治疗Ⅲ型前列腺炎的疗效［J］.实用药物与临床，2011，14（6）：526-528

［507］赵兴，王亮，黄庆华，等.特拉唑嗪与非那雄胺联合治疗良性前列腺增生患者疗效观察［J］.中国老年学杂志，2013，33（7）：3179-3180

［508］秦柳平.替勃龙片联合保妇康栓治疗老年性阴道炎的临床观察［J］.临床和实验医学杂志，2013，12（10）：788-789

［509］李吉海，李春晖，曹正国.替硝唑局部用药治疗牙周炎的临床疗效及安全性评价［J］.临床和实验医学杂志，2014，13（4）：276-279

［510］董佑焱.替硝唑与甲硝唑治疗细菌性阴道病的临床疗效比较［J］.当代医学，2010，16（14）：143-144

［511］周冰峰，钟启腾，孙惠华.天王补心丸治疗2型糖尿病（阴虚型）失眠症的疗效［J］.中国医药导报，2006，3（35）：100-101

［512］韩永强，顾莉君，刘锦.天王补心丸治疗脑卒中后失眠症60例疗效观察［J］.中国实用医药，2011，6（21）：185

[513] 李欣.通心络胶囊联合麝香保心丸治疗冠心病疗效观察[J].中西医结合心脑血管病杂志,2013,11(10):1189-1190

[514] 徐建.通心络胶囊治疗急性期缺血性中风临床疗效观察[J].当代医学,2014,19(11):131-132

[515] 马丽珍.通宣理肺丸和玉屏风散治疗风寒诱发的过敏性鼻炎35例[J].中国民间疗法,2013,21(12):53

[516] 曹永莉.通宣理肺丸治疗感冒112例[J].新中医,2002,34(10):65

[517] 邓暖繁,兰琴.通宣理肺丸治疗小儿顽固性咳嗽36例疗效观察[J].新中医,2011,43(2):96

[518] 罗琦.痛风方联合西乐葆及碳酸氢钠治疗痛风性关节炎32例疗效观察[J].浙江中医药大学学报,2012,36(4):386-387

[519] 马玉茹,刘秀平,王士杰.头孢呋辛与阿奇霉素治疗慢性鼻窦炎的临床疗效对比研究[J].中华医院感染学杂志,2014,24(5):1136-1138

[520] 罗华,王秋琼,何刚,等.头孢克洛与头孢拉定治疗呼吸道感染的耐药趋势分析[J].中华医院感染学杂志,2015,25(23):5365-5367

[521] 张磊,李浩.速效救心丸联合氯吡格雷对急性冠脉综合征患者的疗效观察[J].中国社区医师,2012,(9):15

[522] 王亚华,祝永明,张小平.维C银翘片致不良反应事件15例文献分析[J].中国药房,2014,25(32):3020-3021

[523] 李征,于生元,王晓琳,等.维拉帕米联合强的松预防性治疗丛集性头痛的临床观察[J].中国疼痛医学杂志,2012,18(5):279-282

[524] 赵纪生,章念伟.五苓胶囊与五苓散治肾性水肿疗效比较[J].江西中医药,2001,32(4):51

[525] 张俊杰,陶树利.五苓胶囊治疗抗精神病药物引起的水肿36例[J].中国医药导刊,2012,14(3):509

[526] 刁建勋.西咪替丁联合复方甘草酸苷治疗小儿过敏性紫癜疗效观察[J].河北医药, 2012, 34 (20): 3091-3092

[527] 陈鑫, 朱雄白, 林文军, 等.仙灵骨葆胶囊治疗绝经后骨质疏松的疗效及其机制研究[J].中国临床药理学杂志, 2015, 31 (10): 827-830

[528] 温伟强, 黄胜光, 谭宁, 等.仙灵骨葆胶囊治疗强直性脊柱炎的疗效观察[J].中国中医骨伤科杂志, 2012, 20 (1): 33-35

[529] 黄彬, 林寿宁, 谭伯强.香砂六君丸抗十二指肠溃疡复发66例[J].辽宁中医学院学报, 2000, 2 (3): 200-201

[530] 丁晓勇, 段炜, 刘凯, 等.香砂养胃丸治疗慢性胃炎66例临床观察[J].陕西中医学院学报, 2012, 35 (5): 40-41

[531] 范尧夫, 谢立群.香砂六君丸治疗脾胃虚弱型糖尿病胃轻瘫疗效观察[J].辽宁中医药大学学报, 2013, 15 (12): 137-139

[532] 曾志航, 李慧楠, 陈光亮.消渴丸对2型糖尿病气阴两虚症候改善效果观察[J].亚太传统医药, 2013, 9 (10): 59-60

[533] 陈惠峰.消炎利胆片治疗胆道功能障碍25例临床观察[J].中国民族民间医药, 2015, (1): 80-81

[534] 刘永东, 谢华志.消炎利胆片致萎缩性胆囊炎108例分析[J].中外医疗, 2011, (13): 119

[535] 王宏强.消银颗粒联合阿维A胶囊治疗寻常型银屑病临床疗效研究[J].中外女性健康研究, 2016, (7): 212-213

[536] 周发忠, 陈华全, 刘赵明.消银颗粒联合盐酸特比萘芬喷剂治疗脂溢性皮炎120例临床探讨[J].成都中医药大学学报, 2008, 31 (3): 16-17

[537] 张枘, 何学斌, 张小凤.逍遥丸合六味地黄丸治疗围绝经期综合征56例[J].中国实验方剂学杂志, 2010, 16 (7): 195-197

[538] 向琴.逍遥丸联合帕罗西汀治疗抑郁症38例[J].中医杂志, 2012, 53

（18）：1594-1595

[539] 王广军.硝普钠与硝酸甘油治疗高血压急症疗效观察［J］.中国实用医药，2011，6（16）：33-34

[540] 王丽，徐珽，唐尧.硝酸甘油致不良反应文献分析［J］.预防医学情报杂志，2008，24（5）：372-374

[541] 王晴晴，过桥.小儿肺咳颗粒对急性小儿支气管炎治疗的临床观察［J］.中外医学研究，2014，12（33）：28-30

[542] 王勤，赵义红，王会丽.小儿肺咳颗粒对痰热壅肺证急性支气管炎患儿的疗效和安全性［J］.中国实验方剂学杂志，2015，21（7）：171-173

[543] 叶再青，甄娇岚.小儿肺咳颗粒治疗儿童细菌性肺炎恢复期的疗效观察［J］.中国药师，2016，19（1）：140-142

[544] 闫秀华.小儿消积止咳口服液治疗肺炎154例观察［J］.白求恩军医学院学报，2011，9（2）：102-103

[545] 曾立清.小活络丸加减治疗类风湿性关节炎临床观察［J］.中医临床研究，2015，7（34）：20-22

[546] 李丽，陈琢，贾致强，等.小金丸治疗甲状腺功能正常的结节性甲状腺肿160例［J］.中国药业，2013，22（22）：84-85

[547] 马瑞，张丹，林从尧.小金丸、逍遥丸及乳癖散结胶囊治疗乳腺增生的临床观察［J］.现代中西医结合杂志，2015，24（2）：140-142

[548] 贾德安，王志坚，杨士伟，等.缬沙坦/氨氯地平或氨氯地平单药治疗高危高血压患者［J］.中华高血压杂志，2013，21（6）：569-572

[549] 秦海坚.缬沙坦联合硝苯地平控释片治疗原发性高血压的临床疗效观察［J］.当代医学，2011，17（11）：136-137

[550] 陈丽丹.心可舒胶囊治疗不稳定型心绞痛临床观察［J］.中国当代医药，2010，17（22）：75-76

[551] 胡劲松.心可舒胶囊治疗热毒血瘀证冠心病心绞痛的疗效观察[J].中国医药指南, 2012, 10（13）: 279-280

[552] 杨绍旺, 黄传英, 张加军, 等.熊去氧胆酸联合消炎利胆片治疗取石术后胆总管残存结石疗效观察[J].中国中西医结合消化杂志, 2011, 19(5): 302-304

[553] 卓利勇.益心舒胶囊与硝酸异山梨酯片联合用于治疗心绞痛的临床疗效观察[J].中国生化药物杂志, 2014, 34（1）: 106-108

[554] 叶锌铭, 吴伯乐, 刘青林, 等.综合疗法联合五苓胶囊治疗局限性孔源性视网膜脱离58例[J].浙江中西医结合杂志, 2014, 24（2）: 150-151

[555] 郝玉凤, 王茜, 袁晓洁, 等.左奥硝唑、奥硝唑、替硝唑治疗盆腔炎临床对比研究[J].中国性科学, 2012, 21（8）: 38-39

[556] 伦新强.156例异丙嗪不良反应分析[J].中国药物警戒, 2006, 3（3）: 135-137

[557] 李瑞珍, 陈飞苑, 陈伟兰.436例异烟肼致不良反应文献分析[J].中国药房, 2007, 18（8）: 620-622

[558] 高福英.倍他乐克联合依那普利治疗舒张性心力衰竭的疗效观察[J].当代医学, 2012, 18（10）: 7-9

[559] 郭晓红.吡嗪酰胺和乙胺丁醇在结合性脑膜炎治疗中的效果对比分析[J].工企医刊, 2013,（4）: 300-301

[560] 徐春光, 肖昕, 熊爱华, 等.布洛芬与吲哚美辛治疗早产儿动脉导管未闭对照研究的Meta分析[J].实用儿科临床杂志, 2004, 19（6）: 489-491

[561] 张中发.恩他卡朋辅助左旋多巴治疗帕金森病疗效观察[J].医药论坛杂志, 2011, 32（6）: 65-66

［562］刘杰，冯烈，卢筱华，等.复方血栓通胶囊对糖尿病肾病的疗效观察［J］.今日药学，2012，22（5）：289-293

［563］华远锋.复方血栓通胶囊治疗单纯型糖尿病视网膜病变39例疗效观察［J］.西部医学，2012，24（2）：336-337

［564］梁文郁，张学智，白文佩，等.复方益母草膏治疗原发性痛经105例的临床疗效观察［J］.北京中医，2006，25（8）：510-511

［565］王缨，朱建军，孙骐，等.加味小柴胡颗粒治疗原发性血小板减少性紫癜的临床观察［J］.南京中医药大学学报，2006，22（6）：351-353

［566］蒋成燕.甲状腺片与左甲状腺素钠片治疗良性甲状腺肿疗效比较［J］..现代预防医学，2012，39（4）：1039-1041

［567］李兴美，陶朝荣，冯雪娅.利福平胶囊联合乙胺丁醇片治疗结核性脑膜炎临床效果观察［J］.吉林医学，2016，37（6）：1435-1436

［568］陶勇，杨晓丽.六味地黄丸和养阴清肺丸治疗儿童反复上呼吸道感染恢复期36例［J］.中医儿科杂志，2008，4（6）：29-90

［569］李志强，张印刚，邱方.莫西沙星与左氧氟沙星治疗社区获得性下呼吸道感染的系统评价［J］.中国药房，2011，22（4）：364-367

［570］叶虹，罗丽霞，李飞，等.司来吉兰与左旋多巴联用治疗帕金森病运动障碍的临床观察［J］.中国医药导报，2014，11（28）：58-61

［571］许黎忠，林志海，程芳芳，等.天麻素联合异丙嗪治疗急诊眩晕症的临床疗效探讨［J］.中国实用医药，2013，8（11）：24-25

［572］肖展翅，张慧，王洲羿，等.天麻素联合异丙嗪治疗颈性眩晕的临床观察［J］.中西医结合心脑血管病杂志，2014，12（10）：1175-1177

［573］黄峰，刘凤莉.小柴胡颗粒加大黄粉胶囊治疗重型肝炎30例［J］.现代中医药，2007，27（3）：7-9

［574］刘姗姗，徐丘卡，陈锐，等.小柴胡颗粒联合盐酸氨溴索治疗慢性支气

管炎临床疗效［J］.中华中医药学刊，2015，33（6）：1495-1497

［575］李智梅.小剂量左甲状腺素钠片辅助治疗慢性心力衰竭的临床疗效研究［J］.临床合理用药，2015，8（1C）：25-26

［576］赵振飞，高鸿亮，姚萍.熊去氧胆酸治疗胆汁反流性胃炎疗效的系统评价［J］.世界华人消化杂志，2013，21（26）2708-2716

［577］王晓艳，沈守荣，李楠，等.熊去氧胆酸治疗乙型肝炎肝硬化的临床疗效［J］.中南大学学报，2010，35（2）：171-175

［578］李春梅.溴吡斯的明治疗产后尿潴留的疗效观察［J］.现代养生，2016（4）：73

［579］向文霞，童凤华，王心平.溴吡斯的明治疗糖尿病神经源性膀胱的疗效分析［J］.当代医学，2015，21（21）：133-134

［580］赵红军，张春宏.溴己新联合头孢呋辛钠治疗小儿肺炎临床研究［J］.临床肺科杂志，2013，18（5）：826-827

［581］樊德梅，王拥军.血府逐瘀丸治疗不同症候乳癖患者的临床疗效分析［J］.中华中医药学刊，2015，33（2）：284-286

［582］李维芳.血府逐瘀丸治疗结核性包裹性胸膜炎64例临床分析［J］.中国医药科学，2013，3（17）：122-124

［583］关桂霞.血府逐瘀丸治疗冠心病心绞痛临床观察［J］.中国中医急症，2008，17（5）：583-584

［584］李博，任惠，陈二花，等.血塞通软胶囊治疗慢性脑供血不足的疗效观察［J］.中华全科医学，2012，10（4）：512-514

［585］熊旭东.血塞通胶囊治疗冠心病心绞痛35例临床观察［J］.中国中医急症，2001，10（4）：186-187

［586］陈根倦.血栓心脉宁胶囊与长春西汀治疗2型糖尿病合并脑梗死的疗效比较［J］.中外医学研究，2014，12（6）：54-55

[587] 郭会军, 张运克, 王峰. 血栓心脉宁胶囊治疗脑梗死合并高血压 120 例临床观察 [J]. 中草药, 2001, 32 (3): 285-286

[588] 熊海清, 王卫星, 刘兵, 等. 血脂康胶囊治疗痰湿阻遏型高脂血症的临床研究 [J]. 云南中医中药杂志, 2012, 33 (3): 14-18

[589] 李辉, 李晓华, 李国立. 血脂康胶囊治疗青年高脂血症 135 例疗效观察 [J]. 医学研究所报, 2009, 22 (10): 1042-1044

[590] 吴莉琴, 李响, 谷秀. 盐酸溴己新辅助呼吸机相关性肺炎疗效观察 [J]. 疑难病杂志, 2012, 11 (5): 379-380

[591] 尚桂莲. 养血清脑颗粒改善慢性脑供血不足患者头痛和失眠疗效观察 [J]. 中西医结合心脑血管病杂志, 2011, 9 (2): 183-184

[592] 李东芳, 陈英杰, 张绪欣, 等. 养血清脑颗粒治疗缺血性脑血管病后焦虑抑郁的临床观察 [J]. 中西医结合心脑血管病杂志, 2011, 9 (12): 1449-1450

[593] 刘昕欣. 养阴清肺丸治疗夜咳 20 例 [J]. 实用中医内科杂志, 2013, 27 (1): 128-129

[594] 左芳, 刘维. 腰痹通胶囊配合针刺治疗强直性脊柱炎 38 例 [J]. 天津中医药, 2011, 28 (1): 35-36

[595] 张军, 孙树椿, 石关桐, 等. 腰痹通胶囊治疗腰椎间盘突出症的临床研究 [J]. 中国中医骨伤科杂志, 2002, 10 (6): 31-33

[596] 吴永威, 徐西林, 张杰. 腰痹通胶囊治疗腰椎间盘突出症 32 例临床观察 [J]. 中医药学报, 2008, 35 (4): 53-54

[597] 张晓卫. 一清胶囊联合玄麦甘桔颗粒治疗复发性阿弗他溃疡 42 例 [J]. 中国中医药现代远程教育, 2012, 10 (14): 22-23

[598] 孙占学, 王京军, 李元文, 等. 一清胶囊联合肤痒颗粒治疗颜面部再发性皮炎 69 例 [J]. 中医临床研究, 2011, 3 (17): 36-37

[599] 胡东流,范瑞强.一清颗粒治疗寻常痤疮62例分析[J].实用中医内科,2003,17(4):324

[600] 孟昕,贺亚龙.依那普利叶酸治疗H型高血压的疗效[J].中国老年学杂志,2012,32(8):3195-3197

[601] 苏红军.乙酰唑胺治疗脑血管病后顽固性呃逆的疗效观察[J].淮海医药,2006,24(6):457-458

[602] 金笑平,娄兆标.乙酰唑胺辅助治疗难治性部分性癫痫236例疗效观察[J].中国实用神经疾病杂志,2006,9(4):140-141

[603] 曹瑞珍.益母草膏辅治妇科阴道不规则出血的疗效观察[J].临床合理用药,2012,5(12A):78-79

[604] 王桂云.益心舒颗粒联合马来酸桂哌齐特注射液治疗心绞痛疗效观察[J].现代中西医结合杂志,2014,23(25):2785-2787

[605] 缪海燕,陈铮铮,郑亚汉.茵栀黄颗粒口服治疗新生儿黄疸60例临床观察[J].中国现代医生,2011,49(6):65-66

[606] 唐骏.茵栀黄颗粒联合蓝光照射治疗新生儿病理性黄疸的疗效观察[J].当代医学,2012,18(14):68-69

[607] 徐竺婷.银丹心脑通软胶囊治疗2型糖尿病伴高脂血症104例临床观察[J].中西医结合心脑血管病杂志,2008,6(12):1456-1457

[608] 李霞,郜志宏.银丹心脑通软胶囊治疗高脂血症120例中医证候疗效分析[J].中西医结合心脑血管病杂志,2012,10(5):620-621

[609] 李丽彤.银丹心脑通软胶囊治疗冠心病心绞痛临床观察[J].中西医结合心脑血管病杂志,2010,8(1):9-10

[610] 赵秀平.吲达帕胺联合氨氯地平治疗高血压合并冠心病临床疗效分析[J].现代医药卫生,2014,30(19):2987-2988

[611] 李淑梅,张贵新,闫慧.吲达帕胺联合氨氯地平治疗高血压合并冠心

病98例临床疗效观察［J］.中国地方病防治杂志,2014,29（2）:224-225

［612］赵春霞,刘萍.吲哚美辛栓的临床应用评价［J］.淮海医药,2011,29(6):538-539

［613］甘露.元胡止痛片与胃苏冲剂治疗胃脘痛疗效观察［J］.新中医,2011,43（8）:7

［614］陈国华,孙阔,张社卿.元胡止痛片治疗偏头痛176例［J］.光明中医,2003,18（108）:46-47

［615］邓俊,武学华,薛玉琴,等.贞芪扶正颗粒联合化疗治疗肺结核364例临床观察［J］.中国中医科技,2013,20（6）:645-646

［616］高运来.贞芪扶正颗粒配合手术治疗颌面部肿瘤40例临床观察［J］.西部中医药,2013,26（3）:4-6

［617］朱康伟.贞芪扶正颗粒治疗复发性口疮52例［J］.中国现代医生,2009,47（18）:136-137

［618］张启臻,马成洁,张欣鑫,等.正天丸合用尼莫地平治疗偏头痛临床观察［J］.吉林医学,2012,33（4）:770-771

［619］胡佳.正天丸治疗偏头痛的疗效观察［J］.临床合理用药,2012,5（1C）:66-67

［620］周萍,周莹.知柏地黄丸合复方丹参片治疗复发性口腔溃疡临床观察［J］.实用中医药杂志,2007,23（9）:561-562

［621］何以鉴,梁中坤,黄勇,等.中医联合溴吡斯的明治疗重症肌无力的临床观察［J］.齐齐哈尔医学院学报,2013,34（14）:2096-2098

［622］杨光钦,区文超,罗仁.追风透骨丸治疗痹病230例临床疗效观察［J］.中成药,2000,22（10）:706-707

［623］曾平,庞智晖.追风透骨丸治疗早中期膝骨关节炎临床观察［J］.广东

药学院学报, 2009, 25 (4): 421-423

［624］李春达, 郭建华. 左氧氟沙星联合抗结核化疗方案治疗复治涂阳肺结核的疗效评价［J］. 实用药物与临床, 2013, 16 (8): 678-680

［625］赵明敬, 赵晓琴, 赵威. 连花清瘟胶囊治疗急性上呼吸道感染的临床效果评价［J］. 中华医院感染学杂志, 2015, (4): 839-841

［626］杜彪, 谢星星, 张杰, 等. 右旋佐匹克隆与佐匹克隆治疗失眠症的系统评价［J］. 药物评价研究, 2016, 39 (1): 112-115

［627］孙燕, 赵清霞. AIDS并发弓形虫脑炎临床分析［J］. 中国实用神经疾病杂志, 2006, 9 (6): 85-86

［628］杜宝坤, 孙艳云. 安宫牛黄丸治疗急性中风效果分析［J］. 中国实用医药, 2016, 11 (4): 182-183

［629］张本超. 氨苯蝶啶联合氢氯噻嗪治疗充血性心力衰竭疗效观察［J］. 中国实用乡村医生杂志, 2012, 19 (1): 41-42

［630］廖锡意, 朱伯扬, 黄清霞, 等. 昂丹司琼联合盐酸倍他司汀治疗眩晕症的疗效观察［J］. 中西医结合心脑血管病杂志, 2015, 13 (2): 264-265

［631］刘春江, 喻惠兰. 苯海拉明在急性眩晕症中的应用［J］. 中国医学创新, 2012, 9 (4): 35-36

［632］刘桂兰. 苯妥英钠治疗儿童偏头痛疗效观察［J］. 中国基层医药, 2015, 22 (1): 135-136

［633］邓志华. 鼻康片治疗慢性鼻炎及鼻窦炎的疗效观察［J］. 医学信息, 2013, 26 (12): 524

［634］侯钢墙, 张安国. 吡喹酮治疗131例血吸虫病的临床疗效分析［J］. 中国现代药物应用, 2015, 9 (1): 101-102

［635］杨晓霞, 刘丽霞. 大剂量维生素B_1治疗慢性酒精中毒性脑病临床效果研究［J］. 医学信息, 2015, 28 (10): 340-341

[636] 闫小涵. 单硝酸异山梨酯联合呋塞米治疗慢性肺源性心脏病的疗效观察[J]. 中国处方药, 2016, 14（5）: 60-61

[637] 鲍海燕, 王铎, 郑向阳. 多西环素联合克林霉素治疗女性生殖道支原体感染的临床疗效和安全性[J]. 中国当代医药, 2016, 23（15）: 69-71

[638] 叶艳珍, 罗惠玲, 张敏. 呋塞米与利多卡因雾化吸入联合细节护理治疗急性期支气管哮喘的疗效观察[J]. 中国医院用药评价与分析, 2016, 16（3）: 309-311

[639] 沈凤祥. 氟桂利嗪、尼莫地平、维生素B_1片联合治疗儿童神经性头痛的疗效分析[J]. 中国实用医药, 2016, 11（10）: 126-127

[640] 徐测梁, 王齐国. 复方丹参滴丸联合倍他司汀治疗椎基底动脉供血不足的临床疗效观察[J]. 中国医药指南, 2015, 13（27）: 22-23

[641] 廖德荣, 郝应禄, 李燕萍. 复方利血平、氨苯蝶啶联合治疗难治性高血压疗效观察[J]. 中国继续医学教育, 2016, 8（2）: 161-162

[642] 孙青成. 黄连上清丸、牛黄上清胶囊两种药物治疗轻型阿弗他溃疡临床疗效对比[J]. 中国现代药物应用, 2013, 7（17）: 116-117

[643] 陈梅英. 卡马西平与苯妥英钠联合治疗三叉神经痛的疗效观察[J]. 临床医药文献杂志, 2016, 3（14）: 2842-2843

[644] 魏海燕. 口服氯化钾缓释片对剖宫产术后肠功能恢复的影响[J]. 中国社区医生·医学专业, 2012, 14（5）: 144-148

[645] 王家展. 口服诺氟沙星联合三金片治疗女性尿路感染疗效观察[J]. 首都食品与医药, 2016,（3）: 49-50

[646] 欧阳茴香, 唐清艳, 陈永忠, 等. 连花清瘟胶囊治疗甲型H1N1流感的临床研究[J]. 中国医药导报, 2010, 7（30）: 5-7

[647] 梁桂亮, 张再兴, 孙晓东, 等. 氯喹加伯氨喹八日疗法对间日疟患者治疗效果的评价研究[J]. 国际医学寄生虫病杂志, 2010, 37（4）: 202-204

[648] 史婷婷,肖洪涛.氯喹在肿瘤中的应用研究进展[J].中国生化药物杂志,2016,36(5):24-27

[649] 赵珺.脑安颗粒治疗老年性脑梗死的疗效观察[J].实用神经疾病杂志,2005,8(5):60-61

[650] 孙晓英.诺氟沙星合藿香正气丸治疗急性胃肠炎临床观察[J].世界最新医学信息文摘,2016,16(16):140-141

[651] 刘丹,孙洪胜.青蒿素及其衍生物的抗肿瘤作用研究进展[J].山东医药,2016,56(18):99-102

[652] 赵晶晶,翟志光.三子三拗敛肺汤治疗风咳证疗效观察[J].中医临床研究,2015,7(30):11-13

[653] 王巍巍,黄元升,卓琳,等.速效救心丸与消心痛治疗冠心病心绞痛效果比较的Meta分析[J].中国循证心血管医学杂志,2015,7(3):298-303

[654] 卢文玉,任鸿雁,刘士勇.尪痹颗粒(片)治疗骨质疏松症临床体会[J].中国现代药物应用,2009,3(22):118-119

[655] 邹礼贤.维生素B_2联合维生素B_6治疗慢性咽炎的疗效观察[J].海峡药学,2016,28(3):155-156

[656] 文艳琼.维生素C治疗角膜炎角膜溃疡的应用效果初步评定[J].医学信息,2016,29(1):197

[657] 杨健,陈高红,殷红霞,等.胃苏颗粒加质子泵抑制剂治疗功能性消化不良267例疗效观察[J].医学信息,2015,28(35):20

[658] 李文敏.乌鸡白凤丸联合化疗治疗复发性卵巢癌的疗效观察[J].药学研究,2014,33(12):730-732

[659] 陈晓,刘素,韩鲜梅.小檗碱治疗多囊卵巢综合征合并胰岛素抵抗疗效探讨[J].中国医药科学,2016,6(4):64-66

［660］李昌红.小儿腹泻的临床疗效观察［J］.中国医药指南，2016，14（13）：162

［661］喻争鸣，丁权，高天朋，等.小剂量环孢素A、司坦唑醇联合补肾中药治疗慢性再生障碍性贫血的疗效研究［J］.中医临床研究，2016，8（1）：29-31

［662］曹开谊.盐酸苯海索治疗帕金森病与帕金森综合征探究［J］.中国处方药，2015，13（5）：84-85

［663］温莹浩，林小小，彭济勇，等.盐酸布桂嗪治疗中度癌痛爆发痛的临床疗效观察［J］.中国医学创新，2012，9（32）：161-162

［664］迟冰冰.盐酸多西环素、利福平和维生素C治疗布鲁氏菌病临床效果分析［J］.医学信息，2016，29（13）：116-117

［665］韩芸，李萍.盐酸多西环素在梅毒治疗中的应用［J］.皮肤病与性病，2016，28（3）：203-204

［666］赵洪丽.异丙嗪联合倍他司汀治疗老年眩晕症的临床分析［J］.中国卫生标准管理，2016，7（7）：88-89

［667］杨会忠.吲达帕胺联合氯化钾缓释片治疗1级高血压临床分析［J］.临床合理用药，2013，6（9）：133

［668］张爱芝，冯爽.增补叶酸与妊娠的相关性研究［J］.中国医药指南，2016，11（14）：67-68

［669］张淑淑，王锦，古宇环，等.自拟宣降平调汤治疗小儿痰湿咳嗽200例临床观察［J］.湖南中医药导报，2004，10（7）：34-35

［670］史佳巍.脑心通胶囊治疗脑血管病的临床观察［J］.中国医药指南，2016，14（6）：211

［671］李群.脑心通胶囊联合辛伐他汀治疗冠心病合并高脂血症疗效观察［J］.中国临床研究，2016，8（3）：36-38

[672] 王莉.浅谈阿莫西林的应用及不良反应［J］.海峡药学，2010，22（12）：301-320

[673] 王永春，王一茗，张海芳，等.循证急诊常用中成药物的辨证应用（一）［J］.中国中西医结合急救杂志，2016，23（2）：217-221

附录1 用药知识

在治疗疾病的过程中,精准合理用药,提高药物疗效,降低不良反应及毒副作用,是医疗的目的。

1. 药物批准文号

药物批准文号的格式是"国药准字"+"字母"+"八位数字",其中 H- 表示化学药品,Z- 表示中药,B- 表示保健药品,S- 表示生物制剂,T- 表示体外化学诊断试剂,F- 表示药用辅料,J- 表示进口包装药品。

2. 药物说明书上的慎用、忌用和禁用

慎用:是指药物可以谨慎使用。使用过程中必须密切观察用药情况,一旦出现不良反应立刻停药。需要慎用的大多数是小孩、老人、孕妇及心、肝、肾功能不好的患者,因为这些人体内的药物代谢功能差,出现不良反应的可能性高,所以要慎用。

忌用:已经达到不适宜使用或应避免反复使用。标明忌用的药物,说明其不良反应比较明确,发生不良后果的可能性较大。但一般有个体差异。如白细胞减少的患者,忌用苯唑青霉素钠,因为该药可减少白细胞。

禁用:这是对药物的最严厉警告,禁止使用就是不能使用。如对青霉素过敏的人禁止使用青霉素。青光眼患者禁止使用阿托品。

3. 药物剂量常用术语

（1）剂量　成人应用药物能产生药物治疗作用的一次平均用量。

（2）治疗量　指药物的常用量，是临床常用的有效剂量范围，一般为介于最小有效量到极量之间的量。

（3）最小剂量　应用药物能引起药理效应的最小剂量，也称维持量。

（4）极量　指治疗量的最大量，即安全用药的极限，超过极量就有可能发生中毒。

（5）中毒量　超过极量，产生中毒症状的剂量。

（6）致死量　超过中毒量，导致死亡的剂量。

4. 药物的服用时间

（1）根据药物的半衰期服药

①每天1次（qd）的药物最好固定时间，比如激素类药物地塞米松或泼尼松应在早餐后服用，某些长效降压药也需要早上吃，以免加大血压波动。

②每天两次（bid）为早上8点吃第一次药，第二次最好在晚上8点服用，不过也有例外，如抗抑郁药黛力新需要在早上和中午服用，这是因为在下午1点以后服这种药会影响睡眠。

③每天3次（tid）正确的服法是间隔八小时服药，如早上7点1次，下午3点1次，晚上10点1次。

④每天4次（qid）服药，即每6小时服药1次。如抗生素药物排泄较快，为了在血液中保持一定浓度，每隔6小时服用1次，效果最佳。

（2）根据国人一日三餐的饮食习惯服药　可将基本用药时间划分为：①空腹：指清晨未进食前30～60分钟。②饭前：即三餐前

30～60分钟。③饭时：指饭前片刻或餐后片刻。④饭后：即餐后15～30分钟。⑤睡前：指睡前15～30分钟。⑥必要时：指疼痛时立即服用的药，如心绞痛发生时，速用速效救心丸舌下含服。

（3）根据人体生物钟的节律服药　英国《每日邮报》曾刊出美国德克萨斯州立大学等几所世界著名大学的最新研究，对某些疾病给出了药物最佳服用时间。

①凌晨4～5点服用糖尿病药、强心药疗效好。这时段人体对胰岛素最为敏感，此时注射胰岛素用量最小，效果最好。甲苯磺丁脲（D-860）宜上午8时口服，作用强而持久，下午服用需要加大剂量才能获得相同的效果；心脏病患者对地高辛和西地兰等药物，在凌晨最为敏感，此时服药疗效倍增。

②早晨7点服用抗过敏药、激素药、利尿药疗效好。抗过敏药如赛庚啶于早上7点左右服用，能使药物维持15～17小时，而晚上7点服用，只能维持6～8小时；人体肾上腺皮质激素的分泌高峰在上午7点左右，此时一次给药疗效最佳，如地塞米松或泼尼松（餐后）；利尿剂与肾功能和血流动力学等因素密切相关，如双氢克尿噻早晨7点服药较其他时间服用副作用小，而速尿于上午10点服用利尿作用最强；另外阿司匹林在早上7点左右（餐后）服用，疗效高而持久。

③服用降压药1日3次，宜分别于早上7点、下午3点和晚上7点服用，长效降压药也需早上吃，晚上临睡前不宜服用降压药，以防血压过低和心动过缓致脑血栓形成。

④中午12点服用关节炎药疗效好。骨关节炎患者通常晚上比白天更易感觉到疼痛，这类药物通常要经过7～8小时才能发挥最大效能，因此中午12点服用效果最佳；风湿性或类风湿性关节炎患者多于每天清晨和上午关节疼痛较重，可在早晨加大剂量服用一次，

效果最好，且可免去中午的 1 次服药。

⑤下午 3～4 点服用平喘药效果好。人体生物钟会在夜晚自动减少激素分泌，从而缩小气管的宽度，因此哮喘症状会在夜间加剧。巴西圣保罗大学的研究人员说，下午 3～4 点吸入类固醇如布地奈德气雾剂，有助于次日凌晨 3～4 点预防哮喘发作；但抗哮喘药氨茶碱宜在早上 7 点服用，效果最佳。

⑥下午 4 点服用感冒药效果好。下午 4 点是高热及其他普通感冒症状的发作高峰，所以也是服用感冒药的最佳时间。

⑦晚上 8 点服用抗贫血药效果好。如葡萄糖酸亚铁、硫酸亚铁等补血剂，晚上 8 点服用最佳，吸收率比早晨 8 点要高得多，且可延长疗效达 3～4 倍。

⑧晚上 7～9 点服用降胆固醇药效果好。大部分用于降低胆固醇的药物在夜间服用效果最好。英国桑德兰大学研究表明，当患者把服用时间从晚上改为早上后，胆固醇含量会明显升高。

⑨晚上 10 点服用胃溃疡药和催眠药、驱虫药、避孕药效果好。胃酸水平在白天会变化，使溃疡症状在深夜和清晨比较严重，如雷尼替丁、法莫替丁可以选择每晚睡前服用；催眠药、驱虫药、避孕药一般宜在晚上临睡前半小时服用。

⑩午夜服用抗癌药和钙剂效果好。免疫增强剂是癌症患者普遍使用的药物，但上午用时易出现发热、寒战和头痛等严重副作用；如改成晚上用药则可避免，且疗效不减；人体的血钙水平在午夜和清晨最低，故临睡前服用补钙药可使钙得到充分的吸收和利用。

另外需注意服药的姿势，最好于站位或坐位，心脏病患者可半卧位。

附录2　药物与忌口

1. 药物与吸烟

在服药前后10分钟内，不要吸烟。因为烟草中的芳香烃类化合物可诱导肝药酶，加快药物降解；其次，尼古丁对交感神经和副交感神经产生多种药理学作用，如增加血液中皮质醇和儿茶酚胺水平，降低药物疗效。特别是正在服用抗凝药物（如华法林）、抗精神病药（如米氮平）、抗心律失常药（如美西律）、平喘药（如氨茶碱）、肾上腺素受体激动剂和阻断剂（如美托洛尔）、降血压药（如硝苯地平）、降血糖药物（如胰岛素）等药物者。

2. 药物与乙醇

绝大部分药物在服用期间应该禁酒。因为某些药物可抑制乙醛脱氢酶，造成体内乙醛蓄积，出现"双硫仑样反应"，严重者可致死。其次乙醇有中枢神经系统抑制、胃肠黏膜刺激、降低血糖等副作用，可增加某些药物的不良反应。特别是在服用头孢菌素类（如头孢呋辛、头孢哌酮、头孢他啶、头孢西丁、头孢甲肟、头孢孟多等）、硝基咪唑类（如甲硝唑、替硝唑、塞克硝唑）、磺胺类药（如复方新诺明）及降血糖药（如格列本脲）等药物时，服药前2天和服药后1周应滴酒不沾。另外服用非甾体类消炎药（如阿司匹林、布洛芬）、抗精神病药（如安定、氯丙嗪）等药物期间也不宜饮酒。

3. 药物与茶水

部分药物在服用前后 1～2 小时不宜饮茶。因为茶水中含有大量鞣质，鞣质在人体内分解成鞣酸，鞣酸会沉淀生物碱类药物，大大降低药物的吸收量。其次因为茶中的咖啡因会刺激胃酸分泌，加剧药物的胃肠道毒副作用等，甚至诱发胃出血、胃穿孔。特别是在服用生物碱类药物（如黄连素）、抗菌药（如四环素类药）、非甾体消炎药（如阿司匹林、布洛芬）、镇静催眠药（如佐匹克隆、舒乐安定）等药物时。

4. 药物与牛奶

抗生素、止泻药、含金属离子药（如抗酸药、胃黏膜保护剂、铁剂、钙剂、微量元素）不宜与牛奶同服。因为牛奶中的钙、铁等金属离子与上述药物生成络合物或难溶性盐，使药物难以吸收。其次含有金属离子的药可与牛奶中的蛋白质形成沉淀，不仅影响药物吸收，同时大大降低牛奶的营养价值。特别是在服用四环素类抗菌药（如米诺环素）、喹诺酮类药物（如氧氟沙星）、抗酸药（如次碳酸铋、复方氢氧化铝）、金属元素补充药（如葡萄糖酸锌、碳酸钙、富马酸亚铁）等药物前后 1 小时不宜饮用牛奶。另外牛奶可降低止泻药的作用，其含有乳糖成分，还容易加重腹泻症状。

5. 药物与奶酪

单胺氧化酶抑制剂禁止与酪胺含量高的食物（如奶酪）同服，否则可引起严重的、危及生命的不良反应，如血压骤然升高，甚至导致高血压危象、心动过速、呼吸困难、运动失调、高热、精神错乱等。目前常用的这类药物有吗氯贝胺、司来吉兰、雷沙吉兰、利奈唑胺、呋喃唑酮等。服用单胺氧化酶抑制剂期间，禁食的富含单胺的食物和饮料有奶酪、酸奶、动物肝脏、腌鱼、香肠、腊肉、蚕豆、扁豆、巧克力、酵母、腐乳、无花果、菠萝、啤酒、葡萄酒、柑橘类果汁等。另外抗过敏药物也不和奶酪、肉制品同服。

6. 药物与柚子

在服用大部分心血管药物期间禁食西柚或西柚汁。因为西柚（也叫葡萄柚）中含有化学成分柚苷、呋喃香豆素类和类黄铜化合物柑橘素，这些成会抑制人体内的药物代谢酶 CYP3A4，吃下去的药品停留在体内时间延长，导致血液中的药物浓度升高，可引起严重甚至致命的不良反应。特别是在服用他汀类降脂药（如辛伐他汀）、降压药（如维拉帕米、硝苯地平）、抗心律失常药（如胺碘酮）及某些有心脏毒性的药物（如莫西沙星、西沙比利、多潘立酮）等药物期间禁食西柚或西柚汁。镇静安眠药物（如地西泮、咪达唑仑）与柚子同食可引起眩晕和嗜睡的可能，免疫抑制剂（如环孢素）与柚子同食有诱发肿瘤的危险。

7. 利尿药与香蕉、橘子

服用保钾利尿药期间，钾会在血液中滞留。若同时吃富含钾的香蕉、橘子，体内钾蓄积更加严重，易诱发心脏、血压方面的并发症。

8. 维生素 C 与虾

服用维生素 C 前后 2 小时内不能吃虾。因为虾中富含丰富的酮会氧化维生素 C，使其药物失效；同时，虾中的五价砷成分还会与维生素 C 反应生成具有毒性的"三价砷"。

9. 滋补类中药与萝卜

滋补类中药通过补气，进而滋补全身气血阴阳，而萝卜有下气消食作用，会大大减弱滋补功能，因此服用滋补中药期间忌食萝卜。

10. 多酶片与热水

酶是多酶片等助消化类药物的有效成分，酶这种活性蛋白质遇热水后即凝固变性，失去应有的助消化作用，因此服用多酶片时最好用低温水送服。

11. 中成药与西药

中成药与西药不同，其饮食禁忌简称忌口，它是通过多组成分、多靶点作用于人体，整体调节而达到治疗的目的。因此不少中成药有一定饮食禁忌要求。一般来说，服用中成药期间不宜进食生冷、辛辣、油腻的食物。由于疾病性质、药性和食物性质的不同，具体到不同的疾病其饮食禁忌各不相同。如阳热证，忌食辛辣、油炸及烟、酒等；阴寒证要忌食生冷瓜果、清凉饮料、甜黏食品及烟、酒等刺激性食物，以免助火生痰；脾胃虚弱，胃脘疼痛，消化不良，泄泻痢疾的患者，应忌食生冷寒滑、油炸坚硬、黏腻壅滞、阻滞气机的食物；湿热黄疸，肝郁胁痛，肝阳眩晕，癫痫发狂等，应忌肥甘、动物脂肪、内脏及胡椒、辣椒、大蒜、白酒等辛热助阳，蕴湿积热之品；肾病水肿，淋病白浊患者，应忌食盐碱过多和酸辣太过的刺激性食品。

大部分内服中成药可用温开水或凉开水送服。